多文化精神医療
―自然、風土、文化、そして、こころ―

阿部　裕

ラグーナ出版

多文化精神医療
―自然、風土、文化、そして、こころ―

目　次

プロローグ　多文化間精神医学への道 5

第1部　自然・風土・コスモス 21

統合失調症と風土 23

死ねない体 —生・死・再生— 37

伊豆利島における老人の精神保健 54
　—隠居慣行と「モリ親制度」を通して—

メランコリーとコスモロジー 71

第2部　多文化間精神医学 81

精神医学の領域における文化摩擦 83

多文化間精神医学の歴史と展望 97

多文化間メンタルヘルスの動向と実践 114

多文化間精神医学の未来 127

第3部　比較文化 139

うつ病性妄想の日本的特質 141

スペインと日本におけるうつ病の
比較文化精神医学的研究—うつ病者の病前性格を中心に— 155

スペイン文化の深層 186
　—躁うつ病者に対する比較文化的視点を通して—

ラテンアメリカ人の精神科的診断と治療 201

第4部　多文化と医療 ... 213
日本における外国人精神医療の動向 ... 215
クリニックにおける外国人のこころの支援 ... 229
グローバリゼーションと在日外国人のこころの問題 ... 245
精神医療におけるコミュニティ通訳の必要性 ... 258

第5部　多文化とレジリエンス ... 269
多文化共生社会におけるこころの問題とその予防 ... 271
こころのグローバル化 —外来精神科医療の視点から— ... 283
移民・難民の臨床的視点から見た多文化共生社会の在り方 ... 299

エピローグ　文化とこころに寄り添う ... 313

あとがき ... 324

※すでに公刊されている論文を本書に再録した場合は，初出媒体のデータに共著者名を含め，本文のあとに【原本】として記載した．
※本書への再録にあたっては，論文発表当時の記述のうち，「分裂病」「精神分裂病」の用語は，「統合失調症」に書き改めた．ただし，参考文献欄等の書名や論文タイトルについてはそのままとした．
※症例については，プライバシー保護の観点から，時間・場所など，個人が特定できないよう修正を加えた．
※その他，本集収録にあたり，表記を一部あらためたところもある．

プロローグ

多文化間精神医学への道

はじめに

　多文化クリニックを開設して13年が過ぎ去ろうとしている．今では新患の8割が外国人となった．私の中に語学ができないことに対するコンプレックスはあっても，どこの国の外国人に対しても差別や偏見を感じたことはない．それがなぜなのかは自分の中でも謎であった．どうもその謎は祖父にあるらしい．祖父は明治の初めの生まれで，父が4歳の時に亡くなっているので詳細は分からないが，長崎でオランダの蘭学を習得し，群馬県で開業していた．祖父が亡くなって間もなく，祖母は兄を頼り，父を群馬に残し，満州の撫順に渡っている．

　父は小学校5年の時に，祖母のもとに引き取られ，ようやく満州で祖母と一緒に暮らせるようになった．当時，撫順は日本人居住区と中国人居住区に分かれており，あまり行き来はなかったらしい．しかし，父はよく中国人居住区に遊びに行っていたので，自然に中国語を習得していた．父はよく言っていた．「満州は広かったぞ．いいところだったぞ」と．父は満州医科大学（奉天）を卒業し，軍医に取られ，ビルマで終戦を迎え，1年間捕虜になり，復員し群馬の片田舎で開業した．

　父は，全く差別や偏見のない人だった．「俺は大陸育ちだからな」とよく言っていた．どうも祖父─父という系譜が，自分の偏見のなさに関係しているらしい．自分は多文化に全く関係なく育ってきたと思っていたが，どうやら自分の気付かぬところで，小さい時から父の影響を受けていたらしい．今回はそのような過去を持つ自分を振り返りながら，研究者，そして臨床家として歩んできた多文化間精神医学への道を考えてみたい．

I．精神医学への道

　群馬の田舎で生まれ育った私の興味は，常に自然や地域に対してであった．まだ高度成長期以前であったので，学校から帰ると川で魚をとり，近くの山に探検に行き，原っぱで草野球をしたり缶蹴りをしていた．正月には羽

つき，凧上げをし，初夏にはホタル狩りをし，夏は川で泳ぎ，十五夜にはおまんじゅう飾り，冬は氷った池の上でスケートを楽しんだ．いつも自然の中にいた．

そんな田舎のガキ大将が中学1年から，東京の杉並に移ってきた．電車がひっきりなしに来ること，デパートやスーパーに行けば何でも揃うこと，人の数が多いこと，欧米スタイルの生活をしている外国人のお宅に伺ったこと，すべてがカルチュア・ショックであった．しかしそのような生活にも慣れていき，医師だけが職業みたいな気持ちで，特に考えることもなく，医学部に入学した．

大学生活は自由で，勉強はほとんどしなかった．1年間の1/3くらいは，山岳部で山に登っていたか，バックパッカーとして日本中を旅していた．柳田国男や宮本常一を読み，いろいろな地域に現れる文化や習慣に魅せられていた．一方では，台風，季節風，雲，雪，といった気象の現象と，河岸段丘，扇状地，関東ローム層といった自然地理学に興味を持っていた．

医学部を卒業しても，医学には一向に興味がわかなかったので，他大学の史学地理学科に3年編入をし，地理学を学ぶことにした．地形学，気象学，人文地理学，民俗学等みな新鮮に感じたが，ゼミは農村社会学に入った．興味は地域とそこに生活する人間との関係に移って行った．

ゼミ合宿は，長野県の山村であった．ある村落がどういう形で成立し，そこにおける生活様式はどうなっているのか，どんな相互扶助が行われていて，自然との関わりの中で地域の人々はどう生きているのか．そんなテーマで農家に泊まり込み，フィールド調査したのを覚えている．

人間と自然との関係，すなわち「風土」が私の卒論の研究テーマとなった．風土をひも解くと，まず初めに，人間は究極において自然によって決定されるとする自然環境決定論的風土論があり，二つ目に社会文化的環境によって規定される文化人類学的風土論があり，三つ目に自然はもともと人間に先行し，対立するものであり，人間は自然の子であると同時に自然に働きかけることによって人間自身を発展させるという社会科学的風土論があった．

しかし，自分にはどれもしっくりこなかった．そこで出会ったのが，和辻

哲郎の「風土―人間学的考察」であった．和辻は，自然を人間存在の構造的契機としてとらえ，人間存在を時間性だけでなく空間性からも捉えようとした．すなわち，人間を人と人の「間柄」とみなし，その「間柄」と自然現象との関わりを自己了解し，そのようにして了解された自然環境を風土と呼んだ．そして風土は主体的な人間存在が己を客体化する契機である，と説く考え方に深く魅せられてしまった．

風土を学びながら，自然の懐に抱かれて生活する日本の風土と，自然を征服しながら生きるヨーロッパの風土と何が違うのかが心に引っ掛かり，スペインへ一人旅をすることになった．バルセロナ，北のバスク地方とガリシア地方，アンダルシア地方を回り，マドリードを中心としたラマンチャ地方にたどりついた．小川も木立ちもなく，荒れ地と岩地からなる荒涼たるカスティーリャの大地に立った時，初めてそこは人々が日本のように自然に抱かれて生きていくのは無理であることを実感した．

「人間学的風土とその実践」を卒論として提出し，これからいかなる道へ進むのかまた迷いが生じた．地理学者として生きていくことには限界を感じていたので，何とか医学の道で生きていくしかなかった．2年遅れては内科も外科もできまい．最も医学らしくない精神医学を選択し，そのレジデントになった．日夜，臨床研修に励む間にも，風土のことは忘れていなかった．人間と自然との関わりを勉強できる領域は精神医学の中でも精神病理学しかないと考え，自治医科大学精神医学教室の宮本忠雄教授の門を叩いた．

Ⅱ．多文化間精神医学研究

私が最初に取り組んだ研究は，農村の文化や風土と統合失調症者との関係性を見た「統合失調症と風土」であった．北関東のフィールドワークの中で出会った一人の統合失調症者が，家庭内の危機によって，自分の屋敷の風土的相貌が変化し，風土秩序の喪失が起こったと感じることから始まる．山，川，平地の3点を兼ね備え，自然の恩恵に浴し，生活していく上でゆとりがあった秩序だった風土，この風土の喪失を修復し，安らぎの空間を取り戻すべく，自然環境に対して妄想的な働きかけを行っていく．穴を掘って水を引

こうとし，玄関に続く石段をコンクリートで埋め，土塁を積み，小屋を建て，縄梯子付きの見張り台を作り，自分を守ると同時に，自給的な生活を試みようとした．

　この自然に刻まれた一つ一つのできごとは，風土の庇護性を求め，家族の危機を乗り越えて，より親密な風土的空間を取り戻そうとする行動であった．風土とは，自然環境も文化環境も含んだ概念であるが，一般的には地域に生きる人々が，自然の中で生活していくのに適した自然的空間として了解し，そのような自然と一体化した居住空間と考えられている．この論文では，この統合失調症者の病像が，いかに風土に即して展開したかを，人間学的風土論を援用し，考察した．

　多文化間とは，必ずしも日本と外国というように多国間の文化を意味するわけではない．農村と都市の文化も，男性と女性の文化も多文化の中に入れ，多文化間は広義に解釈されるべきものである．そういう視点をもてば，このような農村の風土性の問題も，多文化間として照射が可能であると考えられる．

　次に取り組んだのは「精神医学の領域における文化摩擦」の定義であった．1980年代初めには，文化摩擦という言葉は，精神医学の領域では一般的に使用されていなかった．文化摩擦は国家間や集団レベルでも起こるが，精神医学的に重要なのは，個人と個人あるいは個人と集団の間に生ずる国際的接触の次元での文化摩擦[2]である．従来から言われている，カルチュア・ショックや海外不適応がこの文化摩擦の代表的なものであった．自国内における文化摩擦は，農村と都市の間にみられ，社会不適応が問題になった．しかし，文化摩擦は決してネガティブなものを算出するだけでなく，むしろ地球規模においては，未来に向けて，ポジティヴなものを産出し続ける可能性があることも示唆した．

　3番目には，国内における文化摩擦，特に家族における文化摩擦を避けるシステムとして，伊豆利島における隠居慣行と「モリ親制度」を調査した[1]．老人としての隠居者は，若夫婦と衣，食，住を別にし，社会的役割をもち，経済的にも自立している．しかし，「イエ」としては固く結びついて相互扶助の関係にある．このようなシステムは，世代間葛藤を生じにくく，また

「モリ親制度」があるために，横の対人交流も盛んであった．こうした民俗学的フィールド調査は多文化間精神医学の底流をなすものと考えられる．

4番目は事例研究ではあるが，文化あるいは文化を超えたものとして，「死ねない体―生・死・再生」を論じた．子宮筋腫の手術の失敗を契機として，メランコリー性不安から心気妄想，否定妄想へと発展し，自殺企図，痛覚の脱失，反対症，永罰観念，不死妄想など，多彩な精神症状を呈した．メランコリー不安→否定妄想→不死妄想→再生という循環は，文化を超えた神話の中に出現する．特に不死妄想に現れる火と水のテーマを，死と再生の象徴として取り上げ，人類全体に通じるものとして論じた．コタール（Cotard）症候群を罪責，心気，貧困といううつ病の3大妄想の，その最も奥に存在する形態と考えれば，それは時代や文化の修飾を受けはするものの，いつの世にも，いかなる場所にも出現するはずである．このように特異な否定妄想と不死妄想をもつコタール症候群を，多文化を超えたうつ病の最奥にある姿として措定した．

そして，1989年8月に人生の転機を迎える．スペインへの留学がやってきた．その2年前，朝日新聞にペルーで世界伝統医療学会が開かれるが，日本からの参加者がいないという小さな記事が載った．連絡すると是非来てほしいということだったので，リマを訪ね，「日本における伝統医療について」を発表した．多分，その時が，海外で開催された国際学会の最初の発表だったように思う．

ペルーから戻り，せっかくスペイン語で発表したのだから，このままスペイン語を勉強して，どこかへ留学しようかと考えた．1989年の2月にスペイン政府が留学生を募集するというのでとにかく応募してみることにした．困った点はスペインの留学受け入れ先が決まっているという条件だった．少し前から『Psicopatologia（精神病理学）』という雑誌だけは知っていたので，その編集長である，マドリード大学精神科主任教授のアーロンソ・フェルナンデス先生に，留学を受け入れていただけるようお手紙を書いた．快諾の返事，そしてスペイン大使館で行われた語学試験にまぐれにも合格し，晴れてスペイン政府給費留学生としてマドリード大学に留学することになった．

スペイン在住中に起きたさまざまな出来事は，拙著『ドン・キホーテの

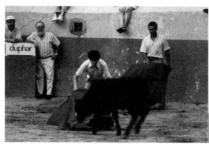 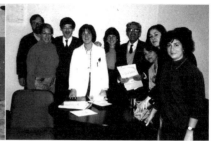

スペイン人のこころ，闘牛への挑戦（筆者）　マドリード大学でのうつ病研究会（アーロンソ・フェルナンデス教授とともに）

夢』[4]（星和書店，1996）に書いたので参考にしていただきたい．1年4カ月程度だったので，あまり勉強はしなかったが，学問的研究は，後に論考としてまとめた．

　しかしそれよりもその副産物によって，私は多文化研究へと導かれた．1990年12月に自治医科大学精神科に戻り，翌1月から外来診療を始めると，今まで見たこともなかったペルー人やブラジル人が，突然，外来を受診するようになった．不思議に思い調べてみると，ちょうど私がスペインに留学していた，1990年の6月に入国管理法が変わり，日系ラテンアメリカ人の2世，3世は自由に入国し，単純労働ができるようになっていた．日本に戻って，まさか外来診療でスペイン語を使うことになるとは夢にも思わなかった．

　帰国後間もなくであったので，多少スペイン語もできたため，日系ラテンアメリカ人のこころの支援を行うことを決意した．1カ月にラテンアメリカ人の4，5人がコンスタントに外来を受診するようになった．しかしその頃は，外来で外国人の診察を行っているだけで，研究はほとんどしていなかった．

　ただ，妄想の日本的特徴については以前から興味を抱いていた．本書第3部の「うつ病性妄想の日本的特質」では，うつ病の妄想の中核を貧困妄想にみて，日本のうつ病性妄想の特質を浮き彫りにした．貧困妄想を広義の意味にとると，貧困妄想と罪責妄想はたいてい混在している．どちらを中核にみるかは，文化によって異なっていると考えられる．日本の存在様式を"自然

親和的"とみると，貧困妄想を中核に据えた方が理にかなっている．なぜなら，日本においては，神から罰せられるよりも自然から見放される方がより脅威と考えられるからである．すでに木村の研究によって，キリスト教の関係から，ドイツの方が日本より罪責妄想が多くみられることが報告されていた．このように，妄想の問題を比較文化の視点から研究することも，多文化間精神医学研究といえる．

　スペインから帰国後，時間はかかったが，5年後には「スペインと日本におけるうつ病の比較文化精神医学的研究—うつ病の病前性格を中心に—」[2]という論文を博士論文として提出することができた．私の印象では，スペインでは日本と比較して，双極性うつ病と神経症性うつ病が多く，内因性うつ病が少ないように思えた．そこで，マドリード大学付属，グレゴリオ・マラニョン病院で，うつ病の調査をすることにした．その調査をすると，単極性うつ病の病前性格では「執着性+内向性」と「執着性+同調性」が多くみられた．前者は日本人のそれと比較し，他者配慮性や仕事に対する欲求に乏しく，対人関係から引きこもる傾向にあった．後者は陽気，話好き，活動的という一般のスペイン人の持つ精力性格と日常生活や仕事に対する秩序性がみられた．

　実際，スペインのうつ病の患者に会って感じたのは，よく喋ることである．日本人のうつ病患者のほとんどは口数が少なく，自ら語り始めることは稀であるが，スペインの患者は，自分がどれだけ辛いかということを分かってもらえるよう強く訴えることが多かった．スペインでは，うつ病の患者はあまり話さないので，面接をするのが楽と考えていたが，全くそのようなことはなく，うつ病の病状形成は文化の違いとして，強く印象づけられた．

　帰国後，日系ラテンアメリカ人を含んだ，外国人との接触は急速に増えて行った．1996年には，「多文化間精神医学の歴史と展望」[3]を書き，もう一度多文化間精神医学とは何かを自ら問い直した．20世紀初頭のKreapelin（クレペリン）のジャワ島での異文化体験をもとにした比較精神医学に始まるが，1965年の，西欧中心主義から脱却し，文化に固有な価値と意義を重要視し，文化相互の背後にある共通視点から精神疾患を解明しようとするWittkower（ウイットコーワ）の試みは目新しかった．1970年代になって，

欧米諸国で移住者の精神障害が問題になるにつれ，多文化間精神医学は，学際的な理論研究から，臨床研究へと移行していった．

現在，多文化間精神医学は三つの領域に分かれている．一つ目は，移住，海外不適応，留学生，国際結婚等，多文化におけるマイノリティグループの多文化ストレスと精神学的諸問題を検討し，彼らの精神医学的援助，治療，予防の要請に応えて行こうとする実践領域である．二つ目は，欧米精神医学の原点である疾患カテゴリーをカッコに入れて，文化のコンテクストから患者を診，単に病気を治療するだけでなく，患者の苦悩を癒すという人間学的視点を導入しようとする医療人類学的な領域である．三つ目は，ICD-10やDSM-Ⅳという世界共通な診断基準を使っての，疫学的比較精神医学的研究である．

Ⅲ．私の多文化間精神医学の実践研究

私の一つ目の研究領域は，在日ラテンアメリカ人を中心とした外国人の，多文化間葛藤からくる精神医学的諸問題を検討し，彼らへの精神的援助や治療を行うことである．彼らの精神疾患と治療にかかわる諸問題は，本書第4部の「日本における外国人精神医療の動向」で報告した．外国人の精神障害は，およそ反応性精神障害，神経症性精神障害，内因性精神障害，の3群に分けられる．第1のグループは，来日後3〜8カ月後にみられ，言語や生活の孤立，家族や友人との別れ等，異国での孤立によって誘発された不安，抑うつ型と急激な文化変容によって引き起こされた幻覚妄想型に分けられる．第2のグループは，来日1〜5年後に発症している．発症要因としては，周囲の環境や人間関係，職場における人間関係からくる多文化間葛藤，長期にわたると，持続的な多文化間ストレスが考えられる．症状としては，パニック症状や不安症状といった神経症性症状に，身体化症状や心身症的症状が加わっていることが多い．三つ目は内因性精神障害のグループであり，統合失調症と躁うつ病である．不十分なコミュニケーション，妄想のあるなし等，診断が困難なケースが多い．

外国人の精神障害は，外国人登録者数が増えるにしたがって増加した[5,6]

が，残念ながら日本では外国人の診療を受け入れてくれる病院はほとんどなかった．そこで，2006年3月には，外国人を積極的に診療する，多文化クリニックを都心に開設した．

　過去のデータを振り返るとクリニックを開設してから，3年9カ月の間，2009年末までに，多文化クリニックを受診した新患の外国人患者数は，461名で，月平均10人程度である．紹介されてくる先は，医療相談機関，電話相談機関，家族や友人，公的機関，NPO団体，キリスト教会等が多く，ホームページ，新聞，雑誌を見て受診する患者さんも多い．年齢構成別では，40代をピークとして，20代から50代までほぼ正規分布で，20歳未満と60歳以上は少ない．男女比は，男性対女性はおよそ2対3であり，女性の方が多い．国籍別では，ペルー人144人，ブラジル人116人，アメリカ人31人，コロンビア人30人と，圧倒的にラテンアメリカ人が多い．それ以外はミャンマー等，難民が多くみられる．居住県別では，東京都が182人，神奈川，埼玉，千葉が，それぞれ，94人，60人，53人であり，残りは北関東が多いが，日系ラテンアメリカ人が集住する静岡，愛知県等，中京地区からの受診者もみられる．疾患別では，パニック障害，不安障害を中心とした神経症性障害が55％，感情障害が38％，統合失調症10％にみられ，神経症性障害と感情障害では女性の方が多い．

　ラテンアメリカ人を中心にした外国人を診療するようになって20年以上が過ぎ去った．平成21年末には，外国人登録者数は約219万人，全人口の1.7％になっている．それにも関わらず，日本における外国人医療は，依然20年前と変わらず，外国人診療に対する国，都，市町村からの支援は何もない．

　多文化クリニックを始めて5年以上たったころ，当時は，精神科医5名，臨床心理士5名，看護師1名，通訳事務等5人，合計16人のスタッフで運営を行い，英語，スペイン語，ポルトガル語は日常的に対応していた．また，受診する外国人も多様化し，来日した外国人の第二世代の子どもたちが精神医学上問題になってきた．特に日系ラテンアメリカ人の小，中，高校生である．彼らは，家では母語でコミュニケーションをとり，学校では日本語でコミュニケーションをとっているため，両言語がなかなかうまく育たない．父

母からは母語で話しかけられるが，答えるのは日本語でという家庭が多くなっている．自分の感情を表現するときに使うのはどちらの言葉なのか，自分の感情を表現する言葉をもつことの重要性，また，日常用語の日本語は全く困らないのに，学校の授業を理解するのに必要な学習理解言語を持てているのか，この学習理解言語を持てることの重要性が指摘されている．これらが彼らの持つ文化アイデンティティや自我アイデンティティに大きく影響していることは確実であろう．

　第一言語を正確に身につけていないために，自分の感情を言葉でうまく表現できないことが，往々にして対人関係で問題を起こす．子ども同士，子どもと先生との間に摩擦が生じた場合，普通であれば言葉で問題を解消しようとするが，第二世代の子どもの場合は，自己を感情表現するだけのコミュニケーション能力を持ち合わせていないために，暴力のような行動化となって現れることが時々見られる．

　もう一つは，言語発達の問題が絡んだ子どもたちである．日本語を習得する過程で，第二世代の子どもたちが日本語をうまく話せないのは，単に日本語を学ぶ環境の問題なのか，それとも元々，知的障害や自閉性障害のように，発達に問題があって言語の問題が表面化しているのか，その区別が非常に難しい．第二世代の子どもたちは，日本語が普通にできるからといっても，日本語だけで知能テストを取るのと，日本語と母語を使って知能テストを取るのでは知能指数が異なる場合が往々にしてあることを経験している．

　以上のことから，多文化間精神医学における私の研究領域は，実践領域に集約される．日本に住む外国人が，どうすれば日本にうまく適応していけるのか，どうすれば日本の中で自分なりの生き方を実践できるのか，特にラテンアメリカ人の長期滞在から移住までの精神医学的諸問題についての臨床と研究となる[8]．臨床的な実践領域なしに多文化間精神医学会は成り立たないと思う．たとえ基礎的な研究であっても，将来的に精神医学の臨床に寄与できるからこそ，精神医学の研究として意味を持つのである．

　臨床実践領域は他のあらゆる領域と繋がっている．まず文化人類学や社会学との間で重要となるのはアイデンティティの問題であろう．「在日外国人というポジションと精神病理」[7]では4事例を提示し，彼らの文化アイデン

ティティを考察した．1例目は多文化ショックからパニック障害を発症した事例，2例目は持続的多文化対人ストレスから，神経症性障害を発症した事例，3例目は幻聴を伴ったうつ病で，文化同一性に危機を経験した事例，4例目は文化同一性と自我同一性の両者の危機に直面した事例である．

文化同一性の危機[9,13]は，精神障害の病態が深いほど現れやすい．外国人が精神障害を患ったとき，多かれ少なかれ，文化同一性は影響を受ける．そうした時の診察は，医療人類学が教えてくれているような，文化のコンテキストからみた患者の理解が必要になってくる．患者が母国でどんな生活史を持ち，来日してからどのような生活を送っていたかを理解し，また患者の文化社会的背景を知ることなしに，患者を治療することはできない．そういう意味では，外国人の治療は，Littlewood（リトルウッド）のいうような医療人類学的，文化精神医学的な視点がないと困難であろう[12]．

また最近では教育学領域との連携が欠かせない．第二世代の子どもたちの支援[14]は，学校関係者との連携が必ず必要である．学校不適応になっている外国人の子どもたちにどう対応するかは焦眉の急となっている．それには，どこまでが環境の問題で，どこまでが個人の素質の問題なのかの線引きが最も重要である．教師はこころの問題の専門家ではないし，スクールカウンセラーの配置も数が少なく，外国人の子どもたちへの対応まではとても追いつかない．そうした中で，多文化間精神医学がどのようにして教育領域の人たちと連携し，第二世代の子どもたちのこころの支援を行うかは，まだ試みの段階である．

教育領域では，もう一つ留学生問題がある．今や数万人の留学生が，最近では中国人が多いが，日本の大学で学んでいる．しかし，彼らが精神障害を患ったときに，診療を受け入れるシステムは無きに等しい．日本で治療するのか，母国へ帰して治療を受けさせるのか，その判断さえ仰ぐことが難しい．留学生問題は，文科省に積極的にかかわってもらう以外に手立てはないと思う．

Ⅳ. 多文化間精神医学の課題

　多文化間精神医学は広大な領域である．臨床実践領域とより学際的な領域に分かれるが，在日外国人と在外邦人の臨床実践を行っていく上で，その臨床を支える学際的研究が必要であり，そうした研究が，比較文化研究であり，医療人類学的研究であろう．比較文化研究は，ICD-10やDEM-Ⅳという世界共通言語を持つことで発展するであろうし，医療人類学的研究もよりナラティブな次元から臨床領域へ接近を試みるであろう．

　私が行っている多文化間精神医学の臨床実践領域における課題[10]を考えてみたい．第1に，外国人を診療していく上で重要なことは，外国人こころの支援ネットワークの構築であろう．外国人は自ら医療情報を得ることが難しい．しかし，ネットワークが形成されて，そのどこかに辿り着けば，自分の求める支援先に行きつくことができ，精神科医療を受けられる．また，外国人の精神障害者は，日本人と同様，家族のサポートだけでなく，ソーシャルサポートも受けておく必要がある．とかく外国人の精神障害者は，精神科治療が継続しにくい．それは通院距離や経済的問題もあるが，ソーシャルサポートを受けているほど通院治療は継続しやすい．

　第2に，バイリンガル医療通訳者の養成であろう．こころの問題を語る時は，母語でないと難しい．治療者と患者の間で理解の限界をわきまえて，日本語か母語で診察する方法もあるが，通訳者がいた方が容易である．ただ，精神科医療通訳の場合はそれなりの経験を積んだ通訳者が必要であろう．感情移入しすぎないこと，プライバシーを配慮すること，患者の文化社会的背景を知っていること，日本の精神医療システムを理解していること等，かなりの条件があるので，専門的な組織で育成し，必要な時に医療機関に派遣出来るようなシステムにすることが望ましい．

　第3に，テレビ電話を利用した遠隔地外国人精神科診療の導入である．すでに2年前から，多文化外来では，ペルーの精神科医とスカイプを使った遠隔地外国人精神科診療を試みている．外来を受診したスペイン語を母語とする患者の中で，ペルーのネイティブの精神科医と相談を希望する患者を選

び，スカイプを使って患者が直接ペルーの精神科医と30分程度面接をする．面接終了後に患者についてのアドバイスをもらう．スカイプ使用なので，無料だが，ペルーの精神科医には謝礼を支払わなければならず，何らかの公的な経済的支援がないと遠隔地外国人精神科診療は成り立たない．

おわりに

実は大変な領域に足を踏み入れてしまったと思っている．特に外国語が得意でもない私が，なぜ多文化間精神医学の臨床領域を実践しているのか分からない．自治医大に移って2，3年した頃，精神病理・精神療法の領域を行くか，多文化間精神医学の領域に進むか迷ったことがあった．ただ，冗談がほんとになり，偶然が偶然を生みここまで来てしまったように思う．これからも，多文化間精神医学から足を踏み外すことはなさそうである．

【原本】
阿部　裕：多文化間精神医学への道．特集 私はなぜ多文化間精神医学者になったか？．こころと文化．10(2)：129-136，2011．（再掲にあたり，大幅に加筆した）

【参考文献】
1) 阿部　裕，下田哲也，水野美紀，吉野啓子他：伊豆利島における老人の精神保健—隠居とモリオヤ制度を通して．社会精神医学．12(1)：55-64，1989
2) 阿部　裕：スペインと日本におけるうつ病の比較文化精神医学的研究—うつ病の病前性格を中心に．日本社会精神医学会雑誌．5(1)：63-80，1996
3) 阿部　裕：多文化間精神医学の歴史と展望．文化とこころ．創刊準備号：8-16，1996
4) 阿部　裕：ドン・キホーテの夢．星和書店，東京，1996
5) 阿部　裕，比賀晴美：クリニックにおける外国人のこころの支援．こころと文化．3(1)：27-35，2004
6) 阿部　裕：グローバリゼーションと在日外国人のこころの問題．日本社会精神医学会雑誌．18(2)：259-265，2009
7) 阿部　裕：在日外国人というポジションと精神病理．多民族化社会・日本（渡戸一郎，井沢泰樹編），167-189．明石書店，東京，2010
8) 阿部　裕，石塚昌保：日系外国人労働者への対応の注意点．精神科．18(2)：190-196，2011

9) 宮永國子(編)：グローバル化とアイデンティティ・クライシス．明石書店，東京，2002
10) 野田文隆：マイノリティの精神医学．大正大学出版会，東京，2009
11) 大西　守(編)：多文化間精神医学の潮流．診療新社，大阪，1998
12) 酒井明夫，下地明友，宮西照夫，江口重幸(編)：文化精神医学序説．金剛出版，東京，2001
13) 載　エイカ：多文化主義とディアスポラ．明石書店，東京，1999
14) 米勢治子，ハヤシザキカズヒコ，松岡真理恵(編)：多文化共生論．ひつじ書房，東京，2011

第1部
自然・風土・コスモス

統合失調症と風土

はじめに

　近年,文化や社会と精神病のかかわりについての研究は多いが,風土と精神病のかかわりについての研究は皆無に近い[9].「風土」という言葉は文化や社会と同様の曖昧さをもつが,なぜかわれわれの心に「人間くささ」を感じさせる.文化や社会について論じられる時は人間事象が問題となり,自然との関係は不問に付されることが多い.しかし,人間がある地域の中で生れ育つとすれば,そこには必ず自然との出会いがあり,そこの風土性を背負って生活することになる.

　そのように考えると,精神病者にとっても彼の生き方の中に風土性が深く根をおろしているはずであり,病者の体験や病像形成への風土性の関与が考えられる.今日まで,人間と自然環境のかかわりは数多くの研究者の議論の的になっているが,その中でも風土に視点をあていくつかを拾ってみたい.しかし,残念ながら今もって定まった風土の概念規定はない.今まで論じられてきた四つの風土論の流れを取り上げ,それらを簡単に説明しておきたい.

　まず第1は,自然環境決定論[6,7,11,17]の流れであり,人間は究極において自然によって規定されるとする考え方である.F. Ratzel[14]は,風土を環境の産物ととらえ,人間の全存在,歴史,文化をも自然の中に統一してしまい,人間が社会的なものであり主体性をもつ生物であるということを認めな

い. 最近, 環境問題が社会問題となり, 人間生態学が日の目をみるにあたりこの考え方の復活もなくはないが, 一般的には19世紀の遺物であるといわれている.

第2は, 文化人類学的風土論[1, 8, 15, 16]であるが, これは風土を社会文化的環境として規定し, 自然環境をまったく問題にしない. それゆえ, 自然と社会文化の両者を包括した風土理論の展開はなく, たんなる文化歴史的風土の類型化に終ってしまっている.

第3は社会科学的風土論[13, 18, 20]である. 自然はもともと人間に先行し, 対立するものであり, 人間は自然の子であると同時に自然に働きかけることによって, 人間自身を発展させていくものであるとし, 風土を自然と人間の相互限定の場であるとする. 両者を統一する媒体として生産力を持ち出し, 社会的自然＝文化社会的風土を取り出すが, 本来の自然的風土とは区別している. この理論も二元論的な考え方であり, 第2と同様, 自然と社会文化の統一には成功していない.

第4は, 和辻哲郎[21]の風土論である. Herder[5]の影響をうけた和辻は『風土―人間学的考察』の中で, 自然を人間存在の構造的な契機としてとらえ, 人間存在を時間性としてだけでなく, 空間性としてもとらえようとする. すなわち, 人間を人と人との「間柄」とみなし, その「間柄」と自然環境とのかかわりを自己了解し, そのようにして了解された自然環境を風土とよんでいる. そして風土は主体的な人間存在が己を客体化する契機であると説く. また歴史性も人間存在の時間構造的な契機であるとし, 歴史性と風土性は相即不離であるとする. それゆえ, 風土の型は風土的歴史的現象の解釈によって得られるとする. 以上が和辻の風土理論の概要であるが, この理論を土台として, 次の人間学的風土論を考えていきたい.

I. 人間学的風土論

前章でも述べたように, 和辻は風土を「自然環境における主体的な人間存在の自己了解の仕方」ととらえている. 抽象的で解りにくいので, 具体例をあげて説明したい. たとえば, よく手入れのいきとどいた田を眺めてみよ

う．最初，部落の人びとは稲を育てるために，川から程近い日当たりの良い場所を選んで開墾した．水をひくための用水路をつくり，旱魃に備えてため池もつくった．川が氾濫する恐れのある場所には堤防を築いた．徐々に整えられた田へ出かけてゆき，心をこめて苗を植え，夏になれば，暑い数日を費やして雑草を摘みとった．こうして，田は部落の人びとが長い間かかって知恵を出し合い，手をかけて端正に育てあげたこのうえない親密な空間となった．すなわち，風土とは，「間柄」としての人間が自然との間に自己了解を繰り返し，徐々に親密になっていき，その親密になった自然空間のことをいう．

E. Minkowski[10] は「空間，親密，住居」の中で，風土（climat）について触れている．諸空間の中で人間は保護され，無限の空間の圧迫に抵抗する一つの空間を必要とする．この空間は有限なものであり，親密さによって特徴づけられている．親密さとは不断に住んでいること，その空間に慣れ親しんでいることを要求する．このようにして，ある境界をもった親密な空間として風土が生み出される．

一方，J. Zutt[23] は次のようにいう．「小川の水は流れ，海はやすらぎを与え，山は傲然と天に向かって立つ．このことは，現実にこれらの事物の本質ないし人間学的意味がこれらの相貌の中に開示されており，この相貌が集まって，空間相貌的および運動相貌的現存在秩序を構成している」と．ここではZuttは人間一般を問題としており，和辻のいうような「間柄」としての人間については特に述べていない．川，海，山というような自然環境に「間柄」としての親密さが付与された時に，Zuttのいう空間相貌および運動相貌は，今までと違ってより人間味をおびた風土相貌に変化すると思われる．すなわち，ある地域に不断に住み，「間柄」としての親密な自然空間が形成されてくると，自然環境は風土相貌をもってわれわれの前に立ち現れてくる．

O. F. Bollnow[3,4] は「住まうということは，一定の場所でそこをわが家としてくつろぎ，その場所に根を下ろし，その場所に適合していることである」という．また「したがって住まうということは，一つの確固たる位置を空間のなかにもつこと，つまりそこに属し，そこに根づいていることなのである．しかし，この場所をたんなる点ととらえてはならない．ゆったりとそ

こで住まうことができるには，その場所はある程度のひろがりを必要とする．人間はそこである範囲のなかを動くことができなければならない．住まうということは，一定の居住空間を必要とする」という．

Bollnowは居住領域の境界を家屋の内と外で二分する．しかし，農村ではこの家屋の内と外の境界は希薄であり，共同体の内と外によりはっきりとした境界がおかれていた．だが今日では，この共同体の境界も明瞭でなくなってきている．

和辻[22]は『倫理学』の中で，家族共同体―地縁共同体―文化共同体―国家，という一連の人倫的組織について論じ，国家はあらゆる共同体を含み，かつ限定された土地であるから，風土性の現れを国家にみるべきであるとする．しかし，この見方の根底には，「国家の存在においてのみ人間存在は歴史存在となる」という，人間の主権を認めない時代錯誤的な考え方が流れており，賛成できない．

このように和辻は人倫的組織の層状構造を想定しているが，相貌として現れてくる風土そのものにも層状構造の存在が考えられる．もっとも親密な空間（家）―かなり親密な空間（部落）―親密な空間（村落）―やや親密な空間，というように，周辺部にいくに従って希薄になる親密な風土空間が想定できる．風土性が現れてくる範囲をどこにおくかは地域によって違いが出てくると思われるため，一概に決定することは困難である．「間柄」としての人間が自然の中に出る場合でも，まず家の周りのもっとも親密さを感じる空間に出る．

たとえば，朝起きて出会うのは花々の植わった庭であり，家の周囲の田畑であり，裏山の雑木林である．庭には数えきれないほどの思い出があり，田畑は毎日汗みずたらして働いたところであり，裏山は駆け登って自分の屋敷を親しみをもって眺め回したところである．みな，家族あるいは近隣の人びとと共に慣れ親しんだところであり，親密さを共にしている空間である．しかしたいていは，庭，田畑，山の順に親密さは薄れていく．このように風土にも層状構造があると思われる．すなわち，風土とは「間柄」として立ち現れ，親密さとして秩序づけられた自然環境であり，この中で人びとはやすらぎと親しみを抱きながら自由に動き回り，生活をする．

それでは，北関東の地域をこのような人間学的風土としてとらえると，どうみえてくるのだろうか．山地が南に向かって低くなっていて，ちょうど関東平野の東の末端部との境に位置し，丸味をおびた200m前後の丘陵と小さな河川をもった平地とが交互に並んでいる．

　村人としての主体的な「間柄」は，平地では共同用水の足りる分だけが水田となり，丘陵では下草や肥料をとる雑木林となって現れている．村落は丘陵の麓に点在し，その家々は小さな家も大きな家も，自給用に屋敷の周りにわずかな畑をもっている．また人目を引く立派な長屋門が数多くみられる．屋敷，水田，畑作地のほかに私有林を所有する農家が多く，自然条件としては非常に恵まれている．低地には小川が流れており，水にはそれほど苦労はしなかったらしい．私有地がほとんどで，共有地はごくわずかしかなく，村落共同体的な結びつきがそれほど強かったとは思われない．

　それに比べて家族の結びつきは強く，現在も長男相続は堅固に続いている．これは北関東全体にいえることであるが，昔から天災の非常に少ない地域であった．このように，北関東の地域は，山，川，平地の3点を兼ね備え，自然の恩恵に浴し，生活していくのには温和で，比較的ゆとりのもてる風土といってよいと思われる．なお，次章で述べる症例Ａの屋敷は，このあたりではもっとも土地の条件の悪いところに位置しており，やや高台で，北東側は急峻な崖で隔てられ，南と西側は道路が通り，細長い三角地となっている．

Ⅱ．症例

〈症例Ａ〉 30歳代前半　男子　無職

　家族歴：曽祖父の代から現在の土地に移り住む．曽祖父は家に閉じ籠りがちだったという．祖父は農業をするかたわら駄菓子屋を営んでおり，神主でもないのに神主の格好をして隣近所を拝んで回ったという．家の近くに水田をもっていたが，祖父は稲刈りの時期がきても放っておき，正月頃に倒れた稲を刈ったりし，ほとんど働かず組の人に面倒をみてもらっていたという．祖父の弟も家に閉じ籠りがちであったが，体が宙に浮いてしまうといって，

しょい籠に大きな石をたくさん詰めそれを背負ってよく遊びにきたという．

父は末子で，3歳の時に実母が死亡したため，長姉に面倒をみてもらっていた．祖父はすでに亡くなっており，父は20歳代で統合失調症を発症，家でぶらぶらしていることが多かったが，30歳前に結婚する．父は，結婚当初からほとんど働かず，気がむくと他人の稲を刈ったり，「山と空気は皆のものだ」といって山に登り，勝手に木を切り倒したりしていた．40歳前半に某精神病院へ約5年間入院する．退院後も昼間は働かず，夜になると興奮して，はだしで道路へ飛び出して騒ぐことが多かった．ときどき土方として働きに出たが，途中で帰宅したり，無関係なことをするため，まったく仕事にならなかったという．患者が入院中，60歳前に病気で死亡する．

母は近隣の部落から嫁いでいる．真面目で几帳面であり，会社に勤め一家を支えている．妹は無口で引込み思案な性格で，精神科の通院歴があるが，3児の母である．

生活歴：幼少の頃から両親と妹との4人暮しで，妹のことをかわいがり，よく妹を連れて近所の友達と遊んだ．性格はおとなしいが「意地っ張り」のところがあり，長距離走はいつも一番だった．小学校高学年のころ，友達に死にたいともらしたので，母親が心配して近所のクリニックを受診した．また母に，「父は精神病なのだから離婚してしまえば苦労はしなかったのに」と言ったこともある．

地元の中学校を卒業後，会社勤めをしながら定時制の高校に通学していた．朝6時半ごろ出かけ，夜は10時半ごろ帰ってくる厳しい毎日であった．定時制高校卒業後も同社に勤務していた．父親の自分勝手な行動にはいつも頭を悩ませていたらしく，喧嘩をすることもしばしばあった．

現病歴：X年頃からときどき会社を休むようになり，特別なきっかけもなしに会社をやめてしまうが，詳細は不明である．自宅の農業を手伝っていたが，些細なことで家族に石を投げたり，近所の人達に文句をいったりするようになる．X+2年になり，苗を栽培するための水を裏の湧水から引こうとし，崖側にあった物置を道路側に移し，その跡に大きな穴を掘り，コンクリートで固めてしまう．気が向くとその中で眠ったりもした．1年ほど穴掘りをしていたがうまく湧水を引けないためあきらめてしまい，かわりに家の

横に湧水を引いて水道にする．共同の水道は必要ないといって壊してしまう．

生活空間は徐々に狭められていき，自閉的な生活になる．特に家族に向けての攻撃性が強く，父親に対して鍋をたたいたり，妹に石を投げたりする．やがて玄関前の石段をコンクリートで埋めてしまう．翌年の6月には電気コードを切ったり，鎌を買ってきて障子をたたく．8月には父の背広とオーバーを燃やしてしまい，父への怒りは頂点に達する．やがて電波で自分に連絡してくるといい電燈線を切ってしまう．

X+4年の正月には，みかん箱におもちゃや家庭用品などを入れ，汚物を加えて風呂で燃やしてしまう．また，家系への恨みが強かったらしく，先祖の位碑を母にぶつけたり，燃やしてしまったりする．一方，買ってもらった乗用車をすぐ別の色に塗りかえて崖から落としてしまったり，食器類を家の前の道路へ投げ捨て車をとめてしまったりする．このため，1年半ほど，某精神病院へ入院となる．電波体験，被害妄想は断片的であり，連続性，恒常性をもたない．入院中はおとなしく目立たない存在であり，退院後も素直に稲刈を手伝ったりし，一時は建設会社に6カ月ほど勤めた．

X+6年5月ごろから，ふたたび異常行動が顕著になってくる．田植時に，苗をきちんと順序だてて植えることができない．また，今まで畑だったところを，畑を広げるのだといい，全部掘り返してしまう．道路沿いに，肥料小屋や機械小屋と称して小さな小屋を三つ建てる．道路から母屋へ続く道は，ぐるりとひとまわりしないと近づけないようにし，道のわきには土塁をつんでいる．翌年の春ごろからは家の周囲を釘でうちつけ，家の裏の道に面した大木を5mくらいのところから切り倒し，縄梯子をかけて見張り台をつくる．

この時期でも田圃へ出かけてゆき，なんとか農作業を手伝おうとしており，自分の手で食物を得ようとしていた姿がうかがわれる．秋になり，家を釘づけにしたまま，縁の下に横穴を掘り，床板をはずして縁の下から出入りするようになる．昼間は，近隣の野山をはだしで駆け回り，地蔵参りをしたり，花屋へ出かけていって花をしげしげと見つめたりしていた．夜になると，半天を着て見張り台に上り，下の道を通る人びとに罵声をあびせたり，

物を投げつけたりする．母が与えた食事は，働いていないのだから食べる資格はないといって食べず，部屋の中に砂を入れた鍋を持ち込み，玄米だけを焚いて食べる．

X+8年頃より，屋根裏部屋へねぐらをかまえ，閉じ籠りの生活となる．飲まず食わずの生活が何日も続き，やせ細って衰弱し，最後には発熱し生命に危険が及んできたため，3月末に前回と同じ精神病院へ再入院する．自分を非難する幻聴や，自分のことがみなに知られているという考想察知も時おりみられたが，普段は行動面での異常さが目立っていた．

入院中の患者の重要と思われる陳述をいくつか記しておく．「あそこは場所が悪かったんですよ．"情けがとぎれている"．常の生活ができればいいができない．取りえがなければ人との付き合いがよくならないのと同じように，土地に取りえがないからだめだった．安心して百姓ができるようにと，穴を掘ったりしたんですが，私の場合は間違っていたんですか」「なんとか人が住めるようになればいいと思って土地をいじったんです．使いにくかった．無我夢中でした．でも周りの人のことも考えると，あのような生活になってしまったんですよ」「世間を歩いたことがないから，あんなはだしの格好で，世間をわかろうとして歩き回っていたんです．自分の土地とかけ離れた場所だと，世間がわかるのではないかと思ったんです．周りからの自分がわかるようにと地蔵参りをしたり，花屋へいって花を眺めたりしました」

以上のように，Aが"情けのとぎれた土地"で新しい生活を試みようとしていたこと，しかも近隣の人びと，あるいは近隣の風景の中にうまく調和して生活しようとしていたことがありありとうかがわれる．なお，入院後点滴をうけて身体的には回復したが，現在も入院中である．一方，曽祖父の代から続いてきたわらぶき屋根の家は，患者が入院中に解体され，今では新築された家が，同じ場所に，何ごともなかったかのように立っている．

III．考察

事物世界には人間的次元はまったく存在しないというが，自然環境を人間学的風土としてとらえ直してみると，それは共同世界[12]に開かれた親密な

空間としてわれわれの前に立ち現れてくる．そして，この共同世界に開かれた親密な自然環境，すなわち風土の中でわれわれは日夜生を営んでいる．また風土が層状構造をもち風土秩序を形成していることは，Ⅰに前述した．この風土性と風土秩序は，その地域の人びとが，そこで生れ育ち成長する過程において，知らず知らずのうちに了解し身につけている．北関東の風土が自然の恩恵に浴し，生活していくのには温和で，比較的ゆとりのもてる人間学的風土であることもⅠで考察しておいた．このような風土の中で生まれ育ったＡが，統合失調症を発症し，その経過において，その病像がいかに風土に根ざし，風土に即応して展開していったかを明らかにしていきたい．

　Ｘ年，今まで勤めていた会社を突然やめ，家業の農業を手伝うようになる．すなわち，会社というゲゼルシャフト[19]的な社会から身を引き，ゲマインシャフト的な農村社会に根を下ろそうとする．Ａが戻ってきた世界は，生まれた時から慣れ親しんだ場所であり，幼少の頃に喉の渇きをいやしてくれた泉が湧き出，地蔵がひっそりと立っていて，今もって心なごませてくれる空間である．この「間柄」として広がる親密な自然空間の中に住みかを求めようとする．

　しかしＡは不幸な生活史を背負っている．祖父，大叔父は変人であり，父は20歳代で統合失調症に罹患し，家族とほとんど感情的交流をもつことができず，仕事もせず，父親としての権威もまったくなかった．母は父の世話と生活費をかせぐことに忙しく，なかなか子ども達の面倒をみるところまで手がまわらなかった．本来人間を庇護し，統合とやすらぎを与えてくれる「家」としての機能は，まったく欠けていたといってよい．このような家庭環境の中でのＡの発病が，まず家族に石を投げるという，家族に対する被害感情から始まっていることは了解できる．

　Ａにとっての親密な空間は，人間的な空間であると同時に，自然と固く結びついた風土的な空間である．家族関係の危機によって，もっとも親密であるはずの住まいの空間が親密さを失い，住まうことそのものが根底から脅かされる．それまで，もっとも親密なものから，あまり親密でないものへの層状構造という一つの秩序を保っていた親密な自然空間，すなわち風土が，そのもっとも親密な住まいの空間の破局をむかえることによって，風土的相貌

において変化する．

　具体的には，家族に恩恵を与え，もっとも慣れ親しんできた自分の土地が，"情けのとぎれた土地"として，相貌を新たにする．それは同時に，生活していくのには温和で，比較的ゆとりのもてる風土，という北関東の風土から疎外されてしまうことを意味している．こうして，住まいの空間の破局は，風土秩序（Klimaordnung）の障害として理解される．

　ここで，Aの危機的状況がなぜ風土秩序の喪失に至ったのかを考察しておきたい．農村への機械文明の導入によって共同体的性格は崩壊したが，風土性そのものはいまだに農村社会に生き続けている．もちろん風土性の限界を明確に定めることは不可能に近い．しかし，どこに境界を置くかは別として，風土性そのものがある地域に限定されて存在することは事実である．風土性の立ち現れている地域を，内側から，家族空間，村落共同体空間，共通風土空間と名づけるとすると，村落共同体が強固な時代には，人間の危機的状況は村落共同体の範囲で支えられることが多かった．

　それは，Aの父親の例をとってみれば非常によく理解できる．父親は「空気と山は皆のものだ」といって，他人の稲を刈ったり，他人の山の木を切り倒したりした．しかし，そのために共同体から疎外されるということはなく，その狂気はかえって共同体のなかでかばわれていた．このように，一昔前までは，個人の危機的状況が家族によって支えきれない場合は，村落共同体によって支えられていた．

　しかし，村落共同体的な空間が崩壊した現在では，家族によって支えきれない危機は共通風土空間まで広がることになる．それゆえ，Aの危機は，一挙に共通風土空間まで及び，風土秩序の喪失に至ったと考えられる．すでにAにとっては，家族空間も村落共同体空間も庇護空間とはなりえず，共同世界としての風土空間に庇護性を求めようとしたことがうかがわれる．

　自分の土地を"情けがとぎれている"とみてとったAは，北関東の風土の秩序性を修復すべく行動を開始する．風土の秩序性を修復することは，家族との親密さを再獲得することにも通じる．北関東の風土の根底に横たわっているのは，この地域が自然に恵まれ，自然に逆らわずにその恩恵に浴していれば生活していけるということである．そこでAは，"情けのとぎれた土地"

で生活していくために，土地を改変して自給自足の生活を試みようとする．まず穴を掘って水の確保を考える．一方，家族に対する被害感情は徐々に近隣に拡大し，周囲とのトラブルもときどき出現するようになる．Aにとっての共同世界が特定の意味方向をもってくるにつれて，共同世界におけるさまざまなできごとは，対人関係場面で形成されてくる妄想形態の中にはめこまれて，言語的な妄想体系となって完成していくのではなく，自然環境の中に一つ一つ刻みこまれ，風土的な造成物となって完成していく．

家族や近隣に対する被害感情がいっそう強まるにもかかわらず，風土秩序の修復，すなわち失われてしまったもっとも親密な空間を，北関東の風土に即したやり方で取り戻すべく必死の努力が続けられる．玄関前の石段をコンクリートで埋め，崖側にあった物置を道路側に移して防壁にし，穴掘りは失敗したものの，湧き水を直接水道として引き，共同の水道は壊してしまう．

Bollnow[4]は，「人間が自分の住居に住まうことができるためには，また世界の攻撃に対抗してこの住居に確固たるよりどころ，つまり自己の安全と自己の平安を見出せるためには，根を下ろし，さらに適当な手段を講じて，この領域を守護し確実にすることが必要である」と述べているが，このAももっとも親密で，もっとも安全にすべく手段を講じている．

外部からの迫害に対してはこのような手段で防ぎ得ても，内部からの迫害に対してはなすすべがない．最初は先祖の位碑を投げつけたりして，迫りくる脅威に対抗しようとしていたが，最後には，あきらめて父に同一化しようとする．またBollnow[4]は，「家屋の中でやすらぎを得るためには，家族とともにいっしょに住まう必要がある」という．しかし，Aの場合は，家族とともに住まい，ふたたび親密な空間を獲得し，家族の庇護のもとに生活するという道はすでに閉ざされている．

家族との親密な空間を直接的に取り戻すことができない以上，より外側の空間である風土秩序を修復することによって，もっとも親密な空間を取り戻し，風土の庇護のもとに生きるしかない．そのためには，A自身が「間柄」として，風土という共同世界，しかもそのもっとも親密な空間に出なくてはならない．そうして初めて，Aは風土の庇護のもとに生きることができる．しかし，A自身は必死の努力にもかかわらず，すでに真の共同世界から遠く

隔たったところにいる．

　G. Bachelard[2]は「卵，巣，家屋，祖国，宇宙」というような住居の段階的系列を取り上げ，宇宙でさえ人間がその中で安全だと感ずることのできる庇護空間となりうるという．ここで述べたいことは，"風土の庇護性"についてである．いうまでもなく，風土はすでにその中に人間的次元を含んでいる．山はただ単に岩石と土からできた塊ではなく，果実や下草をわれわれに供給してくれる．川は砂と水からなる連続した窪地ではなく，飲料水を提供し，田畑を潤し，稲を成長させて実らせる，人間にとって必要不可欠な存在である．平地は作物を栽培し収穫すると同時にわれわれの活動場所でもある．

　このように，われわれはいたるところで風土に保護された生活をしている．この風土の庇護性は，人間にとってもっとも親密な空間，すなわち住まいの空間では，住まいの庇護性と一体になっている．この住まいの庇護性と一体になった風土の庇護性を獲得すべく，Ａの風土秩序を取り戻す戦いは，迫りくる脅威の中で限りなく続けられていく．

　入院して，異常行動は消失するが，退院後しばらくしてふたたび，風土秩序を取り戻す戦いは始まる．道路側に土塁と数個の建造物で防壁をつくり，その中で作物を栽培しようとして畑を掘り返すが，内と外からの脅威には耐えきれず，家を釘づけにし，屋根裏部屋にたてこもってしまう．夜になると見張り台の上で見張りをしていた．しかし，自分の改変した屋敷が，北関東の風土に即したものであるかどうかがいつも気になったらしく，ときどき遠方へ出かけていって，別の目で自分の屋敷をながめていた．北関東の風土に即して自給自足に徹しようと努力するが，結局は脅威に勝てず失敗に終り，やせ細っていく．

　家族への被害感情に始まり，徐々に追いつめられ，数々の防壁を築き，砦の中でやせ細っていったＡの一連の行動は，風土概念の導入によって初めて明らかにされるように思われる．というのは，この間の共同世界でのできごとは，言語的な妄想体系とならず，風土的な自然建造物として体系化されていったことによる．重要なことは，家族の危機状況の中で，風土の相貌的変化が起こり，風土秩序が喪失し，その修復にＡが全精力を傾けたことであ

る．この風土秩序を取り戻す試みは，風土の庇護性，すなわち人間的次元を含んだやすらぎの自然空間を取り戻すことであった．それはまた，風土という親密な共同世界に出ることによって，人間とのかかわりを求めようとしていたAの姿があったともいえる．

　もちろん，Aをめぐる一連のできごとは妄想に裏打ちされたものであり，本来の風土の庇護性を取り戻すに至らなかったことはいうまでもない．この人間学的風土としての自然環境に刻みこまれた妄想的刻印は，「風土の妄想化」あるいは「妄想の風土化」とでもよぶことができると思われる．

おわりに

　風土を従来からいわれてきた概念でなく，人間学的風土の視点からとらえ直し，フィールドワークの中で出会った1統合失調症者の風土論的考察を試みた．家庭内の危機的状況から症例Aは，自分の土地を"情けのとぎれた土地"とみるが，そこには風土的相貌の変化が起こっており，風土秩序の喪失がみられた．そしてこの風土秩序を修復し，やすらぎの空間を取り戻すべく必死の努力が続けられた．自己の内的世界を一つ一つ風土の中に刻みこみ，風土に即した砦を築いていくが，ついには力尽きて入院となった．

　この1統合失調症者がいかに北関東の風土に深く根を下ろし，また病者の病像がいかにそこの風土に即して展開されたかを示したつもりである．

【参考文献】
1) 会田雄次：合理主義．講談社，東京，1966
2) Bachelard, G.：La poétique de l'espace. PUF, Paris, 1957（岩村行雄訳：空間の詩学．思潮社，東京，1969）
3) Bollnow, O.F.：Neue Geborgenheit. Kohlhammer, Stuttgart, Berlin, Köln, Mainz, 1960（須田秀幸訳：実存主義克服の問題．未来社，東京，1969）
4) Bollnow, O.F.：Mensch und Raum. Kohlhammer, Stuttgart, Berlin, Köln, Mainz, 1963（大塚，池川，中村訳：人間と空間．せりか書房，東京，1978）
5) Herder, J.G.：Auch eine Philosophie der Geschichte zur Bildung der Menschheit, 1774（小栗，七字訳：人間性形成のための歴史哲学異説．世界の名著 続7 ヘルダー/ゲーテ．中央公論社，東京，1975）

6) 堀　新一：風土決定論1．地域分析．5(2)：8-16, 1966
7) 堀　新一：風土決定論2．地域分析．6(1)：1-9, 1967
8) 石田英一郎：日本文化論．筑摩書房，東京，1969
9) 石福恒雄：農村の分裂病．分裂病の精神病理2（宮本忠雄編）．東京大学出版会，東京，1974
10) Minkowski, E.：Espace, intimité, habitat. Situation I. Spectrum, Utrecht, Antwerpen, 1954
11) 三沢勝衛：風土論Ⅱ．三沢勝衛著作集3（矢沢大二編）．みすず書房，東京，1979
12) 宮本忠雄：妄想の人間学的構造——二人称の精神病理学からみる．妄想研究とその周辺．弘文堂，東京，1982
13) 大野盛雄：アジアの農村．東京大学出版会，東京，1969
14) Ratzel, F.：Anthropogeographie, Bd. 1. Engelhorn, Stuttgart, 1882
15) 鯖田豊之：肉食の思想．中央公論社，東京，1966
16) 祖父江孝男：文化とパーソナリティ．弘文堂，東京，1976
17) 鈴木秀夫：風土の構造．大明堂，東京，1975
18) 高島善哉：風土に関する八つのノート．現代日本の考察．竹内書店，東京，1966
19) Tönnies, F.：Gemeinschaft und Gesellschaft. 1887（杉之原寿一訳：ゲマインシャフトとゲゼルシャフト．岩波書店，東京，1957）
20) 上野　登：地誌学の原点．大明堂，東京，1976
21) 和辻哲郎：風土——人間学的考察．岩波書店，東京，1935
22) 和辻哲郎：倫理学．下巻．岩波書店，東京，1965
23) Zutt, J.：Über Daseinsordnungen. Auf der Wege zu einer anthropologischen Psychiatrie. Springer-Verlag, Berlin, Göttingen, Heidelberg, 1963

死ねない体
―生・死・再生―

はじめに

　コタール（Cotard）症候群が世に出て1世紀になる．今でもラテン系の精神科医から，数は少ないものの，不完全あるいは非定型のコタール症候群の報告がなされている．1940年以来の電気ショックの導入や，その後の向精神薬，抗うつ薬の出現で，コタール症候群に至る症例が減少したと考えられる．しかし，迫害妄想病に対置させて論究したCotard, J.の否定妄想病が，メランコリー者のある究極の姿であるとすれば，それはいつの世の，いかなる場所においても，常に変わることなく出現するはずである．

　否定妄想者は生，肉体，死という人間にとっての永遠の課題を背負って生きている．生や死が渾沌とし，自殺の日常化が起こっている今日，永遠の課題を一時も忘れることなく生きている否定妄想者に光を当てることは，非常に意義深いことであるし，また渾沌とした現代への逆照射でもありうるだろう．ここではメランコリー者のある究極の姿，すなわち，ほぼ完全なコタール症候群の1女性例を浮き彫りにし，その成立過程と存在意義について考察したい．

I．症例

〈K子　初診時　30歳後半〉

生活歴：5人兄弟の4番目で，東京近県の旧い農家に生まれ育った．高校卒業後地元に就職しアナウンサーをしていた．X-11年に友人の兄と結婚し，X-9年に女児，X-5年に男児を，いずれも帝王切開にて出産した．虫垂炎の手術以外に特記すべき既往歴はなく，遺伝負因もない．性格は内気，無口，真面目であったが，結婚後は近所づきあいも増え，子どもの面倒もよくみるようになった．X+3年に離婚が成立した．

現病歴：X年11月に突然の下腹部痛のために近医を受診したところ，子宮筋腫と診断され，翌月に手術を受けた．その1週間後に発熱し，膿性帯下があったため，腸が腐ったのではないかと心配し不眠に陥った．しかし軽快しないまま，2カ月後に退院した．帰宅しても臥床がちで，話しかけても喋らず，悲観的，抑うつ的であった．この頃「誰かが私を狙っている」「警察を呼ばなければならない」などの被害的な言動がみられた．まもなく子宮亜全摘術後膿瘍の診断でT大学病院婦人科へ入院し，再度開腹手術を受けた．帯下が治っても表情は暗く，「膿がお腹を回っている」と心配し抑うつ的だったため，精神科の治療も並行して行われた．

退院後，外来通院と服薬に強い拒否反応を示した．通院時に無理に車に乗せようとして，ドアに手を挟み出血したことがあったが，全く痛がらなかった．家では包丁を布団の下に隠しておいて，それを首に突きつけたり，電気釜のコードで首を絞めるなどの自殺企図が頻回にみられた．一時は実家に戻ったが，両親が半強制的に服薬させようとしたため，かえって拒絶傾向が強まった．拒食が始まり入浴も拒否したため，X+1年春にS精神病院へ入院となった．

入院時は拒絶的で緘黙状態であったが，やがて自分の症状を訴えるようになった．「腸がくっついちゃっている．全然動かないんです」と心気念慮が認められた．また「母や夫は本当の母や夫ではない．母と夫は替え玉です．知り合いの人と入れ替っている．母はあんなに若くない．主人も言葉使いが

変です」と面会にきた母や夫を否認した．ある患者に対しては「あの人は透明人間です」とか，物品に対しては「自分の知らない間に椅子が置いてある」とか言い，外界の認知に特有の障害を示した．ある時は「誰かが私を陥れようとしている」と被害感を口にし，別の時には「どうして自分がここにいるのか分からない．私が他にもいるような気がする」と離人症状に近い自己の二重化を訴えた．翌月には「ご飯が喉につかえて食べられない．便通が1カ月もない」というように，摂食行為や排泄行為を否認しはじめた．やがて否認も目立たなくなり，家族の希望もあって退院した．

退院後は臥床がちで何もしようとしなかった．夏休みに実家に戻るが，やはり服薬を強いられたたため，家族否認や「暴力団がいる．警察を呼んで」という被害感が出現し，その秋にＳ精神病院へ再入院となった．入院後「腸がどろどろに腐っている．心臓と口だけが動いていて目も死んでいる．脳もだめだ」と否定妄想は一部の臓器から種々の臓器に及び，やがて「体が死んじゃっている．うんちも尿も出ない．面接をしても無駄です」と，体全体へと波及していった．また前回入院時と同じく「替え玉がいる．透明人間が人間に化けている」と恐がった．多くは泣きながら訴えていたが，時に自分の訴えの不合理さに気づいてか，奇妙な笑いを混じえることもあった．入院中に母親の死があり，Ｋ子も臨終に立ち合ったが，心の動揺はほとんどみせなかった．

X+2年春になると「私は死ねない体になってしまった．何百年，何千年も生きなければならない」と不死妄想の結実をみ，「包丁で首を切ってくれ」と哀願した．面接中にトイレへ行き，戻ってきたので「尿が出てよかったね」と言うと，「去年の尿が少し出ただけ」と答えた．このように摂食や排泄に対する否認もますます強まっていった．やがて「何万年，何億年も死ねない．地球が滅亡しても死ねない体になってしまった」と訴え，空間的要素も混入した形の時間的な巨大妄想が出現した．その後，否定妄想と不死妄想はそれ以上の発展をみなかったが，相変わらず持続していた．

X+3年初夏に診断と治療法の検討のため，Ｎ病院へ転院した．転院後も始終「手術に失敗して腸が腐ってしまった．ご飯が喉まで詰まっている．うんこも尿も出ない．もう2年半も全く眠っていない．何億年，何兆年も死ねな

い体になってしまった．地球が滅亡しても私は死ねない」と訴え，涙を流しながら廊下を徘徊していた．時にはスカートをお腹の上までたくし上げて，傷口を皆に見せて歩いていた．訴えに動揺がみられたが，コタール症候群様の訴えをする時には特に表情が険しくなった．

　夏には「胸が苦しい．死ねない体なんです．心臓をナイフで突き刺してください」と哀願した．1カ月後には「子どもが警察に連れていかれ海に投げ込まれる」，「私と子どもが火炙りの刑にされる．私がこういう病気にかかったから罰せられる」，「主人と離婚した罰です」，「永久に死なないから罰せられる．私と子どもがガソリンをかけられ火炙りにされ，真黒焦げにされる」と永罰観念が前景化した．この頃になると表面的な気分は比較的上機嫌のことが多かった．その後も「十字架に縛られ，背中から槍を突き刺され火をつけられる．燃やされたら死んでしまう」，「2月4日に火炙りにされ海に投げ込まれる」と，火と水のテーマが火を中心に繰り返された．時には「私は私でなく透明人間になってしまった．葬式を出してください．棺桶の中に入れてください．ずうっと眠り続けます」などの言葉も付け加わったが，否定・不死妄想の訴えは一貫して続いており，変化はみられなかった．

　翌年夏に風景構成法を始め，10数回続けたが，似たような絵の構成で発展性がないため中止した．秋からは情動的に安定し，コタール症候群様の訴えも自ら口にすることは少なくなり，口にしてもあまり深刻味がなくなった．X+5年の夏頃からは実家や姉の家へ外泊したが，外泊すると気を使うためなのか，帰院すると訴えが増加した．徐々に退院に向けての現実的な話し合いが何度ももたれ，X+6年冬に退院の運びとなった．

　退院後は実家と姉の家を往ったり来たりし，週1度の外来通院と保健所のデイケアでK子を支えた．当初は家にいても何もせず，来院すると大声で泣きながら待合室の患者に，「腸が腐ってうんちも尿も出ない．死ねない体になった．何億年も死なない」と訴えていた．しかしその年の末頃からは訴えも減少し，家でも簡単な仕事を手伝えるようになった．

　X+7年に入って実家に落ち着き，実家の農業を積極的に手伝い，秋には実家の敷地の一角に小さな家を新築してもらい，そこに住むようになった．現在は隔週に規則正しく通院し，外来の待合室でも，じっとソファーに腰かけ

本を読んでいる．こちらから聞かない限り，もはやK子の方から否定・不死妄想を訴えることはなくなった．

なお脳波，頭部CT，その他の検査でも異常は認められなかった．妄想の治療に対しては，抗うつ薬，抗精神病薬，抗不安薬すべてが無効であった．ただレボメプロマジン（最大量300mg）のみが情動の安定化に役立った．

II．症例の検討

1880年にCotard[4]は「不安メランコリーの重症型における心気妄想について」の中で，長年にわたって奇妙な心気妄想をもつ1女性患者を報告し，2年後の「否定妄想について[5]」でさらに補足し，8年後の「巨大妄想について[6]」で系統的否定妄想を完成させた．この後，Régis[21]によってコタール症候群の名が与えられ，Séglas[25]によって整理された．さらにフランスではEy[11]の総説をはじめとして数々の報告がなされているが，それらは酒井ら[23]や古川[13]の総説に詳しく記載されている．ドイツ語圏では精神科医の否定妄想例を，離人症にひきつけて考察した，Dietrich[7]の報告がみられるのみである．スペイン語圏では1968年のSaavedra[22]の論文に続いて，Sarróら[24]とPardo[20]の報告がみられるが，後二者の主張はコタール症候群の妄想形成を，パラフレニー妄想に位置づけようとしているところにある．英米圏では，Enochら[10]の解説がある．日本でも1950年の藤縄らの報告を皮切りに散見されるが，ほぼ完全型のコタール症候群として報告されているのは笠原ら[15]，中山ら[18]，奥山ら[19]の3論文である．

Cotard，Séglas，Eyらの概念を中心に，コタール症候群の特徴をまとめると次のようになる．①否定観念，②不死観念，③巨大観念，④永罰または憑依観念，⑤反対症（緘黙，拒食，拒否），⑥メランコリー性不安，⑦自殺，自傷傾向，⑧痛覚の脱失，⑨幻覚（幻視，幻聴），独語．

1．否定観念

Camuset[3]は否定観念を，①心気的否定観念，②外界の否定観念，③精神的，形而上学的次元の否定観念，に分類している．K子の場合では心気的否

定観念が最初にみられる．それは手術の失敗という現実的に身体否定的な状況の中で起こっている．抑うつの状態で，化膿した腹部の傷を見て，腸が腐ったと思い込むのは了解できなくもない．やがて胃も腸も目も脳もだめになった，心臓だけが動いているという形で発展し，否定は身体の臓器全体に及んでいく．外界の否定も比較的早期に始まっている．母や夫の否定はカプグラ（Capgras）様の人物誤認に近い．Enoch[10]はコタール症候群とカプグラ症候群の合併例を報告しているが，K子の場合は「あの人は透明人間だ」，「自分の知らない間に椅子が置いてある」という訴えと，同次元の外界の否定観念の範疇で捉えられる．この時期には迫害的傾向が強いが，この傾向はコタール症候群の患者にしばしば見受けられる．精神的自己の否定は，「私は私でなくなって透明人間になった．葬式を出して下さい」という訴えの中に見て取れる．神や悪魔の否定がでてこないのは，非キリスト教文化圏のためと考えられる．

2．不死観念

不死観念は否定観念に遅れること，約8カ月で結実している．ちなみに西欧の症例を検討してみると，ドイツ語圏とスペイン語圏の文献では，全くといっていいほど不死観念の記載はみられない．フランスの文献でも不死観念に至るものは極めてまれである．K子の場合は「自分の体は死んでしまっている．だからもう死ぬことはできない」という論理展開である．不死観念が否定観念からある論理に従って演繹されることはよく知られている．Cotardによると，不安や興奮の強いメランコリーに不死観念が起こりやすいという．

3．巨大観念

「死ぬことができない」という不死観念から，「何億年，何兆年も死ぬことができない」という時間的巨大観念に発展し，最終的には「地球が滅亡しても私は死ねない」というように，空間的巨大観念の色彩をおびてきている．Cotardは迫害妄想者に現れる誇大妄想と，巨大観念をはっきり区別している．前者との違いは自らを責めることにあり，死の苦しみを味わされるにし

ても，それは正義であって，自分の犯罪のための当然の報いと考えているという．Saavedra[22]の症例ではこの区別が曖昧になっているため，統合失調症型のコタール症候群を分類せざるをえなくなっている．

4．永罰または憑依観念

K子における永罰観念の出現は，心気妄想に遅れること約2年半である．死ぬことができない病気にかかったから，主人と離婚したから罰せられるという．理由は何であれ，罰せられるというその苦悩を執拗に訴えている印象が強かった．K子において永罰観念が前景化しにくかったのは，やはり非キリスト教文化圏のためであろう．ここで興味深いのは，「火炙りにされて海に投げ込まれる」というように，火と水のテーマの出現である．Cotard[4,5]，中山ら[18]，奥山ら[19]の症例を初めとし，不死妄想に至った数多くの症例で見受けられる．火と水のテーマについては後述する．

5．反対症

Cotardの二つ目の論文で付け加えられた症状であるが，文献的にはかなり多くの症例にみられる．「ご飯が喉まで詰っていて食べられない」と拒食し，「1年も2年も前からうんちも尿も出ない」と排泄を否認した．また「もう1年も2年も眠っていない」との睡眠の否認もみられた．その他初期の頃の緘黙，拒食，面接拒否，夜間回診拒否も反対症と考えられる．

6．メランコリー性不安

手術失敗後の抑うつに始まり，苦悩は増強していった．初期の頻回の自殺企図に示されるように，不安，抑うつの程度は相当強かったと推測される．しかし時期によっては，心臓をナイフで突き刺してくれとはいうものの，あたかも訴えを楽しんでいるようにみえることもあった．コタール症候群が苦悩をもちながらも，上機嫌に近く，陽気で滑稽味をおびる躁状態を示すことは，Séglasら[26]によって報告されている．外来通院になってからも待合室で，「手術が失敗して腸が腐っちゃった」と，腹部を露出させて泣きながら訴えていたところをみると，やはり基本的にはメランコリー性不安がたえず

存在していたとみることが妥当であろう．

7．自殺，自傷傾向

初期の頃，包丁で首を刺そうとしたり，電気のコードで首を絞めようとするなどの自殺企図が頻回にみられた．後半でも心臓をナイフで突き刺してくれと哀願はしたが，自ら実行に移すことはなかった．

8．痛覚の脱失

車のドアに手を挟んで血を流していても，全く痛がらない時期が病初期にみられた．

9．幻覚，独語は確認されなかった．

最後に，症状の時間的推移を図に示しておく．

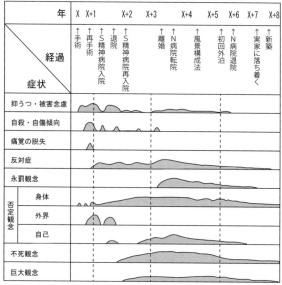

図　症状の時間的推移

III. 考察

　冒頭で述べたとおり，ここではコタール症候群の成立過程とその存在意義を，K子という実例を通して，生・死・再生という視点から考察していきたい．IIで詳細に検討を加えたように，K子はCotardが意図していた否定妄想病の典型例に近い．まず診断について論議した上で，メランコリ性不安→否定妄想→不死妄想（火と水のテーマ）→再生，の順序で論を進めたい．

1. 診断について

　コタール症候群が進行麻痺，老年期の精神障害，アルコール性精神障害，統合失調症などのさまざまな精神疾患に出現することは，周知の事実である．もともとCotardはメランコリー性不安を基盤にして，系統的に発展する否定妄想病を想定していた．ここでは，このうつ病型のコタール症候群をメランコリーの範囲内で捉えるのか，それともパラフレニーとして捉えるのかを明確にしておきたい．

　Kraepelin[16]は妄想性メランコリー（paranoide Melancholie）の中で否定妄想を取り上げている．彼は被害妄想，憑依観念をもつ患者について述べた後，特異な心気妄想へと至る患者を記載している．「患者の中ですべてが死に絶え，腐敗し，火葬にされ，化石になった．……心臓はもはや血液を押し出さず，死んだ肉の断片で，血管は干からび，血液は循環していない．胃も腸ももはや存在しない．――名前もない．故郷もない．もはや人間も存在しない．私は生きることも死ぬこともできない……」Kraepelinは上記のように述べた後，多少の意識混濁はみられるものの，思路は保たれていて，抑うつ気分の変動が基本にあると指摘し，これをうつ病圏の病態として捉えている．

　他方，Ey[11]はコタール症候群のうつ病型を，メランコリーの慢性型と，うつ病後のパラフレニー型とパラノイア型に分けている．慢性型は最も典型的な狭義のコタール症候群を形成し，うつ病後パラフレニー（paraphrénie post-mélancolique）は初期の抑うつや不安，焦燥がなくなった後に，系統

的否定妄想を形成してくるという．

　Sarróら[24]とPardo[20]は以下のことを理由に，コタール症候群は分裂性パラフレニー（esquizoparafrenia）であると述べている．すなわち，不死妄想の産出メカニズムはメランコリーから独立させて，脱時間的過程を導入しないと解釈できないこと，メランコリー性不安が消退しても妄想が残存していること，妄想の現象学的構成と時空間構造が分裂性パラフレニーに類似していることなどである．

　K子の場合ではⅡでみてきたように，手術の失敗を契機としたメランコリー性不安が根底にあって，初期は被害感も加わっていたが，慢性の経過をとるに従って心気妄想から否定妄想に発展し，1年余で不死妄想に至っている．このことから，K子はCotardの記載した否定妄想病の典型例に位置づけられ，Kraepelinでは妄想性メランコリーに，Eyではメランコリーの慢性型に相当すると考えられる．

　しかしSarróら[24]の提示している問いに答えておかなければならない．K子において，もし問題になるとすれば，否定・不死妄想という系統化が，生―死―再生という宇宙の循環から離れて別の系を一人歩きしていることと，メランコリー性不安や焦燥が消退してからも，否定・不死妄想は一貫して持続し，現在きちんと社会適応できているにもかかわらず，いまだにその妄想が残っていることであろう．

　前者の問いに対しては，妄想の基本は身体の一部がだめになってしまったという身体の一部の否定であり，否定・不死妄想も巨大妄想もそこから離れて一人歩きしているわけではない．不死妄想は常に廃絶した器官，破壊された機能の要素的解釈に支えられていて否定妄想と結びついており，巨大妄想も廃絶した身体の宇宙への拡大でしかない．すなわち，不死妄想も巨大妄想も身体の一部がだめになり，未来永劫に苦悩をもち続けなければならないというメランコリーの悲しみの，無限の拡大として理解可能である．

　後者の問いに対しては，メランコリー性不安が消退したようにみえても，患者は安息を得ているわけではない．不死が永久に肉体的死の安息をもたらさないとすれば，自己の未来永劫の苦悩を忘却の彼方へ押しやろうとする力が働いても不思議ではない．K子を例にとれば，軽躁状態にあった時でさ

え，ふと振り返って悲嘆にくれていたし，現在でも心の奥深くにはメランコリーの悲しみが潜んでいるようにみえる．

2．メランコリー性不安から否定妄想へ

　K子は手術の失敗からうつ病者になり，生命機能が停滞し，時間の歩みも緩慢となった．そのため未来は消失し「現在」だけがのろのろと続いた．K子にとっての「現在」は，子宮を亜全摘されたうえに，まだ帯下が残存し，腹部が化膿していて，実際に醜い姿だったと推測される．やがて時間が停止し，変化のない状態では，醜い姿を背負い続けるしかない．それに加えて，子宮という母性の喪失がK子を生とは逆の方向へ導いたと考えられる．つまり単なる生命機能と時間の停止だけからでは，否定妄想の発生を説明しにくい．そこに母性の喪失，すなわち非産生，腐敗という方向性が加わり，「腸が腐ってしまった」という心気妄想が生じ，否定妄想へ発展していったと考えられる．

　1956年にde Martisも卵巣腫瘍の手術後に，本症候群を呈した38歳の女性例を報告している．またメランコリーを基盤にしたコタール症候群の70～80％が更年期の女性である．K子はどんなに悲嘆にくれていても，いつも子どものことだけは忘れず，火炙りの刑にも子どもが取り込まれている．これらのことも否定妄想が生成してくる契機に，母性の喪失が関与している証左となりうるだろう．

　西欧の文献では否定妄想の生成を罪責に求めようとする傾向にあるが，これはキリスト教文化の影響に重点を置きすぎた結果と思われる．否定妄想病をメランコリー者の究極的な一形態とみる限りは，この生成を文化以前のものに求めなければならないのは当然のことであろう．

3．否定妄想から不死妄想へ

コタール症候群における否定妄想は，その対象が外界や精神的自己に至ることはあっても，やはり基本的には身体の一部の臓器，あるいは全体に対してである．K子の不死妄想は否定妄想から，「体が死んでしまった．だからもう死ぬことができない」という形で展開していく．Sarró[24]は，「生の動

きの中断は，生の結末に対する克服も放棄してしまう．すなわち，人間の生命の規則正しい源が死を動かすことを放棄してしまい，不死の門が開かれる」という．

　ところで，コタール症候群の不死は，死の超越という意味で使用される神話，宗教，哲学での不死とは決定的な違いをもっている．後者の不死とは，死後における生，あるいは生―死―再生という宇宙的時間の循環からの解放を意味している[14]．すなわち，あくまでも「生」に基礎をおいた不死である．それに対して前者の不死は「死」あるいは「永罰」，特に身体的「死」や「永罰」に基礎をおいている．

　さてBeauvoir[2, 12]の『人はすべて死ぬ』に出てくる少年フォスカの経験から，不死の苦悩について考えてみたい．フォスカは年老いた乞食から不死の薬を手に入れ，不死となってすべての未来を獲得する．しかしそれゆえ逆に自分を死者と感ずるようになる．すなわちすべての未来の獲得は，全く死に制限されない生を生きることが可能であるかのようにみえる．だが，すべての未来の獲得は究極の未来に自分がいて，そこから常に現在を見ていることを意味している．そしてその中では現在も未来も過去になってしまう．すべてが過去になることは，いかなる行為や思考も明確な始まりをもたず，単なる反復に終わる．それゆえすべての未来を獲得することは，固有の未来を失い，未来に開かれた生きられる時間が消滅し，自分自身は死者となってしまう．

　逆に考えれば，「死んでしまった」という否定妄想は容易に不死妄想へ転換する可能性をもつ．その可能性は患者の苦悩に関係し，苦悩が激しければ激しいほど高くなる．なぜなら不死は未来永劫の苦悩をもつからである．ようするに，コタール症候群における不死は，もう死んでしまっていて，その死んだ姿で，しかも罰を受けながら未来永劫に生き続けなければならない苦悩なのである．

4．不死妄想に出現する火と水のテーマ

　コタール症候群の症例を丹念に読むと，不死妄想の出現している例では，火と水のテーマを容易に捜し出すことができる．コタール症候群そのものを

キリスト教文化との関連で論じた文献もあり，火や水のテーマもキリスト教文化との関連で解釈可能のようにみえるが，K子や中山ら[18]の症例（私は焼けた人間で舌も足も焼けてしまった．……）も，共にキリスト教文化とは全く無関係な場所で生育している．それゆえ，火と水のテーマは文化を超越した神話的あるいは象徴的な領域で論じられねばならない．

　古くは古代エジプトにおけるフェニックス神話[17]の中で，火による死と再生の物語が語られている．この鳥は自ら灼熱し，燃えつきて灰になるが，やがて種子となり，再びフェニックスになる．このように，この鳥の焼死と再生を描く部分における火の働きは，単にこの鳥の消滅だけでなく生成にも関与しており，火は消滅と生成の二側面をもつと考えられていた．また古代ギリシャにおいても，ヘラクレイトス[17]は"常に生きている火"，すなわち火の不死性を問題にし，火が宇宙的な循環，流転の原理をなすと考えていた．これらのことから，火は不死の象徴として理解される．それゆえ不死妄想の患者に火のテーマが出現することは，象徴の次元では理解しやすい．

　しかし，患者にとって，火は自己を消滅させてしまうものと感じられている．Bachelard[1]は「ゆっくり変わるものがすべて生命によって説明されるとすれば，迅速に変わるものはすべて火によって説明される」とし，「われわれはすべてが変わることを願う時に火を呼ぶ」と述べている．不死妄想の患者にとっては火の再生の側面は隠蔽されていて，未来永劫に続く苦悩の生，すなわち母なる大地へ戻れない生を断ち切る火の消滅の側面が強調されている．Cotardの症例でも火のみが自分の終末を告げることができるという．そうしてみると，火のもつ消滅の側面だけを考えても，火のテーマが未来永劫に苦しむ患者に現れるのは決して不思議ではない．火はあらゆるものを灰にし，大地へ還元する．

　火に次いで多くみられる水も二側面をもつ．Eliade[8,9]は次のようにいう．「水に浸すことは，形態の解消，存在しているものの形なき状態への回帰を意味している．水に浸すことは人間次元では死に相当し，宇宙次元では洪水に相当する．……天は雨をもって大地を豊かにし，土地は穀物と牧草を生む」．水も火と同様に不死の象徴として理解されるが，患者にとっては苦悩を断ち切り，自己を消滅させるものとして出現している．とはいうものの，

患者は永久に死ぬことができないといいながら，火にも水にも自己が消滅してしまうことの恐怖を抱いている．この両義性は，不死妄想をもちながら自殺によって命を絶つ患者が多いことと，軌を一にしていると思われる．

5．不死から再生へ

　さて心気妄想に始まり，否定妄想，不死妄想，巨大妄想へと至った系統的なコタール症候群は，生―死―再生という自然の循環から離れて，神話的な世界で，いやそれさえもない世界で一人歩きしてしまい，母なる大地に戻れない迷い子のようにみえる．たしかに患者の生きている世界は個人の歴史から独立しているだけでなく，文化，性，自然からも独立していて，時間的にも空間的にもわれわれの世界と異なっている．「患者は星に届き宇宙に融合する」とCotard[6]はいうが，空間的内実は廃絶し，破壊された断片で満たされており，そこにはもはや自然（宇宙）の循環は存在しない．また時間的内実も常に同じことの繰り返しであり，もはや自然のリズムは存在しない．

　人が生を得ることは，人が大地母から生まれそこへ戻る存在となることであるとEliadeはいう．Ｋ子が生を獲得するためには，大地へ戻れる存在にならなければならない．それには火か水が必要である．火も水も大地へ還元する力をもつと同時に，大地から生を育ませる力をもっている．コタール症候群，なかでも不死妄想に至った症例の多くに火と水のテーマが出現することは，そこにメランコリー者の自己治癒能力，最終的には人間の再生能力が暗示されているといえるかもしれない．

　Ｋ子は内面的には今も否定妄想，不死妄想をもち続けている．しかし１年ほど前からは毎日畑に出て，ナスやインゲンを取ったり，カリフラワーを栽培したりし，太陽，月，季節という自然のリズムに融合しながら，大地にしっかりと根を下ろし，表面的には安息を保っている．Ｋ子が大地に融合していることは偶然の一致なのだろうか．それともある意味の自然への回帰という帰結があったと考えていいのだろうか．その結論を出すことは今はまだ時機尚早であろう．

　ここ数カ月のＫ子の落ち着いた姿をみていると，最初に失った母性を母なる大地から再び獲得し始めているようにもみえる．ただＫ子が表面的にであ

れ安定を保てるようになるまでには，肉親，主治医，病棟スタッフの長年にわたるチームプレーがあったことを銘記しておかなければならない．

おわりに

　病初期から一貫した関わりをもつことのできた，7年余の経過をもつ，ほぼ完全型のコタール症候群の1女性例を報告した．すべての症状が揃ったコタール症候群を理念型と考えるなら，それに近い．子宮筋腫の手術の失敗を契機として，メランコリー性不安から否定妄想に至り，やがて不死妄想の結実をみた．症例の詳細な検討の後，最初に診断的論議を行った．妄想の形成は遠心的でパラフレニー傾向ももつが，根底にはメランコリー性不安，身体の否定が存在し，うつ病圏の病態と考えられた．

　次にこの系統的否定妄想へ至った要因として，生命機能の自然のリズムの解体と母性の喪失をあげた．不死妄想への展開については，Beauvoirの不死の概念を援用した．また不死妄想にしばしば現れるテーマとして火と水を取り上げ，死と再生という視点から両者の二面性について論じ，それがK子の大地への回帰の可能性と密接に結びついていることを示した．

　コタール症候群の臨床的価値はもはや失われたという意見もあるが，本症候群をメランコリー者の究極的な一形態，すなわち，罪責，心気，貧困という三大主題が統合された，その最も奥に存在する形態と捉えれば，それは時代や文化の修飾を受けはするものの，いつの世の，いかなる場所にも出現するはずである．そして本症候群がその時々の時代的意義をもちうると同時に，普遍的な意義をもちうることは，未来永劫に変わらないと思われる．

【参考文献】
1) Bachelard, G.：La psychanalyse du feu. Gallimard, Paris, 1938（前田耕作訳：火の精神分析．せりか書房，東京，1981）
2) Beauvoir, S.：Tous les hommes sont mortels. Gallimard, Paris, 1946（川口　篤，田中敬一訳：人はすべて死ぬ．人文書院，京都，1967）
3) Camuset, L.：Du délire des négations. Comptesrendus du Congrès des Aliénistes de Blois. 1892

4) Cotard, J. : Du délire hypochondriaque dans une forme grave de la mélancolie anxieuse. Ann Méd Psychol 38 : 168-174, 1880
5) Cotard, J. : Du délire des négations. Arch de Neurol 4 : 152-170, 1882
6) Cotard, J. : Du délire dénormité. Ann Méd Psychol 46 : 465-469, 1888
7) Dietrich, H. : Analyse eines Falles von "Délire des négations"(Cotard) bei einem Nervenarzt. Nervenarzt 42 : 140-143, 1971
8) Eliad, M. : Traité d'Histoire des Religions. Payot, Paris, 1968（堀　一郎訳：大地，農耕，女性．未来社，東京，1968）
9) Eliade, M. : Traité d'Histore des Religions. Payot, Paris, 1968（久米　博訳：豊饒と再生．せりか書房，東京，1981）
10) Enoch, M.D. & Trethowan, W. H. : Cotard's syndrome. Uncommon Psychiatric Syndromes. John Wright and Sons, Bristol, 1979（宮岸　勉監訳：興味ある精神症状群．医学書院，東京，1982）
11) Ey, H. : Délire des négations. Etudes Psychiatriques. T. II, Desclée de Brouwer, Paris, 1954
12) 細川亮一：生きられる時間．新岩波講座哲学7 トポス・空間・時間．岩波書店，東京，1985
13) 古川冬彦：コタール症候群．臨床精神医学．14：549-552, 1985
14) 石上玄一郎：輪廻と転生—死後の世界の探究．人文書院，京都，1977.
15) 笠原　嘉，須藤敏浩：否定妄想について—若い婦人の一例．分裂病の精神病理5（笠原　嘉編）．東京大学出版会，東京，1976
16) Kraepelin, E. : Psychiatrie. 8. Aufl. J. A. Barth, Leipzig, 1913
17) 久野　昭：火の思想．理想社，東京，1983
18) 中山　宏，伊勢田堯：Cotard症候群の一例．精神医学．22：865-869, 1980
19) 奥山哲雄，石川　元他：Cotard症状群を呈した初老期うつ病の2例．精神医学．26：383-389, 1984
20) Pardo, F. M. : El sindrome de Cotard, un siglo despues. Actas Luso-Esp Neurol Psiquiatr 10 : 127-136, 1982
21) Régis, E. : Note historique et clinique sur le délire des négations. Gaz Méd Paris, 1893
22) Saavedra, V. : El sindrome de Cotard. Consideraciones psicopatologicas nosograficas. Rev de Neuro-psiquiatria 31 : 145-174, 1968
23) 酒井克允，小笠原俊夫他：否定妄想(délire de négation) とCotard症状群(syndrome de Cotard). 臨床精神病理．2：133-143, 1981
24) Sarró, R. y Ruiz Ogara, C. : Análisis deliriológico del sindrome de Cotard. Las depresiones (ed. J. J. Lopez-Ibor Aliño). Toray, Barcelona, 1976
25) Séglas, J. : Le délire des négations. Masson, Paris, 1897
26) Séglas, J. et Codet, H. : Syndrome de Cotard, accès maniaque intercurrent avec persistance du

délire des négations. Bull Soc Clin Méd Ment 63-67, 1920

伊豆利島における老人の精神保健
―隠居慣行と「モリ親制度」を通して―

はじめに

　老年人口の急激な増加，伝統的拡大家族の崩壊と核家族の増加などによってもたらされた老人問題が社会問題化して，すでに久しい．老人の精神保健についても同様である．ところが現在は老年人口の急激な増加に目をうばわれ，その受け皿としての社会的資源捜しにやっきである．また老人問題の先進国である欧米諸国の理論や実践を研究し，それらの日本への適用を試みようとする姿勢が窺われる．欧米の研究では社会保障や社会福祉が中心となっているので，どうしても行政レベルでの処遇に力点がおかれてしまうきらいがある．もちろんそれも大切なことであろう．しかし老人問題を考える場合には，老人の居住している個々の地域，社会・文化的背景がもっと考慮され，きめの細かな対応がなされるべきだと思われる．

　たとえば一部の地域によって現在も続けられている，いわゆる楽隠居とは異なった隠居慣行に目を向けるのも一つであろう．成立の起源は老人問題とは無関係であるが，同居，別居を克服した"第三の家族形態"とか，日本的な

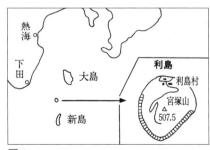

図1

"スープのさめない距離"での親子の別居と言われ，世代間葛藤の少ない生活形態として，最近，見直されてきている．ちょうど筆者らのうちの一人，下田が隠居慣行と「モリ親制度」の盛んな伊豆利島に2年赴任している間に，筆者らが同島におもむき，老人の精神保健の視点から調査，研究を行ったものである．隠居と精神医学については，筆者らの知る限りでは，志摩半島の隠居制度と精神障害について論じた東村ら[6]の論文が唯一のものである．そこでは隠居のむら"国府"で精神障害者の出現率が極めて低いことが報告されている．

I．利島における隠居慣行について

隠居は中世武家法以来の伝統を受けついだ制度で，本来は家長権譲渡を意味する[24]が，ここでは親別居の隠居慣行について説明を加えておきたい．家長権を譲渡して公的生活からの引退を意味する，いわゆる楽隠居とは違い，子の成長や結婚に伴う子の新世帯形成，親子世帯分離を目的とした後継者本位の隠居であり，自活生産隠居である．すなわち隠居者が同一敷地内に別棟をつくり，戸主とは別の世帯を構成し，別居，別食，別財の暮しをすることを建前とする．そもそもこの隠居形態は零細経営で，共同社会の枠の規制や年齢階梯性によって秩序が維持されている「ムラ」社会における，非イエ的世帯分離型の夫婦単位小家族形態から，系譜性を重視するイエ的直系拡大家族形態への移行展開過程において，特殊な社会的，経済的条件により形成された一時的，過渡的な家族形態にほかならない[26]という．だが子どもの成長や独立に伴う非イエ的な世帯分離機能とあわせて，「イエ」本位の社会で重視される系譜的な家を統合する機能という一見相矛盾する両機能を統一的に持っているところが特徴的である．西南日本を中心に北は阿武隈山地まで，かなり広範囲に散在している[23]．

このような隠居慣行は日本に限られているわけではない．西ドイツのバイエルン地方ではZuhäusl[28]と呼ばれ，スイスではStockli[27]と呼ばれる隠居家を建て，農場を子夫婦に譲って，分与産をもって隠居する．やはり生活は独立していて，老夫婦は軽作業に従事したり，孫の面倒をみたりしているとい

う.

　ここで利島の隠居慣行の特徴を明確にしておきたい．隠居慣行は江戸末期に成立したと言われている[9]．"老人と嫁の天国"で有名な志摩半島にみられる，長男結婚後3，4年して次子以下を連れて隠居する家族別居隠居とは異なり，利島では末子をかたづけてから隠居する単独別居隠居で，しかも聟入型であった[22]．もちろん現在は変化してきているので，それについては後に詳説する．この利島型の隠居慣行については少しく説明が必要であろう．

　離島という限られた土地で全員が協力して生活せねばならなかった島民にとっては，「イエ」の維持と発展よりも島社会の秩序維持の方が優先され，子どもの成長や独立に伴う世帯分離に重点がおかれ，非イエ的な隠居慣行が発展したと推測される．隠居年齢が60歳前後とかなり高くなってしまうため，隠居が行われるまでは子夫婦は聟方へ入居できなかった．このため昼間聟方で働いた嫁は子を連れて，夕食後夫とともに生家に戻り，寝起きするという「ネドガエリ制度」[19]があった．これが聟入型といわれるゆえんであり，男女の若者宿の存在とともに，年齢階梯制的「ムラ」社会であったことが窺われる．江守[3]は年齢階梯制の親族組織の構造として村落内婚制をあげているが，この島も第2次世界大戦前まではほとんどが島内婚であった．さらに大間知[19]によると隠居分家も6世帯ほど報告されているが，それは特殊な条件のもとで行われており，基本的には分家をするだけの土地もなく，別居隠居が行われていたという．

II．調査方法と対象

　調査に先だちまず，方法論が検討された．筆者らの一人阿部[2]も方法論については第5回社会精神医学会印象記で多少触れたことがある．第1は調査の視点として二つが考えられた．一つは老人の精神障害に焦点をあて，発症の要因を探求することであり，もう一つは老人の精神健康に焦点をあて，老人の精神健康がいかなる形で維持されているのか，その要因を探求することであった．後者は老人のポジティブな側面を社会精神医学的に解明していく方法であり，われわれはこちらに重点をおいた．

第2は疫学と事例研究の問題である．加藤[10]は「老年期における適応と社会文化要因を明らかにしていくためには，特定集団における統計的調査とマッチド・ペアによる事例研究の両者をフィードバックしていく必要がある」と述べている．この両者のフィードバックを行っていく時に，最も重要な問題はその社会文化的背景をどう捉えていくかである．とかく社会文化的要因の分析においては，実際に調査を行わなかったり，あるいは過去の調査結果を参考にすることなしに，社会文化の類型を観念的に捉え，それを当てはめることで満足してしまう傾向にあるように思う．

　木村[11]は従来の文化社会精神医学に対して，風土論的，生命論的な観点からの再批判を行うことを提唱している．阿部[1]も風土論的視点からの統合失調症者の考察を行ったことがあるが，やはり風土を射程に入れた社会文化的要因の分析が必要であると考えている．また近年では医療システムに主眼をおく医療人類学[4]や対象集団の内側から接近していく「エスノメソドロジー」[5]，といった概念が登場しつつある．いずれにしても疫学と事例研究のフィードバックを可能にする社会文化的背景を，疫学と事例研究と同時に，しかも風土論的視点を入れながら，実地に調査し分析していくことが不可欠のように思われる．そこで今回は認知症患者の調査，事例研究とともに，島の社会文化を特徴づけている隠居慣行と「モリ親制度」の調査を行った．

　筆者らのうちの一人，下田が利島診療所に赴任している間の1985年8月から9月にかけての時期であった．6月の予備調査で島独特の隠居慣行と「モリ親制度」が，老人の健康を維持，促進させる方向に働いていると推測されたので，この両者を中心に聴き取りとアンケート調査を行った．認知症患者についてはすでに下田が調査を行っていた．

　調査地域の概要を述べると，伊豆利島は一島一村であり，東京南方海上約145kmにあって面積は4.19km²，周囲約8kmで，宮塚山（507m）を中心とした円錐形の島で，海岸線は断崖絶壁になっており中腹北西寄りに集落がある．地質は玄武岩質から成り立っているが，表土は伊豆諸島中最も地味が肥えており，全島の7割が人工による椿の整林でおおわれている．気候は冬暖く夏涼しい海岸性気候であるが，降水量は多く風の強いことも島の特性で，特に

冬期の西季節風による海上交通の途絶は，住民の生活環境に重大な影響を与えている．島の人口は1947年の409人をピークとして減少傾向に転じ，調査時点では301人，139世帯であった．

あらかじめの予備調査で確認できた27の隠居世帯では隠居についての聴き取りを実施した．それと同時に島民が隠居および「モリ親制度」をどうみているかを調べるためのアンケート調査を行った．301人中，20歳未満と，住民票は島内にあるが実際は島外に居住している人を除く全島民，192人にアンケート用紙を配布し，記入してもらい，一軒一軒回収した．

表 隠居複世帯制家族一覧表

		隠居世帯						オーヤ世帯		
	人数(人)	隠居者年齢・仕事			隠居畑	隠居の時期	両世帯の関係	人数(人)	年齢夫妻	他の成員
		夫 仕事	妻 仕事							
1	2	68 木材業	64		無	長男結婚後	別棟, 別食, 別財	4	38, 34	子2
2	2	61 建設業	60 椿 畑		有	長男結婚後	別棟割, 別食, 別財	4	33, 32	子2
3	1		88		有	初孫誕生後	別棟, 一部同食, 別財	3	62, 59	子1
4	1		76 椿 畑		有	長男結婚後	別棟, 別食, 別財	2	56, 50	サンキョ
5	1		59 家業手伝		有	長男帰島後	別棟, 別食, 別財	4	43, 41	子2
6	1		90 椿 畑		有	2, 3年前	別棟, 別食, 別財	2	60, 58	―
7	1		73 椿 畑		有	長男結婚後	別棟割, 別食, 別財	4	48, 45	子2
8	1		86 椿 畑		譲渡	25年前	別棟, 別食, 別財	2	71, 64	―
9	2		76˙ 椿 畑		有	11年前	別棟, 別食, 別財	2	51, 48	―
10	1		91		有	12年前	別棟, 別食, 別財	2	51, 50	―
11	1	97			無	三男結婚後	別棟, 同食, 同財	2	61, 60	―
12	2	71 公共事業	72 公共事業		有	長男帰島後	別棟, 同食, 同財	2	50, 46	―
13	2	59 椿 畑	56 椿 畑		有	三女帰島後	別棟, 別食, 別財	4	40, 31	子2
14	1	70 公共事業			有	長男結婚後	別棟, 同食, 同財	4	46, 46	子2
15	2	69 公共事業	64 椿 畑		譲渡	長男帰島後	別棟割, 別食, 別財	2	44, ―	子1
16	1	91 椿 畑			有	15年前	別棟, 一部同食, 同財	2	62, 56	―
17	1		85		譲渡	長男結婚後	別棟, 別食, 別財	2	54, 56	―
18	1		71 椿 畑		有	16年前	別棟, 別食, 別財	2	52, 48	―
19	2	56 自営業	47 自営業		有	長男結婚後	別屋敷, 別食, 別財	4	31, 27	子2
20	1		54 椿 畑		有	長男結婚後	別棟割, 一部同食, 別財	3	34, 35	子1
21	1		80 椿 畑		有	20年前	別棟割, 別食, 別財	2	30, 47	―
22	2	73	71 畑		有	3男結婚後	別棟, 別食, 別財	3	41, 36	子1
23	2	65	68		譲渡	長男帰島後	別棟割, 別食, 別財	5	37, 38	子3
24	2	73 農業	69 農業		有	長男帰島後	別屋敷, 別食, 別財	4	49, 41	子2
25	2	65 自営業	70 自営業		有	長男結婚後	別棟, 別食, 別財	2	31, 25	―
26	1		53 椿 畑		有	長男結婚後	別棟, 一部同食, 同財	4	36, 36	子2
27	2	69 公業事業	66 椿 畑		有	2男結婚後	別棟, 別食, 別財	4	39, 36	子2

III. 調査結果

　表は隠居複世帯，全戸の一覧表である．27世帯39人の隠居老人（65歳以下も含む）のいることが確認された．27世帯のうち老夫婦そろって生活しているのは11世帯であり，15世帯は単独世帯であった．男性の仕事は多岐にわたっているが，女性では椿畑の手入れがほとんどであった．ほとんどの隠

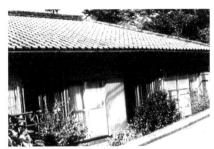

写真　玄関を二つもつ別棟割の家屋

居者は隠居畑である椿畑を収入源として所有していたが，なかには病気や高齢のために，若夫婦に譲渡した例が見受けられた．隠居の時期としては約半数が長男結婚後まもなくであり，次に長男帰島後が多かった．また高齢になって配偶者を失ってからの隠居も3人みられた．しかしこの場合も別棟，別食，別財という基本原則は守られていた．

　両世帯の関係をみると，別棟が原則であるが，敷地の都合で隠居家をもち得ないため，オーヤを二つに区切り，左右に入口を設けて一家2世帯で使いわける別棟割（**写真**）が6世帯にみられた．なお利島では若夫婦あるいは若夫婦の住居をオーヤと呼んでいる．別食が原則であるが，高齢者の中にはオーヤに料理してもらい隠居家に運んでもらう人があり，また夕食だけ同じという世帯もあった．同食はすべて病気のために自分で食事をつくることの不可能な老人であった．経済的には2人を除き，自分の勤労からの収入と年金で生活していた．隠居者のまた上の親，戸主の祖母と父母が別世帯で暮らす，いわゆるサンキョが1世帯みられた．

　この**表**には載せていないが，隠居者でかつデイホームに通っている人に，①隠居者が病気になった時のオーヤの対応，②嫁姑葛藤，③デイホームについて尋ねた結果がある．①については，ほとんどの人が隠居家にとどまり，毎日オーヤに食事を運んでもらって看病してもらうと答えていた．②では嫁

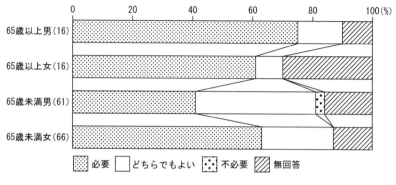

図2　隠居の必要性について

姑葛藤がなく，自由，気楽で自分の好きなようにできると答え，③ではデイホームの存在を老人の交流の場として評価している人が多かった．

図2は隠居の必要性，図3は隠居の利点，欠点，図4は「モリ親制度」の必要性についての質問の結果である．192人中回収できたのは159人（82.8％）であった．隠居については老人の方が若年者より必要性を感じているが，嫁の立場にある65歳以下の女性も必要性を実感しているようである．隠居の利点については，自由，独

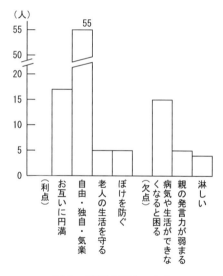

図3　隠居の利点，欠点

立，気楽と答えた人が圧倒的に多く，次に，互いに円満という回答が多かった．ぼけを防ぐと答えた女性も5人いた．欠点については病気や生活できなかった時に困るという回答が多かった．「モリ親制度」の必要性については，老人女子，男子，65歳未満の女子，男子の順であった．

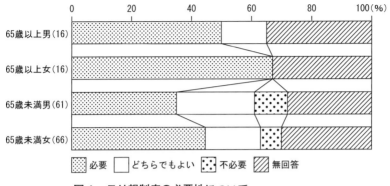

図4 モリ親制度の必要性について

Ⅳ. 事例報告

利島において，明らかに認知症もしくはその傾向を有する老人は調査時点において5名を数えるが，その中に1組の夫婦があった．ここではその認知症化傾向を有する老夫婦例をとり上げ，隠居慣行の内部での彼らの生活ぶりを報告したい．

A男，B子夫婦の家族構成は図5に示すとおりである．長男C男の同胞はみな島外に在住し，C男の妻，D子は島外の

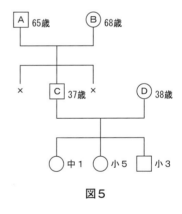

図5

出身である．A男は多発性脳梗塞で，IQは60と判定されている．軽度のパーキンソン様の歩行障害を有し，高血圧などの治療のために数種類の投薬を受けている．B子は頭部CTにて脳室拡大を示す軽度の認知症である．被殻の出血の既往を有し，軽度の歩行障害を示すが，行動域はA男より広い．

老夫婦はオーヤ（若夫婦の住居）と同一敷地内の隠居家に住み，隠居家はオーヤと廊下を隔てて，建て増しされた形で繋がっている．島の同世代の老人たちは椿山の仕事や日傭労働を行っているが，A男，B子ともに日中はデ

イホームで過ごすことが多い．一般に隠居夫婦の日常生活は若夫婦から独立しているが，この認知症化傾向を有する老夫婦では，一応別棟割，別食，別財の形をとっているものの，実際には若夫婦に依存している部分も多い．

　隠居家とオーヤは風呂を共有しているのみで台所は独立しており，炊事も原則として別々に行っている．洗濯は天気がよく体調のいい時はＢ子が行っている．「２人ともボケてしまって危いことが多い」というのが若夫婦の悩みである．たとえば「窓を開けたまま２人でお茶を飲んでいた時に雨が降りこんできたが，長時間部屋の中を濡れるにまかせていた」「Ａ男が風呂の中で気を失った時，Ｂ子は助けを呼ぼうとせずに，一人で夫を風呂から引きずり出し怪我をさせた」「鍋が吹きこぼれるのをそのままにしていて，ガスの火が消え部屋中にガスを充満させた」等々である．

　Ａ男は時として退行的，わがままとなり，服薬を拒んだり，医師から勧められている散歩をしないなどの行動を示すという．Ａ男，Ｂ子ともに薬物を服用しているが，その管理は若夫婦が行っている．火の元の注意は用水の少ない，消火設備の不十分なこの島では当然といえるが，ガス，石油などの使用を中止させ，電気製品を代りに与えるなど，若夫婦が工夫している．

　若夫婦の老夫婦に対する基本的態度は「ボケてはいるけれど，できるだけのことは自立させ，不足している部分を助けてやり，安全である限り自由にさせる」というようにまとめられる．認知症化傾向にあるＢ子が，おぼつかない手で料理をしているのを見ているよりは，自分で作ってあげた方が楽だとＤ子は言う．しかし周囲の老人たちが自立しているこの島の習慣の中で，Ｂ子自身もできるだけのことは自分でしようとする気概をもっているように見える．またそれまで使用していたガス器具などを無駄にして，新たに電気製品を買うという経済的負担を負ってまで，老夫婦の自立を援助しているのがこの若夫婦の姿勢であり，利島一般のオーヤ（若夫婦）の態度でもある．

　都会であれば部分的な自立も困難であろうと思われるＡ男，Ｂ子夫婦であるが，利島における隠居慣行の中で，隠居世帯としてある程度の独立性を保っている．このような複世帯性家族に，本当の意味での利島の家族の典型を見出せるように思える．岡村[17]は隠居慣行について，老人扶養の視点から次のように述べている．財産の譲渡にさいし，隠居家および隠居分を留保

し，老後の生活を保障し，一応独立した形態をとるが，同一敷地内に住んでいて，労働力の衰退とともに自然に子の援助協力，ひいては必要に応じ子からの直接的全面的扶養を得られるようになっている．これは経済的側面だけでなく，精神的側面についても全く同様のことが言えると思われる．

V．考察

1．隠居慣行と老人の精神保健

　先祖以来，連綿と続く「イエ」を代々継承するという思想のもとに，日本人の同居の伝統は続けられてきた．しかし戦後日本では同居が減り核家族化が進行している[21]．別居は都市に特有な現象ではなく，むしろ別居を作り出しているのは農村から都市への人口移動であると言われている．1980年の調査では親世代人口が65歳から69歳のときの親子同居率は約70％であるが，2000年には53％あたりに落ちつくと推定されている[7]．他方，欧米諸国では別居が当然であり，同居率は20〜30％のところが多い．しかし別居家族の親子の接触交渉に関してはその親密さにおいて日本と大きな違いがみられる．Townsend, P.[25]のロンドンにおける労働者家族の調査によると，子どもと別居している老人のうち38％は徒歩15分以内の距離に子どもが住んでおり，それ以外の場合でもほとんどの老人はロンドン市内に子どもが住んでいた．そして毎週1回以上子どもに会う老人は4分の3に達しており，買物，洗濯，養育，看護など日常生活における相互扶助が盛んであったという．これはロンドンだけに限ったことではなく，欧米諸国一般にそうであり[20]，いわゆる"スープのさめない距離"に子どもが住んでいて頻回の交流がなされている．欧米的老人扶養のあり方といえる．これをLitwak, E.[12]は修正拡大家族と呼んでいる．

　現在の日本では，同居においては世代間葛藤が，別居においては老人の孤立や孤独が問題になっている．そこで同居と別居の両形態の問題性を克服した第三の家族形態といわれる隠居形態に目を向けることは，老人の精神保健を考える上で非常に有益であると思われる．しかもここでは前述した過去の隠居慣行とは質的に違うそれが，権威や保護から脱却した新しい老人像の上

に生かされているものでなければならない。われわれが調査した利島の隠居慣行も現代的脱皮がはかられているので，その特徴を1949年の大間知[19]の調査との比較において取り上げる．

　第1は隠居世帯数が18から27戸に増加していることである．増加分はほぼ単独隠居世帯であり，夫婦隠居世帯は当時とほぼ同数である．このことは配偶者が死亡した後も高年齢の老人が隠居したままでいることを示している．**表**からわかるように80代，90代の老人も単独で生活している．また**図2，3**から無回答を除けば老人はほとんどが，65歳未満でも6割以上が隠居慣行を肯定しており，楽隠居や棄老といった後退的，否定的感情はほとんどもっていないと推測される．むしろ隠居の利点に55人が自由，独立，気楽といった積極的側面をあげており，老人の自立的，積極的な生き方が島民の中に根づいており，親子が別居するという隠居慣行は当然のこととして受けとめられている．

　この点ではアメリカの老人たちの心構えと類似している．増田[14]はアメリカの老人について次のように述べている．老人たちは若い世代に気がねをしたり依存したりしないで，かたくなまでに自分の生き方をつらぬこうとする．死ぬまで自分たちの古いやり方を主張できる自由をもっている．若い時分から老後に至るまで，一貫した個人の自由の尊重があり，それが老人の暮しの中にあらわれている．

　第2は，以前は末子をかたづけてから隠居していたが，最近では長男結婚直後や長男帰島直後に変ってきている．それゆえ隠居年齢が早まっている．昔のように「ネドガエリ制度」がないため，結婚直後に隠居しないと，親子の独立，特に嫁と姑の独立が保たれないのであろう．これは17人が隠居の利点に「互いが円満」をあげていることからもわかる（**図3**）．世代間葛藤がたくみに回避されている．岡村[18]は今後の三世代家族のあり方として，世代間境界（generation boundary）をはっきりさせることを強調しているが，この隠居は空間的にも心理的にもきちんと境界が引かれている．また利島には高校がないので，みな中卒後は島外へ出る．島外で結婚して帰島する場合には，その時に老夫婦の隠居が行われる．

　第3は老人の経済的自立の問題である．以前は隠居畑（椿畑）が収入源で

あったが，最近ではそれと同時に老齢年金が大きな役割を果している．椿畑の少ない人や持たない人は自営業か日傭労働者として働いている．80歳以上の高齢者でも病気をしない限り働いており，仕事という社会的役割をもっている．都会のように退職の危機はない．

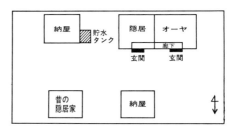

図6　隠居複世帯の配置図

第4は別棟割の増加である．敷地が足りないということだけでなく，図6のように古い隠居家があるにもかかわらず別棟割が建てられている．風呂のみ共有の別棟割が多い．これは両者の独立性を保った上で，何かあった時に若夫婦が老夫婦をより世話しやすいように考えられた建物であろう．隠居の欠点に「病気や生活ができなくなった時に困る」という意見をあげた人が多かったが，この別棟割はその欠点を補っているともいえる．

以上のことから隠居慣行が老人の精神健康を積極的に推し進めている点として次の四つがあげられる．①老夫婦は衣，食，住をオーヤと別にし，病気などの場合を除いて経済的にも精神的にもオーヤから独立している．②しかし病気や超高齢者の場合には，老人の必要度に応じてオーヤからの援助がなされる．すなわち「イエ」としては精神的にも物質的にも両者は固く結びついている．③80歳を過ぎても椿畑に通っている老人が数人おり，都会と違い自分の希望どおり，何歳まででも仕事をすることができ，社会的役割をもつことが可能である．④老夫婦と若夫婦は空間的にも心理的にも互いに自由であり，世代間葛藤が生じにくい．

前田[13]は老年期の危機を退職，心身の衰え，役割の喪失，孤立化，社会変化への不適応の五つに求めている．上述のように，利島では元気な限り仕事を続けることができ，もし心身が衰えればオーヤが援助してくれる．また独立世帯であるから冠婚葬祭でもオーヤと別に役割のあることが多い．孤立化はオーヤとともに「モリ親制度」やデイホームによって防がれている．農

村社会であるため社会変化は少ない．このように隠居慣行は老年期の危機が起きにくいように構造化されている．事例報告のように，たとえ認知症になっても，できる限り老人の自由と独立を尊重し，なるべく社会に適応できる形でオーヤが援助している．

社会的役割をもち，同居からくる世代間葛藤と別居からくる孤立化を緩和し，老夫婦と若夫婦との相互の自主性を損わない点でも，近代的な合理性をもっているといえる．那須[16]は別居隠居では老親の生活は一子依存型が一般的であるために，修正拡大家族に対応させて修正直系家族と呼ぶことを提唱している．

2．「モリ親制度」[19] と老人の精神保健

子どもが生まれると多くの場合他家から子守を頼む．子守は10～13歳くらいの女の子が選ばれる．このようにして子守を頼むことをモリヲヤトウという．承諾を得れば頼んだ方の家でモリヤトイ祝をして，自家およびモリの家の近親を招いて御馳走した．また頼まれた方の家でもモリヤトワレ祝いをした．そしてモリの親をモリ親と呼んだ．現在でも形式的ではあるが行われている．すなわち生後まもなく幼児はその子守をする女子との間に義姉＝弟妹関係を結ぶわけである．江守[3]はこの関係は乳母子関係，里親子関係といった擬制的親子関係と同系列に入るものであり，生理的，血縁的には親族の間柄にたたない人々との間に，社会的に親族と類似の関係を設定しようとする制度であるという．

モリを媒介とした結合は伯叔父母と甥姪との関係につぐ第4番目のものと言われたが，実際的，感情的には実の姉弟や姉妹に劣らぬ強い結合であったことが少なくなかったらしい．**図4**によると老人は男女とも半分以上が，65歳未満でも40％前後がモリ親制度は必要であると答えている．老年になって実の兄弟が死んでしまっても，義姉＝弟妹関係は続いている人が何人もあり，このモリ親制度そのものが老人の横の繋がりを強め，対人交流を盛んにし，孤立化を抑止していることが確められた．

3．今後の老人の地域精神保健

　もう一つ利島に特徴的なこととして隠居慣行と「モリ親制度」の不足部分を補うかのようにデイホームという現代的なネットワークがつくられている．1984年に家庭に引きこもりがちな老人の社会交流の促進，心身機能の維持向上などを図るとともに，その家族の身体的，精神的な負担の軽減を図る目的として村の診療所に隣接して設立された．2つのチームに分かれてそれぞれ老人が十数人，週2回ずつ通っている．絵画，陶芸，手芸などの趣味，生涯活動の援助，体操，ゲームなどの健康増進に主眼がおかれている．仕事に行っている人も休んでデイホームに通う人が多く，老人たちの対人交流にかなり役立っている．

　一見時代錯誤的に見える隠居慣行やモリ親制度が，将来の老人の地域精神保健を考える上で多大の示唆を与えてくれる．しかしこの理念は気づかないところですでに取り入れられている．たとえば所有家屋を改造して一軒のあがり口を別にして，老夫婦と若夫婦がそれぞれ2階と1階に住みわける準同居形態や，公団住宅やマンションでつくられている二世帯住宅がそれである．両者の独立性を保ち，世代間境界をはっきりと引いている．

　那須[15]は日本の老人家族が直面している問題として，同一家族としての相互依存性をもちながら老夫婦と若夫婦との間に相互に自主性やプライバシーをどう保つかをあげている．これも利島の隠居慣行に見習うべき点が多い．

　利島を基盤にして地域における老人の精神保健を考えると，その促進因子として次のことがあげられる．①老人の自立と自由の保障，②民俗制度や慣習の活用，③仕事を中心とした社会的役割，④横の繋がりを重視した人間的交流，⑤世代間葛藤の回避，⑥老人の生き甲斐．このように老人の精神健康という視点から利島を眺めてみると，いろいろな条件は理想的なように思う．しかし実際には5人の認知症化傾向のある老人が確認された．年齢を考慮に入れても決して少ない数ではない．けれどもたとえ脳に老化性の器質病変が存在していても，臨床的にみる認知症の発症の予防あるいは遅延は可能なのではないかと思われる．一ノ渡[8]も同様なことを論じている．すなわち事例で示したように，隠居慣行をはじめとするさまざまな老人扶養あるいは

老人援助形態が，認知症の顕在化ないし事例化を抑止する方向に働いているということができる．今後老人の危機を少しでも減らし，地域に根ざした形で，老人の精神健康を高めていくことが，認知症を含めた老人性精神障害の顕在化あるいは事例化を抑止することと繋がり，ひいてはそれらの疾病そのものの抑止に繋がっていくのではないかと考えている．

おわりに

1985年8月から9月にかけて伊豆利島で社会精神医学的調査を行った．島を特徴づけている隠居慣行と「モリ親制度」を中心とした聴き取りとアンケート調査から次のことが明らかになった．

老人の精神健康を促進している因子，および老人性精神障害の顕在化ないし事例化を抑制している因子として以下のことが考えられた．①隠居者は若夫婦と衣，食，住を別にし，経済的にも精神的にも若夫婦から独立している．②同一敷地内に住んでいて，老人の必要度に応じて若夫婦の援助がなされ，「イエ」としては固く結びついている．③椿畑での仕事や日傭労働など，老人も仕事という社会的役割をもっている．④隠居者と若夫婦は互いに自由で世代間葛藤が生じにくい．⑤「モリ親制度」（義姉＝弟妹関係）が老人の横の繋がりを強め対人交流を盛んにしている．⑥1週間に2回デイホームに通い社会的交流を深めている．

今回は利島という一離島を眺めながら，今後の老人の精神保健について展望した．認知症になるのは生理，生物学的要因が加わるので仕方のないことかもしれない．しかし認知症性老人の生活様式や生き方は，周囲や地域の人々の関わり方によってかなり変ってくる．今後，認知症性老人がボケの人生を全うできるような地域に根ざした環境づくりが必要と思われる．

【原本】
本稿は，星和書店刊「社会精神医学」に掲載された．阿部　裕，下田哲也，水野美紀，吉野啓子，宮本忠雄：伊豆利島における老人の精神保健―隠居慣行と「モリ親制度」を通して．社会精神医学．12(1)：55-64, 1989

【参考文献】

1) 阿部　裕：1分裂病者の風土論的考察．臨床精神医学．12：217-225，1983
2) 阿部　裕：第5回社会精神医学会印象記．臨床精神医学．14：843-844，1985
3) 江守五夫：日本村落社会の構造．弘文堂，東京，1976
4) Foster, G. M. & Anderson, B. G.：Medical anthropology. John Wiley & Sons, New York, Chichester, Brisbane, Tronto, 1978（中川米蔵監訳：医療人類学．リブロポート，東京，1987）
5) Garfinkel, H. et al.：Ethnomethodology：Social and Political Theory. Prentice Hall, 1967.（山田他訳：社会学的思考の解体．せりか書房，東京，1987）
6) 東村輝彦，平本喜六：隠居のむら（三重県志摩郡国府）の精神医学的調査．精神医学．19：493-497，1977
7) 福武　直，青井和夫編：高齢社会の構造と課題．日本生命財団，大阪，1985
8) 一ノ瀬尚道他：沖縄県の小離島(池間島)における老人の精神障害に関する疫学的研究—1979年と1984年に行なわれた悉皆調査結果の比較を中心に．精神経誌．90：612-635，1988
9) 磯村英一他：伊豆諸島東京移管百年史・下巻．ぎょうせい，東京，1981
10) 加藤正明：老年期の適応に及ぼす社会文化要因．老年精神医学．2：696-706，1985
11) 木村　敏：人と人との間—精神病理学的日本論．弘文堂，東京，1972
12) Litwak, E.：Technological innovation and ideal forms of familiy structure in an industrial democratic society.　第9回国際家族セミナー報告書，1966
13) 前田大作：老人と社会病理学的要因．老年精神医学．2：688-695，1985
14) 増田光吉：アメリカの家族・日本の家族．ＮＨＫブックス101．日本放送出版，東京，1969
15) 那須宗一：老人世代論．芦書房，東京，1962
16) 那須宗一：現代社会と老人の家族変動．日本の老人3 老人と家族の社会学(那須・増田編)．垣内出版，東京，1972
17) 岡村　益：農村における老親扶養と隠居性．老人扶養の研究—老人家族の社会学(那須・湯沢編)．垣内出版，東京，1970
18) 岡村重夫：21世紀の老年学．ミネルヴァ書房，東京，1984
19) 大間知篤三：利島の隠居と分家．大間知篤三著作集5．未来社，東京，1979
20) Resenmayr, L.：Family relations of the elderly. J. Marriage and Family 30(4)：672-680, 1968（山根常男訳編：家族の社会学理論．誠信書房，東京，1971）
21) 鈴木真一：核家族の社会学．三弥井書店，東京，1988
22) 竹田　旦：民俗慣行としての隠居の研究．未来社，東京，1964
23) 竹田　旦：「家」をめぐる民俗研究．弘文堂，東京，1970

24) 竹内利美：家族慣行と家制度. 厚生出版, 東京, 1969
25) Townsend, P.：The Family Life of Old People. Perican Book, London, 1957
26) 土田英雄：隠居慣行. むらの家族（姫岡勤編）. ミネルヴァ書房, 東京, 1973
27) Vischer, A. L.：Das Alter als Schicksal und Erfüllung. 3 Aufl. Schwade, Basel, 1955（Amulree, L. trans.：Old Age: It's Compensations and Rewards. Arno Press, New York, 1980）
28) Woltereck, H.：Das Alter ist das Zweite Leben. Max Reinhardt, 1956

メランコリーとコスモロジー

はじめに

　ある人はメランコリーという響きに，デューラーの有名な絵画「メランコリアⅠ」を思い浮かべ，またある人はゲーテの『若きヴェルテルの悩み』を思い描くに違いない．メランコリーはギリシャ時代には，黒胆汁を意味する言葉として用いられ，ヒッポクラテスによると，恐怖感と憂うつが長い間続くという．

　このメランコリーの概念は長い歴史的変遷の中で，ロマン主義文学のもとでは，その時代に生きる人々の苦悩を表現するものとして，またバートン[1]によってはユートピア像に対置され，個人よりは社会の無秩序として位置づけられた．クレペリンが躁うつ病の大系の中に，メランコリーを疾病概念として組み入れた後も，われわれの心の中には，深い苦しみを背負い，悲しみを悲しむことのできない存在として，イメージされ続けている．

　ところが近年，軽症うつ病や遷延性うつ病が増加したため，精神科医たちの興味はそちらに移り，元来，中核に位置する内因性うつ病やメランコリーは，病前性格論と状況論を除いてあまり省みられなくなった．発病状況論として，テレンバッハやクラウスは社会との関わりを重要視し，後者は，メランコリーを社会的役割に対する過剰同一化と定義した．一方，DSM-Ⅲ-Rの診断基準では，メランコリアを気分の日内変動，早期覚醒，精神運動抑止，無食欲症といった身体に特有な病理として位置づけるようになった．

このようにメランコリーを単なる身体病理や，社会的役割の破綻として理解しようとするだけでは，メランコリーのもつ本質的な苦しみが，全く抜け落ちてしまう可能性は否定できない．新宮[2]も同様な危惧を表明している．そこで今回は，メランコリーの苦しみに焦点をあて，うつ病の原理論に迫りたい．

Ⅰ．メランコリーの自然親和性

メランコリーの最古の出典は，ヒッポクラテス全集の「空気，水，大地について」の論文と言われている[3]．このことからも，メランコリーが自然現象と深い関わりをもっていたことが推測される．しかし，今回述べようとする自然親和性とは，単なる外的環境としての自然との親和性ではない．なぜなら，メランコリーは感情や思考が外的世界と融合し，すでに自然と一体となった事態だからである．

自然環境が単なる事物としてでなく，人間との親密さをもった空間に変わると，それは風土的自然となる．風土の概念は，18世紀末のヘルダー[4]に始まるといってよい．風土論の系譜の詳細は拙論[5]に譲るが，簡単に要約しておきたい．ラッツェルを中心にした自然環境決定論，文化歴史的風土の類型化に終わってしまっているが，今後の発展が期待される文化人類学的風土論，未だ自然と社会・文化の統一に不成功な社会科学的風土論，和辻の人間学的風土論がある．

ヘルダーの影響をうけた和辻は『風土——人間学的考察』[6]において，自然を人間存在の構造的な契機として捉え，人間存在を時間性としてだけでなく，空間性としても捉えようとする．すなわち，人間を人と人との「間柄」とみなし，その「間柄」と自然現象との関わりを自己了解し，そのようにして了解された自然環境を風土と呼んでいる．そして風土は主体的な人間存在が己を客体化する契機であると説く．

現在のところ和辻の風土論を越えたものはないが，彼の述べる風土性はあまりにも静態的で，新たな発展や変化の可能性が示されていない．もともと和辻の寄って立つ基盤が，ヘルダーとハイデッガーであり，現象学・人間学

的視点からの考察なので仕方がないのだろう．風土に力動的あるいは動態的視点を入れるとすれば，コスモロジーの概念を導入する以外にはないだろう．人間と共に，生物も自然も地球も生成・発展する有機体と考えれば，風土はミクロ・コスモスと位置づけることが可能であろう．しかし，この理論展開が生物一元論あるいは，生物生態論にならないよう，注意を喚起しておくことが必要であろう．症例を提示しよう．

〈症例 A〉 44歳　男子

　北関東の農家に生まれ育ち，地元の中学校を卒業した後は，鉄筋工に従事していた．無口だが，真面目，几帳面，仕事熱心でメランコリー親和型性格である．家を建てようと決意した頃から，吐き気，手足のしびれなどを訴え，軽うつ状態になった．翌年の秋，家の完成の後に，自ら，家に続く新しい道をつくった．間もなく引っ越しをするが，この頃より「新しくつくった道は雨が降ると崩れるのではないか」「梅雨時や田植え時になると，横を流れる小川の水かさが増して道まで溢れて，通れなくなるのではないか」「庭に敷いた土砂は山から運んで来たもので，石ころが多く草木を植えることができないのではないか」と，一日中，これらのことばかり心配し仕事もできなくなり，臥床がちになった．この住環境への妄想的固着は 4 カ月持続するが，入院後は徐々に軽快した．

　自然環境との出会いを問題にすると，メランコリーの存在様式は，自己自身に向けられているため，その思考や気分はもっぱら風土的内的自然に規定されてしまう．すなわち，本来，人々に開かれた道は，通行不能あるいは崩壊してしまう道へと，また元来，草木を育む大地は，石ころだらけで生成不能な大地へと変貌してしまっている．この引っ越しうつ病の住環境への妄想的固着は，内的風土がメランコリー者と風土的自然という特殊な関わりを通して，自然環境との間に析出してきたものであり，メランコリー者の風土表現の一形態とみることができるであろう．ミクロ・コスモスの視点からみれば，カイロス的時間は梅雨と田植時に限定され，リズムを消失し，一方，空間的には，人間世界も大地も生成・発展という方向に向かってはいない．

一般にうつ病の妄想は，病前に存在した生活史的主題さえも妄想内容に取り入れることが少なく，取り入れられても，いわゆる三大妄想の方向へ統一的に変化させられてしまうと言われている．宮本[7]は三大妄想の中でも，貧困妄想はもっぱら内因性うつ病だけで主題化されるのであり，うつ病の核心がひそんでいるのではないかと述べている．貧困妄想を所有と喪失をめぐる葛藤の破綻と考えれば，この症例でも土地を失うということが主題になっており，貧困妄想の一形態と考えられる．スペインで研究していた経験からすると，スペインでは貧困妄想は破滅妄想（idea de ruina）と呼ばれていて，日本よりずっと広義に解釈されている．破滅妄想と考えればより的確であるし，またこの症例に非生産，腐敗というコタール症候群へと続く方向性が見出せることも忘れてはならない．

木村[8]によれば日本と西欧のメランコリー観はかなり違うという．アソリンはスペインの荒涼，殺伐とし，何の草木も寄せつけない，赤茶けたカスティージャの大地に悲哀と憂うつを感じる．一方，日本人は，枯葉散るもの静かな山里に悲哀と郷愁を感じる．ただ西欧と違って，山里という自然そのものが，はかなく哀しいのである．両者ともに自然と人間が一体となり，共有空間そのものがメランコリックな気分で満たされていることに変わりはない．フランスでは17世紀に，ノスタルジア（故郷喪失）という概念がつくられたが，この故郷も決して外的自然ではない．自分が生き，愛し，慣れ親しんだ自然，すなわち風土的自然である．症例にも示した通り，メランコリー者は自然親和的であり，いかなる形であれ，風土的自然に出会うのである．

II. メランコリーとリズム性

内因性うつ病に特有な病像として，自発性と気分性の日内変動，早期覚醒，食欲不振，性欲減退などがあげられる．これらは活動と休息，睡眠と覚醒，食欲，性的行為という，本来，人間がもっているリズム性の変化のゆえに生じていると考えられる．

最近のトピックスの一つである季節性感情障害も，リズム性の変化によるものであろう．1984年にローゼンタール[9]によって提唱されたのであるが，

日照時間が短くなる秋から冬にかけて，抑うつ状態が始まり，不安，焦燥，意欲減退を示すと共に，夕方の眠気，過眠，過食などの症状がみられ，春になると自然に軽快する．これらはリズムが形成している生物学的側面であるが，われわれは，その精神・心理的側面にも目を向けなければならない．

クラーゲス[10]は，人間の肉体だけでなく精神的生活を観察するならば，人間生活を遅滞なく完全に支配しているリズム現象にぶつかるといい，仕事の喜びによって感情が昂揚した時と，瞑想的内省を求める時の交替がそれであるという．テレンバッハ[11]は，星辰との関係によって生じる，地球上の自然なリズム性の観察から生まれた祭礼のリズムを取り上げ，この祭礼を通じて，自然的時間が分節化され，神話的次元が自然の時間の中に突入するという．

私の外来に来る，一人のメランコリーの主婦がいる．専業農家で，夫と共に野菜づくりに精を出している．ナス，トマト，ほうれん草，キャベツなど，いろいろな野菜を栽培している．普段は元気に仕事をしているが，1種類の野菜を採り終わって，次に採取する野菜がないと，いつもメランコリーに陥る．そのことに夫が気づいて，野菜が一年中切れることのないようにしたところ，ほとんどメランコリーに陥らなくなった．この症例では，成長しつつあるものを，収穫するという祭礼のリズムが，自然的時間をうまく彼女にあった形で，分節化したために軽快したのだろう．

メランコリーになりやすい病前性格としてテレンバッハのメランコリー親和型性格や下田の執着性格があげられるが，それらは共に，仕事や種々の役割を通して，自然的時間に分節性を与えていると考えられる．それゆえ，状況論的視点を導入すれば，昇進，引っ越し，別離などによって，仕事や役割に変化が生じ，すなわち，分節性が変化し，リズム性にも変化がおよぶため，メランコリーへと至る．テレンバッハによれば，エンドンに変化が生じ，エンド・コスモス因性のリズムに変化が起こるという．しかしそこにはヒアートスがあり，なぜメランコリーに至るのかは未だ謎である．

アーロンソ・フェルナンデス[12]は，うつ病の基底障害を四次元構造に分け，その一つにリズム症（ritmopatía）をあげている．主に身体リズムに起因する，睡眠・覚醒，日内変動，食欲などのリズム障害であるが，今後，精

神・心理的次元への応用が期待される．こういったことから，メランコリーそのものが，精神・心理的次元，またそれと関連する社会・文化的次元で，リズム性の障害を，かなり本質的にもっていることが窺われる．

Ⅲ．メランコリーの究極としてのコタール症候群

　1880年，フランスの精神科医，コタール[13]は，脳も神経も胸も胃も腸もなく，死ぬこともできないという奇妙な心気妄想を訴える，中年女性の症例を報告した．典型例のほとんどはメランコリーである．この症候群をメランコリー者の究極的な一形態，すなわち，罪責，心気，貧困という三大妄想が統合された，その最も奥に存在する形態と考えれば，コタール症候群へと至る過程をたどることによって，メランコリーのもつ本質的な姿が浮かびあがってくるのではないかと思われる．以前，報告したことがあるが[14]，世界的にみて希有な症例なので，再度論じるが，症例は『死ねない体―生・死・再生―』のK子を参照願いたい．ここでは要約して提示しよう．

　コタール症候群は，フランスとスペインに多いと言われており，典型例の報告は日本でも数例にすぎない．メランコリー性不安から否定妄想に至り不死妄想，巨大妄想を示した過程を，もう一度たどると，K子は手術の失敗から抑うつ状態になり，生命機能が停滞し，時間の歩みも緩徐になった．実際に腹部が化膿し醜い姿であった．のろのろ進む現在において，その醜い姿を自ら背負って生きるしかなかった．それに加えて，母性の喪失が症例を生とは逆の方向へ導いていった．生命機能のリズム性の変化（停滞）に，子宮の喪失，すなわち非生産，腐敗という方向性が加わり，否定妄想へ発展していったと考えられる．

　否定妄想は，その対象が外界や精神的自己に至ることはあっても，基本的には身体の一部の臓器，あるいは全体に対してである．続いて，「体が死んでしまった．だからもう死ぬことができない」という形で不死妄想へと発展する．サロー[15]らによると，人間の生命の規則正しい源の停止は，同時に死を放棄することにより，不死の門が開かれるという．

　ところでコタール症候群の不死は，死の超越という意味で使用される神

話，宗教，哲学での不死とは決定的に異なる．後者は，死後における生，あるいは生—死—再生という宇宙的時間の循環からの解放を意味している．すなわち，あくまでも「生」に拠を求めた不死である．それに対して前者の不死は，身体的「死」や「永罰」に基礎が置かれている．すなわち，もう死んでしまっていて，その死んだ姿で，しかも罰を受けながら，未来永劫に生き続けなければならない苦悩の姿を意味しているのである．

コタール症候群の症例を丹念に読むと，不死妄想の出現している例では，火と水のテーマを容易に捜し出すことができる．この症例でも火と水のテーマが出現している．古くは古代エジプトにおけるフェニックス神話の中で，火による死と再生の物語，すなわち，火には消滅と生成の両面のあることが語られている．不死妄想のメランコリー者にとっては，火の再生の側面は隠蔽されていて，未来永劫に続く苦悩の生，すなわち母なる大地へ戻れない生を断ち切る火の消滅の側面が強調されている．

エリアーデ[16]は「水に浸すことは，形態の解消，存在しているものの形なき状態への回帰を意味している．……天は雨をもって大地を豊かにし，土地は穀物と牧草を生む」と述べている．水も火と同様に不死の象徴として理解される．

メランコリーの根源的な苦しみは，悲しみを悲しむことができないことと，人間の匂いのする母なる大地に戻れないことであろう．悲しむことができるためには，悲しみが永遠であってはならない．悲しみと喜びというリズム性があるから，われわれは悲しみを悲しむことができるのであろう．この症例では，発病の誘因となった，子宮摘出手術の失敗と，その後の腹部の化膿が，取り返しのつかない事態として現在に入りこみ，その苦悩と悲しみが，ほとんど時間の停止した現在の中で，非生産，腐敗の方向へと膨張していった．その苦悩と悲しみが永遠であることは症例が物語っている．

また，死ねば大地に還元できるはずであるが，この症候群では，その死さえも奪われてしまっている．その上，大地に戻るためには，大地や自然のもつリズム性，循環性を獲得しなければならない．火や水によってでさえ，大地に戻ることが不可能となると，大地から離れて永遠に罰を受けながら歩む以外にはない．これこそ究極的なメランコリーの姿なのではないだろうか．

IV. メランコリーとコスモロジー [17]

　メランコリーもあるレベルまでは風土性で捉えられるが，この症例のように，自然のリズム性から逸脱してしまうと，コスモロジーの要請が急務となろう．コスモロジーに関しては議論のあるところであるが，おおよその見解は一致しているように思う．

　コスモロジーは古くは，人間の本性に関する問いと結びついていた．近代になって，このような伝統的宇宙論は否定され，人間の本質はデカルト的な意識の主体に求められるようになった．しかしながら，人間のエゴによって自然が破壊され，生態系の調和が危機にさらされ始めると，人間は再び，宇宙の中の地球を自覚せざるを得なくなった．そして宇宙も生ける実在だという認識が芽生え始めた．コスモロジーが，歴史的見方を宇宙の全体に拡げた．時間とともに変化するのは宇宙の住民のみならず，宇宙の構造自体もそうなのである．常に生成・発展するコスモスと，それとの関連で捉えられる人間を軸にして，メランコリーをコスミックな視点から考えてみたい．

　もう一度，症例に戻ろう．不死妄想，巨大妄想へと至った系統的なコタール症候群は，生―死―再生という自然の循環から離れて，神話的な世界で，いやそれさえもない無秩序な宇宙で一人歩きしてしまい，母なる大地に戻れない迷子のようにみえる．たしかにこのメランコリー者の生きている世界は，個人の歴史から独立しているだけでなく，文化，性，自然からも独立していて，時間的にも空間的にも，われわれの世界と異なっている．便，尿，腐敗した腸などのように，廃絶し，破壊された断片で体の中は満たされており，それが何億年も続く．コタール[18]は「患者は星に届き宇宙に融合する」という巨大妄想例を報告しているが，私の症例もこれに類似していて，腐敗，廃絶した断片が，時間的にも空間的にも巨大に膨張していったのであろう．

　現代のコスモロジーは，人間と共に常に生成・発展するコスモスを基本にする．死で埋め尽くされた膨張空間では，コスモスの循環は存在しない．そして永遠の時間も，常に同じことの繰り返しであり，もはやコスモスのリズ

ムも存在しない．究極のメランコリー者は，コスモスの生成・発展からさえも，見捨てられてしまった存在なのだろうか．

　人が生を得ることは，人が大地母から生まれそこへ戻る存在となることであると，エリアーデ[16]は言う．この症例が生を獲得するためには，大地へ戻る存在にならなければならない．それには火か水が必要である．火も水も大地へ還元する力をもつと同時に，大地から生を育ませる力をもっている．不死妄想に至った症例の多くに火と水のテーマが出現することは，そのメランコリー者の自己治癒能力や再生能力が，暗示されていると言えるかもしれない．

　10年たった今，種々の妄想は表面的には消失している．毎日畑に出て，野菜を育てたり，草取りをしたり，太陽，月，季節というコスモスのリズムに融合しながら，大地にしっかり根を下ろし，安定した生活を送っている．この症例が大地やコスモスに融合していることは，偶然の一致なのだろうか．それとも，ある意味の自然への回帰という帰結があったと考えていいのだろうか．コスモスに生成・発展がある限り，メランコリー者にも，再生の道が開示されているに違いない．

【原本】
阿部　裕：メランコリーとコスモロジー．特集 躁うつ病．イマーゴ．2：116-123，1991

【参考文献】
1) Burton, R.：The Anatomy of Melancholy. Dent, Rowen and Littlefield, London, 1975
2) 新宮一成：メランコリーと故郷喪失の幻想．躁うつ病の精神病理学5（笠原　嘉編）．弘文堂，東京，1987
3) Lepenies, W.：Melancholie und Gesellschaft. Suhrkamp, 1969（岩田，小竹訳：メランコリーと社会．法政大学出版局，東京，1987）
4) Herder, J. G.：Auch eine Philosophie der Geschichte zur Bildung der Menschheit. 1774（小栗，七字訳：人間性形成のための歴史哲学異説．世界の名著 続7 ヘルダー/ゲーテ．中央公論社，東京，1975）
5) 阿部　裕：1分裂病者の風土論的考察．臨床精神医学．12(2)：217-225，1983
6) 和辻哲郎：風土—人間学的考察．岩波書店，東京，1965
7) 宮本忠雄：躁うつ病者の妄想的ディスクール．妄想研究とその周辺．弘文堂，東京，1982

8) 木村　敏：人と人との間．弘文堂，東京，1976年
9) Rosenthal, N. E., Sack, D. A., Gillin, J. C. et al.：Seasonal affective disorder. A description of its syndrome and preliminary findings with light therapy. Arch Gen Psychiatry 41：72-80, 1984
10) Klages, L.：Von Wesen des Rhythmus. Gropengiesser, Zürich, 1944（杉浦　実訳：リズムの本質．みすず書房，東京，1983）
11) Tellenbach, H.：Melancholie. Springer-Verlag, Berlin,1976（木村　敏訳：メランコリー．みすず書房，東京，1978）
12) Alonso-Fernández, F.：La depressión y su diagnóstic. Labor, Barcelona, 1988
13) Cotard, J.：Du délire hypochondriaque dans une forme grave de la melancolie anxieuse. Ann Méd Psychol 38：168-174, 1880
14) 阿部　裕：コタール症状群の成立過程―生・死・再生．臨床精神医学．17(3)：356-373，1988
15) Sarró, R. y Ruiz Ogara, C.：Análisis deliriológico del síndrome de Cotard. Las depresiones（ed, J. J. López-Ibor Aliño）．Toray, Barcelona, 1976
16) Eliade, M.：Traité d'Histoire de Religions. Payot, Paris, 1968（久米　博訳：豊穣と再生．せりか書房，東京，1981）
17) 湯浅泰雄，竹本忠雄編：生命と宇宙．青土社，東京，1986
18) Cotard, J.：Du délire dénornité. Ann Méd Psychol I：465-469, 1888

第2部
多文化間精神医学

精神医学の領域における文化摩擦

はじめに

　ここ数年，新聞や雑誌に「貿易摩擦」「経済摩擦」「国際摩擦」など，摩擦という言葉が頻繁に用いられるようになった．しかし，この言葉が学問的な用語として初めて社会科学の分野に登場したのは「文化摩擦」の文脈においてであったという[23]．精神医学の領域でも，近ごろでは文化摩擦という言葉が次第に使われるようになっているが，今までのところ厳密な概念規定を欠いたままである．

　昨今のように，これだけ国際交流が盛んになり，勉学，仕事，つきあいにおける異文化との接触が日常茶飯事になると，単に，引き起こされた現象，たとえば海外不適応に対処しているだけでは，間に合わなくなってくる．

　そこで，それ以前の異文化との摩擦がどういう過程を経て精神医学的次元の問題として析出してくるのかが問われねばならない．こうした精神医学的視点に立つ時，文化摩擦はわれわれ精神科医にとっても，非常に重要なものとして認識されてくるように思われる．

　ここでは，まず文化摩擦の概念を精神医学的視点から明らかにし，文化摩擦をカルチュア・ショックや海外不適応を含んだマクロな概念として提示する．そして自国内の文化摩擦や日本人の特性，比較文化精神医学との関連についても触れるつもりである．

I．文化摩擦（culture conflict）とは

　この用語は，国際関係論の研究者である衛藤によって，1971年に初めて提起された．それまで異文化が接触しあうことによって生ずる諸現象は，文化変容[47]（acculturation）あるいは文化接触[25]（culture contact）の名のもとに，文化人類学の分野で研究がなされていた．1930～50年代に盛んだったこれらの研究は，文化との接触によって生じた結果と，文化体系そのものに多くの関心がよせられ，その途中における摩擦という現象の分析には十分な注意が払われてこなかったという[33]．このような反省のもとに，社会科学の分野において，文化摩擦は，異文化が接触しあう過程に焦点をあてた概念として定義されてきた．

　衛藤[9]は文化摩擦を「異質な文化が相互に接触したとき，不可避的な心理的緊張，葛藤に続いて発生する社会現象．混乱や対立も起こるが，同時にそこから新しい価値や文化も生まれ，文化変容も起こる．決してマイナスの価値のみでない，きわめて中立な概念である」と定義している．この定義にもあるように，異文化が接触しあうときに，紛争とか対立とかいうネガティヴなものだけでなく，同感とか共感も含んだポジティヴなものとして捉えていくことは，必要でもあり有益でもあろう．

　異文化の接触の仕方については，文化人類学で研究されているので，それを参考にしていただき[33]，ここでは文化摩擦の諸次元について述べておきたい．平野[13]は文化摩擦を三つの次元に区別している．第1は国家間，国民集団間に存在する文化摩擦で，現象としては政治的，経済的次元の問題であり，精神医学とは無関係である．第2は，それ自体一つの体系をもった実体としての個別文化の相互の接触の次元で，発生，展開する文化摩擦である．いいかえれば，集団レベルあるいは社会文化体系レベルにおける文化摩擦ということができる．精神医学的にみれば，救世主降臨宗教儀式（messianic religious cults）の問題が，これに入るだろう．ニューギニアのカーゴー秘儀[5]（Cargo cult）が最もよく知られているが，北アメリカ・パイウーテインディアンの交霊踊り[20]（Ghost dance），南アフリカのXhosa cultなど，さ

まざまな地域から報告がなされている．これらは文化摩擦によって引き起こされた自文化の危機を乗り越えるための，反文化変容運動とみることができる．

第3は個人と個人，あるいは個人と集団のあいだに生ずる国際的接触の次元の文化摩擦である．これは精神医学からみて，最も重要な次元である．従来からいわれているカルチュア・ショック（culture shock）や海外不適応がここに入るが，これらは後述する．しかしこの場合でも，接触面における個人あるいは個人からなる集団のフィルターを通して，母集団の文化が接触しあっていることになり，母集団の内容を考慮する必要がある．また文化摩擦が個人に生じる深さからみると，生物・動物的レベル，社会的・文化的レベル，象徴的レベルに分類することができる．大林[34]は意味と象徴のレベルでの摩擦の発生を重要視している．

これらに加えて，はっきり異文化とはいいきれないが，現代テクノロジー文明と伝統文化のはざまにおける，同文化間の文化摩擦が問題になる．これは異質な文化同士が接触し，その結果受容する文化要素の異質性のゆえに，構造的な文化摩擦が生じていると考えられる．この点についても後述する．

以上，精神医学的見地からみた文化摩擦の概要を提示したが，これとともに重要なのは，文化摩擦が精神医学次元で引き起こしている問題をどうしたら克服できるかということを，常に考慮しておくことであろう．

なお，1977年度から3年間にわたり，文部省科研費による特定研究「東アジアおよび東南アジア地域における文化摩擦の研究」がなされ，文化人類学，国際関係論，心理学，精神医学など，さまざまな分野の研究者が参加して協同研究が行われた．これまでの論議もこれらの研究に負うところが多い．精神医学の分野では荻野と稲村が加わっており，その成果は，それぞれ「文化摩擦と精神病理[38]」「日本人の海外不適応[17]」という単行本になって出版されている．

ちなみに，culture conflictという用語であるが，諸外国の精神医学分野ではほとんど用いられていない．わずかに看護[22, 24]の分野で散見されるが，特別な定義づけはなく，むしろマス・コミで用いられているようである．

Ⅱ. 文化摩擦とカルチュア・ショック

　カルチュア・ショックという用語は，1957年にBeals, R. L.らが初めて使用し，Oberg, K.らによって広められたという[15]．Oberg[35]はカルチュア・ショックを新しい文化環境に対する心理的反応と捉え，最初の感情的衝撃に始まる一連の変化の過程とし，魅了期から再適応期までを5段階に分けた．1975年にAdler, P. S.[1]が体験を重視して，この一連の過程を，異文化との接触―自己崩壊―再統合―自律―独立という五つの位相に分け，認知面，感情面，行動面から記載し，解釈を加えている．すなわち，典型的なカルチュア・ショックは次の経過をとる．初めは外国での生活が素晴しいものに感じられ，気分の高揚した時期が続くが，2,3カ月たつうちに外国の欠点が見えはじめ，とまどいや違和感を感じ批判的になってくる．しかし時がたつにつれ異文化になじみ，それを受け入れ，異文化に適応していく．

　カルチュア・ショックについては，さまざまな角度から，数多くの研究者の報告があるが，およそ次のように定義することができる．

　カルチュア・ショックとは，個人が自分自身の文化のもっている生活様式，行動様式，認知様式，規範，人間観，価値観とは異なる文化と接触した時に，違和感や被拒絶感などのために，十分な適応ができずにいる状態をさし，心身症状や神経症症状を伴うことが多い．しかしこの定義であると，Adlerの第2,3位相あたりの現象面だけを捉えることになりかねない．カルチュア・ショックをある現象面として捉えるか，それとも一連の過程として考えるのかは，かなり曖昧になっている．これまでの研究から総合的に判断すると，「時間の経過に伴って変化する一連の現象」と捉えるのが妥当のようである．さらにカルチュア・ショックは本人と滞在国の人との間に，支配・従属関係があってもなくても，また文化の主観的優劣にかかわらず，生じる現象であり，文化の内容的差異が原因となる．

　このように考えると，カルチュア・ショックは文化摩擦の個人レベルでの一連の体験として捉えられ，異文化の中でいかに適応していくかというポジティヴな視点に立っていることになる．それに対して次章で述べる「海外不

適応」は，不適応というネガティヴな視点から文化摩擦を見ていることになる．

　以上から，カルチュア・ショックが心理学によって，海外不適応が精神医学によって推し進められてきたのは当然であり，個人レベルにおける文化摩擦を逆の視点から捉えていたことになる．すなわち，両者は表裏一体の関係にある．このように文化摩擦は個人レベルから見ても，最初に定義したように，ポジティヴとネガティヴな両側面をもち合わせている．

　カルチュア・ショックを個人レベルにだけ見てとることに疑問を投げかけている人もおり[16]，多かれ少なかれ集団レベルや民族レベルにも生じているのではないかと述べている．大林[32]は，カルチュア・ショックが社会・文化レベルで起きる一連の変化と類似しているだけでなく，特定の異文化，異民族についてのステレオタイプを形成するうえで大きな役割を演じ，かつこれが，その後における両文化間の文化摩擦の一因となることがあるという．確かに，これだけ国際交流が盛んになり，海外在留邦人も60万人を越えると，カルチュア・ショックをたんに個人レベルの問題として捉えるだけでは不足かもしれない．

　また他方，現代テクノロジー文明と伝統文化の接触も異文化接触と捉えれば，まさにカルチュア・ショックは集団あるいは民族のレベルで起こっていることになる．ただ，カルチュア・ショックをあまり拡大解釈しても混乱するので，ここではミクロな個人レベルの摩擦をカルチュア・ショックと捉えておく．

　この現代テクノロジー文明と伝統文化の接触は，日本国内でも，風俗，習慣，価値観などの違いによるカルチュア・ショックを起こしている．しかし中根[29]は，自国内で体験するカルチュア・ショックは，「同一統一体の中での違いであるから異なるようにみえてもその基本原理は同じである．これはちょうど方言の違いのようなもので文法の差ではない」と述べている．だが，実際に精神障害が誘発されることを考慮すると，カルチュア・ショックに入れておいた方が，実践的であろう．長島[28]はこれをミニ・カルチュア・ショックとよんでいる．

　そして精神医学が治療および予防を射程に入れているかぎり，精神医学か

らみた文化摩擦は当然それをどう克服するかが課題になる．そういう意味からも，精神医学的見地からみた文化摩擦は，ミニ・カルチュア・ショック，カルチュア・ショック，海外不適応，集団や民族の各レベルでの摩擦を含んだマクロな概念としてあることが有益であると思われる．

III．文化摩擦と海外不適応

　前述したように，海外不適応はネガティヴな見方であるが，最近では治療や予防に力点がおかれているので，ポジティヴなものも合わせもっている．

　さて，精神医学が前から取り組んできた文化摩擦の問題は，まさにこの海外における不適応についてである．その先駆と思われるのは，言葉の通じない異郷での精神障害について初めて報告したAllers, R.[2]（1920）の研究で，彼はそこで，第1次大戦中，異国に捕えられた兵士が言語的孤立状況で不安や抑うつを伴う幻覚妄想状態に陥った3症例を記載し分析している．

　日本における海外不適応の研究は，留学生の問題から始まっている．1965年の稲永ら[18]の留学生に対するアンケート調査を皮切りに，1977年の島崎，高橋[50, 51]の研究がある．彼らはフルブライト奨学生，AFS交換高校生として米国に留学中に，顕著な精神障害を呈し，送還された全例を診察し，報告をしている．この報告は，海外不適応について考えていくうえで，重要な問題を提起しているので，要点をまとめながら検討していきたい．

　まず第1は，米国での精神症状がいずれも重症統合失調症やうつ病と診断されたが，帰国直後に軽快したことである．これは1965年のProkop, H.[45]の，海外移住者の精神障害は統合失調症とうつ病が多いという報告と意見を異にしている．しかし翌年，Nilsson, L.[31]は移住者の精神障害はやはり本国への送還によって軽快すると述べ，統合失調症と区別して「旅行精神病」のよび名を提唱している．その後のBinder, J.ら[4]の西ドイツにおける出稼ぎ労働者の精神障害の研究でも，妄想反応や錯乱のような急性の精神病状態を統合失調症と診断してしまうことに疑問を投げかけている．またCapenter, L.ら[6]も統合失調症像を呈したインドやアフリカからの移住者は，非統合失調症性の妄想病に位置づけられると述べている．以上のことから，文化摩擦がから

んで引き起こされる妄想性の精神障害は，統合失調症の外観を示している場合でも，帰国によって急速に寛解に改善する傾向がうかがえる．

第2は，統合失調症の精神症状を主体としている例でもすべて抑うつが加わっていた点である．西ドイツの海外移住者の研究[43]ではうつ病の経過をとることが多いといわれ，それに対しては根こそぎ（Entwurzelung）状況を根底に据えた考察がなされている．またPope, H.G. Jr.ら[44]も，アメリカにおける移住者の研究から，今日まで移住の精神障害は統合失調症との関連で論議されてきたが，むしろうつ病と親和性があるだろうと述べている．Fakhr, M.ら[10]もカタール，クウェイトに出稼ぎにきているイラン人とインド人のうつ病は，社会・文化レベルでの対人関係が引き金になっていることが多いと指摘している．

さらに島崎らの上記の研究では，第3に，発病に前駆して心理的誘因が外国または母国内にあったこと，第4に，既婚者を含めてすべてが単独で渡米していることが強調される．同じ海外留学生の海外不適応の問題で，Cox, J.L.[7]は抑うつ状態が多いと指摘している．

海外での不適応を考える場合に，文化摩擦に関係した部分だけを切り離して論ずることは非常に困難である．Serrano Mercado, J.A.[49]は社会・文化的部分と政治・経済的部分をきちんと区別すべきだという．Bensmail, B.ら[3]は，海外不適応においての文化摩擦に関連した部分では，相手国の人種的偏見と，仕事場の同僚や隣人の悪意，同国人の羨望や嫉妬をあげている．

今日では，限られた留学生や研究者だけでなく，その家族，企業や役所の駐在員とその家族，旅行者や一時滞在者など，海外へ移住している人すべてが対象になる．稲村[17]によると，留学生，研究者とその家族は不適応現象という観点からみると，最も問題が多いという．彼らはそれなりの成果が期待されているため，それが重荷になっていること，また留学生では，以前のように選ばれた学生だけではなく，さまざまな目的をもって留学する者も増えており，問題が複雑化しているという．駐在員では仕事上のトラブルが第1で，社会・文化の違いにより誤解を生みやすい．対人関係，帰国後の日本での受け入れの問題もある．最近では海外不適応とともに，帰国後の再適応についても問題になっている．

これまで取り上げてきた以外にも，海外不適応に関する報告は各国で数多くなされている[21, 41, 46, 53, 54, 56]が，日本人には日本人独特の不適応さが存在するようなので，この点については後に触れる．

　ここで軽度の海外不適応，たとえば不眠やいらいらから統合失調症様症状までを一連のものと捉えていいのかを考えておきたい．アメリカのZunin, L.M.ら[58]は，西欧諸国以外からの海外留学生にみられる精神障害では，どの症例にも妄想的成分がみられたと報告している．またBurton-Bradley, B.G.[5]はパプア・ニューギニアについて次のように述べている．すなわち，原住民が村落に住んでいる場合は，統合失調症様症状が現れることはほとんどないが，都市部へ移ってきて，そこで生活をはじめてから2，3カ月のうちに統合失調症様症状が強くなり，村へ帰ると，簡単にその症状が消失してしまう．文化摩擦によって現れてくる症状は，個体の条件と文化の内容によって違ってくるのであろうが，やはり一連のものと考えていいようである．

Ⅳ．自国内における文化摩擦

　ミニ・カルチュア・ショックについては前述のとおりである．不適応という現象面からみると，農村から大都会，大都会から農村への移住に際して，精神障害が誘発されることがいわれている[37, 40]．しかし，もう少し小さい次元でみれば，文化摩擦はむしろ家庭などで絶えず起こっているといえる．たとえば嫁姑葛藤や世代間葛藤がそうである．このような問題を研究していくためには，個人と社会・文化大系の中間のレベル[52]，たとえば家族，学校，村落などを取り扱う必要があり，精神医学でもフィールド・ワークが重要な役割を果たす．文化人類学の平岡[14]は，「フィールド・ワークは不適応や文化間の摩擦をただ単に排除して円滑なコミュニケーションをうちたてる技術ではなく，もっと深いレベルでの理解をめざす」と述べているが，精神医学でもおおむね当てはまるだろう．実際，日本人の外国におけるフィールド・ワークも行われている[39]．

　しかしこのような同文化間における構造的文化摩擦は，日本だけの問題ではなく，欧米諸国の農村と都市の間，発展途上国でも頻繁に生じている．特

に米国では土地が広大であり，国内間の移動によって生ずる文化摩擦現象にかかわる研究が進んでいる．江畑[8]は，ハワイ州において農村から都市へ移住して発病した2人の妄想型統合失調症者を，都市の疎外状況という視点から報告している．Walters, W.E.[57]は南太平洋のアメリカ領サモア島の妄想型統合失調症者が，全例サモア島外での生活で発症したことを報告し，都会という異なった文化での生活の破綻であるとしている．この種の研究は，日本では荻野の奥能登の研究[37]に代表される．荻野[36]は，農村から都会に出た場合にbouffée déliranteの病像をもって発病することが多いと述べているが，これを現代テクノロジー文明と伝統文化との摩擦という視点から捉えることも可能であろう．

他方，西ドイツでは農村から工業地帯へ移住してきた工場労働者の妻が，うつ病になりやすいという[42]．いわゆる引っ越しうつ病であるが，これにも文化摩擦が関与している可能性がある．少し変わった例では，Seguin, A.[48]が不安，抑うつなどを示したリマのペルー・インディアンの不適応症状群について報告している．山地から海岸へ移住したための，社会，文化的な違いと，酸素濃度の違いが症状を引き起こしたとしている．

ただ，この自国内における文化摩擦は，視点を変えると，社会変動[19]という概念で捉えることも可能で，現にそちらからの研究も行われている．

V．文化摩擦と日本人

日本人は海外へ出ると，とかく不適応を起こしやすいといわれる．そしてこの傾向は，低学歴の人よりむしろ高学歴の人に強いという．しかし，一方では，昔から日本人ほど他国の文化を貪欲に受け入れ，たくみに消化してきた民族も少ないのではなかろうか．そこに大きな矛盾を感じとらないわけにいかない．この矛盾は，たとえば逆の事実，つまり日本に在住する欧米人で不適応を起こすケースは非常に少ないという事実を想起すれば，いよいよはっきりする．

このように，日本人と文化摩擦の関係を考えるには，日本人の特性を無視できない．昔から日本人は「島国根性」が強いとか，他者に依存的であると

いわれている．村上ら[27]は，日本人の基本的な存在形態は「はじめに人々ありき．人々は間柄と共にありき．人々は人間なりき．」と述べている．ここでは特性として，自文化中心主義，非言語的コミュニケーションの優位，他者志向性の三つを取り上げたい．

自文化中心主義[34]（ethnocentrism）とは，自分が生まれ育ってきた自己の文化における行動様式や価値観を当然のこととして受けとり，これを基準として異文化をみたり評価する傾向にあることであり，人類に普遍的にみられる．日本の場合は島国であり，もともと他民族との接触が少なく，ほとんど単一民族であったから，この主義が強いということはいえるだろう．この根強い自文化中心主義のために，日本人は精神面での異文化を容易に受け入れず，これが海外不適応の一つの要因になっていると考えられる．

Hertz, D.G.[12]によると，カルチュア・ショックは文化的な誤解に基づくとし，その要因として，非言語的コミュニケーションの優位，価値葛藤，社会・文化的な偏見をあげている．Hartog, J.[11]は特に非言語的コミュニケーションによる誤解を強調している．言語的コミュニケーションが優位であれば，誤解が生じても，比較的早期に訂正できるが，非言語的コミュニケーションが優位の場合は，誤解がいったん生じると長期にわたって続き，このために不適応になりやすいという．このことから，非言語的コミュニケーション優位の日本人は，海外不適応を起こしやすいといえる．

稲村[17]は日本人が不適応になりやすい要因として，自己完結性と対人疎通性の乏しさをあげる．日本人は海外でも，日本人同士の依存が強く，日本人同士が集団になっている時は適応力が強い．しかし，一人になると孤独や疎外感に耐えられなくなってしまう．このことは，もともと日本人が他者志向的な社会であることと密接に結びついていると思われる．

以上三つのことは日本人の特性であるが，それゆえに海外在留邦人は文化摩擦によって，不適応にならないように，いろいろな形で防衛していると考えられる．その日本人的防衛が，また日本人を独特な不適応へと導いていく．

VI. 文化摩擦と比較文化精神医学

　文化摩擦を現代テクノロジー文明と伝統文化との摩擦という視点から捉えると，今日世界の各地に生じているさまざまな精神病理現象を多文化間精神医学[20,36]（transcultural psychiatry）との関連で扱う必要性が生じてくる．なぜかというと，この二つの文化摩擦の問題は，たんに1文化圏だけでなく，あらゆる文化圏に共通する問題となるからである．

　荻野[36]は，パプア・ニューギニアでは現代文明にさらされた原地人の間で統合失調症の発現が高いことを報告しているが，それは価値規準の混乱とアイデンティティーの危機を引き起こしている文化摩擦のせいであろうと述べている．そして，キューバやアフリカなどの発展途上国では共通の現象であるという．

　このこと以外にも，たとえばベトナム難民[30]を各国が援助して引き受ける問題もそうであろう．ベトナム難民が，引き受け国のそれぞれの文化摩擦にどう対処し，それをどう乗り越えるかは，各国共通の課題である．と同時に，ベトナム難民の文化に引き受け国がどう対応するかも各国共通の課題であるはずである．このように考えてくると，文化摩擦の問題は一方では社会変動に，他方では多文化間精神医学に常に抵触することになる．

おわりに

　価値観が多様化し，文化が多元化すれば，いきおい社会は異質なものでも包摂するようになる．そうなれば，社会や文化が精神科の患者たちを「異質」として疎外したり排除したりせずに，そのまま違和感なく受け入れるのである[26]．こういう視点に立つ時，文化と文化が接触して生ずる文化摩擦は，決してネガティヴなものを産出するだけではなく，むしろ地球的規模において，未来に向けて，ポジティヴなものを産出し続けるということになる．今後，文化摩擦の概念は，国際関係論や文化人類学の領域だけでなく，プラクティカルな学問である精神医学の領域でも，よりポジティブなものとして発

展していくのではなかろうか.

【参考文献】

1) Adler, P.S.：The transitional experience. An alternative view of culture shock. J Humanistic Psychology 15(4)：13-23, 1975
2) Allers, R.：Über psychogene Störungen in sprachfremder Umgebung. Z f d g Neur u Psych 60：281-289, 1920
3) Bensmail, B., Boucebci, M., Bouchefra, A. et al.：Psychopathologie et migration. Ann Méd Psychol 140：647-662, 1982
4) Binder, J. & Simões, M.：Sozialpsychiatrie der Gastarbeiter. Fortschr Neurol Psychiat 46：342-359, 1978
5) Burton-Bradley, B.G.：Stone age crisis: a psychiatric appraisal. Vanderbild University Press, Tennessee, 1975（荻野恒一訳：石器時代の危機. 星和書店, 東京, 1979）
6) Capenter, L. & Brockington, I.F.：A study of mental illness in Asians, West Indians and Africans living in Manchester. Brit J Psychiat 137：201-205, 1980
7) Cox, J.L.：Overseas students：expatriate, sojourner or settler?. Transcultural psychiatry (ed. by Cox, J.L.). Croom Helm, Bristol, England, 1986
8) 江畑敬介：ハワイ州における過密, 過疎と精神障害. 臨床精神医学. 6(12)：41-46, 1977
9) 衛藤瀋吉：序論 文化摩擦とは？. 日本をめぐる文化摩擦, 1-45. 弘文堂, 東京, 1980
10) Fakhr, M., Mohsen, M.Y.A., Demerdash, A.M. et al.：Life events and depression in transit population. The Inter J Social Psychiatry 29(1)：13-20, 1983
11) Hartog, J.：Transcultural aspects of community psychiatry. Ment Hyg 55：35-44, 1971
12) Hertz, D.G.：Remigration: Psychische Problem des Rückkehrers. Psychopathologie in Kulturvergleich. Ferdinand Enke, Stuttgart, 1980
13) 平野健一郎：偏見と文化—国際関係のミクロ分析, その二. 国際関係論上巻, 142-179. 東京大学出版会, 東京, 1980
14) 平岡豪太郎：相互理解の前提. カルチュア・ショックと日本人（荻野, 星野編）, 65-90. 有斐閣選書, 東京, 1983
15) 星野 命：概説カルチャー・ショック. カルチャー・ショック（星野 命編）. 現代のエスプリ. 161：5-30, 1980
16) 星野 命：個人レベルの文化摩擦について. 文化摩擦の一般理論（大林太郎編）, 275-305. 巌南堂, 東京, 1982
17) 稲村 博：日本人の海外不適応. NHKブックス377. 日本放送出版協会, 東京, 1980
18) 稲永和豊, 土屋直裕, 長谷川和夫他：米国における日本留学生の生活適応. 精神医学.

7(5)：413-418,1965
19) 加藤正明他：社会変動と精神障害(座談会). 精神医学. 13(12)：1184-1200, 1971
20) Kiev, A.：Transcultural psychiatry. Free Press, New York, 1972 (近藤喬一監訳：トランス文化精神医学. 誠信書房, 東京, 1982)
21) King, L.T.：The depressive syndrome: A followup study of 130 professionales working overseas. Am J Psychiatry 132：636-640, 1975
22) Klein, R.：Caught in a culture conflict. Nurs times 77(46)：1960-1961, 1981
23) 公文俊平：「文化摩擦概念」の社会システム論的定義の試み. 文化摩擦の一般理論(大林太郎編), 1-42. 巌南堂, 東京, 1982
24) Kwok Amy W.H.：Culture conflict: A study of the problems of Chinese immigrant adolescents in Canada. Can Nurse 78(3)：32-34, 1982
25) 箕浦泰子：異文化接触研究の諸相. 異文化とのかかわり, 7-36. 川島書店, 東京, 1987
26) 宮本忠雄：文化と精神医学. 総論. 現代精神医学体系 25, 3-14. 中山書店, 東京, 1981
27) 村上泰亮, 公文俊平, 佐藤誠三郎：文明としてのイエ社会. 中央公論社, 東京, 1979
28) 長島信弘：カルチュア・ショック. カルチャー・ショック(星野 命編). 現代のエスプリ. 161：41-48, 東京, 1980
29) 中根千枝：適応の条件. 講談社現代新書. 講談社, 東京, 1972
30) Nguyen, D.：Culture shock: A review of Vietnamese culture and its concepts of health and disease. The Western J Medicine 143(3)：409-412, 1985
31) Nilsson, L.：Über "Reisepsychosen". Der Nervenarzt 37：310-313, 1966
32) 大林太郎：文化摩擦の構造. 国際誤解の構造(日本文化会議編), 90-161. PHP研究所, 東京, 1979
33) 大林太郎：文化接触における時間的要因. 日本をめぐる文化摩擦, 219-234. 弘文堂, 東京, 1980
34) 大林太郎：文化の相違と文化摩擦. 文化摩擦の一般理論(大林太郎編), 63-121. 巌南堂, 東京, 1982
35) Oberg, K.：Culture shock: Adjustment to new cultural environments. Practical Anthropology 7：177-182, 1960
36) 荻野恒一：Transcultural Psychiatryの展望. 精神医学. 13(3)：200-211, 1971
37) 荻野恒一：過疎地帯の文化と狂気. 新泉社, 東京, 1977
38) 荻野恒一：「文化摩擦」と精神病理. 新曜社, 東京, 1981
39) 大平 健：貧困の精神病理. 岩波書店, 東京, 1986
40) 大熊輝雄, 福間悦夫, 井上 寛他：人口流出と精神障害による帰郷(いわゆるUターン現象)について(第1報, 山陰地方における実態調査). 精神医学. 14：715-723, 1972

41) 大西　守他：特集 海外移住者の精神衛生．社会精神医学．7(1)：1-40，1984
42) Pauleikhoff, B.：Über die Bedeutung situativer Einflüsse bei der Auslösung endogener depressiver Phasen. Arch Psychiat Zeitschri Neurol 197：669-685, 1958
43) Pfister-Ammende, M.：Migration und Entwurzelung. Psychopathologie im Kulturvergleich. Ferdinand Enke, Stuttgart, 1980
44) Pope, H.G. Jr, Ionescu-Pioggia, M. & Yurgelum-Todd, D.：Migration and manic-depressive illness. Comprehensive Psychiatry 24(2)：158-165, 1983
45) Prokop, H.：Das Problem des Aufenthaltes im Ausland in psychiatrischer Sicht, im Speziellen gezeigt an den Ausländeraufnahmen der Universitats-Nervenklinik Innsbruck. Den Nervenarzt 36：212-218, 1965
46) Rack, P.H.：Migration and mental illness. A review of recent research in Britain. Transcultural Psychiatric Research Review 19：151-172, 1982
47) Redfield, R., Linton, R. & Herskovits, M.J.：Memorandum for the study of acculturation. American Anthropologist 38：149-152, 1936
48) Seguin, A.：Migration and psychosomatic disadaptation. Psychosoma Medicine 18：404-409, 1956
49) Serrano Mercado, J.A.：Fenomenologia de la migracion. Revista de Psyquiatria y Psicologia Medica de Europa y America Latinas 13：77-94, 1977
50) 島崎敏樹，高橋　良：海外留学生の精神医学的問題(その1)．精神医学．9(8)：564-571，1967
51) 島崎敏樹，高橋　良：海外留学生の精神医学的問題(その2)．精神医学．9(9)：669-673，1967
52) Stern, P.N.：Culture shock and the working woman: surviving West Coast to Northern Louisiana relocation. Health Care Women Int 6：135-150, 1985
53) 高橋哲郎：文化葛藤と病い．岩波講座 精神の科学8 治療と文化．210-236．岩波書店，東京，1983
54) Tseng, Wen-Shing & McDermott, Jr. J.F.：Culture, mind and therapy. Brunner/Mazel, NewYork, 1981（江畑，箕口訳：文化と心の臨床．星和書店，東京，1984）
55) 上田宣子：異国体験と日本人．創元社，東京，1982
56) 植本雅治，森山斉彬，大西　守他：パリ地区における邦人の精神障害．精神医学．25(6)：597-605，1983
57) Walters, W.E.：Community psychiatry in Tutuila, American Samoa. Am J Psychiatry 134：917-919, 1977
58) Zunin, L.M. & Rubin, R.T.：Paranoid psychotic in foreign students from non-western countries. Personal Communication. 1965

多文化間精神医学の歴史と展望

はじめに

　外国人とのやりとりが日常的な光景となった今日，多文化間精神医学が日本の精神医療において，重要な役割を担いつつあることは疑いのない事実である．われわれ精神科医の多くは移民の多い国々や多民族国家での生活体験をもたず，治療実践において，困難な多文化的事象にぶつかった時，何らの解決手段をもたぬことに気付き，困惑する．そこで多文化間精神医学の歴史を振り返り，今日の多文化状況から過去の歴史を照らし出すことによって，その成果と問題点を整理し，その展望を考えてみたい．ただ多文化間精神医学は問題があまりにも広い領域に渡っているため，とても総合的に論を進めることはできない．今回は整理しやすいように6つの視点に焦点を絞り，現代へと集約させていく．

I. 比較精神医学から多文化間精神医学へ

　20世紀初頭にクレペリン[26]（E. Kraepelin）がジャワ島で精神病者を観察し，その症状にドイツと差が見られる点に着目し，比較精神医学（Verglichende Psychiatrie）を記述したことはあまりにも有名である．しかし1930年代を嚆矢とする文化人類学が批判されたのと同様に，この比較精神医学もドイツの精神医学的視点を未開発国にもち込んで比較したに過ぎない

という自文化中心主義のゆえに批判を受けた．1940年代から1950年代は文化精神医学的な比較研究が盛んになり，統合失調症の発病や症状に関する文化要因など，文化と精神病理についての体系的研究がなされた．こういった研究も自国の文化を中心に精神疾患や症状を比較したという点では，クレペリンと同じであった．

　このような西欧中心主義の視点から脱却しそれぞれの文化に固有な価値と意義を認め，文化を平等に考える立場を初めて打ち出したのはウィットカウアー[53,54]（W. Wittkower）である．1965年に彼はTranscultural psychiatry（多文化間精神医学）を「精神医学者の視点がひとつの文化を越えて他の文化へと広がった比較文化的な研究であり，単に幾つかの地域の精神医学事象の比較を行うcross-culturalとは異なる」と定義している．実際に得られた成果として，神経症は先進国に固有の精神疾患ではない，統合失調症は全世界に見られ，病像の大枠は共通である，うつ病は未開社会では稀であるなどを取り上げている．この前年に彼はマックギル大学から，「Transcultural psychiatric research review」というこの領域では唯一の専門誌を発刊し，現在も続いている．1969年には多文化間精神医学の研究目的として，精神疾患の発現に際してのさまざまな文化における違い，精神健康の促進と精神疾患の発症にかかわる文化的要因，精神疾患の本態と頻度に影響を与える文化的要因，文化的背景に適合した治療法，さまざまな文化における精神疾患に対する考え方と精神障害者に対する態度の違いなどを明らかにすることを挙げている．

　確かにウィットカウアーの新たな視点は文化精神医学の領域の発展には寄与したが，学際的な研究領域におけるこのtransculturalという用語の不明確さは否めない．後に彼自身が「Transcultural psychiatryは比較精神医学や民族精神医学と同義である[55]」と言っていることからも，この用語は曖昧なままである．それにもかかわらずTranscultural psychiatryという言葉が新鮮な響きをもって使用され続けたのは，欧米の精神医学者たちが欧米と違った文化の中で発生するさまざまな精神疾患の様態を，クレペリンの反省のうえに立って，その文化に固有な視点から解明しようとしたことによるのであろう．

1972年にキーフ[20]（A. Kiev）は『Transcultural psychiatry』を出版しているが，特にこの見出しに説明は加えていない．世界のさまざまな地点で起きている精神医学的事象を集め，文化的な側面からその類似点や相違点を検討している．社会的文化ストレスからの精神障害の発現の解明，未開発国における治療法，人格や精神病理現象に及ぼす文化の影響などが主な研究視点であるが，残念ながらそれぞれの固有の文化価値を認めた精神医学的視点は抜け落ち，欧米の文化的視点から論が進められている．

II．移住と多文化精神医学

1970年代半ばになると欧米諸国で移住者の精神障害が問題になり，臨床の現場から多文化間精神医学の要請が起こった．すなわち多文化間精神医学は学際的な理論や学説の研究から臨床実践の領域へと移行していった．インド，西インド諸島など英連邦からのイギリスへの移住者[29]，トルコからドイツへのガストアルバイター[7]，北アフリカのアラブ諸国からフランスへのマグレブ出稼ぎ労働者[49]，アメリカのベトナム難民がその対象であった．移住者の精神障害[47]は主に移住によるストレスと社会的に不利な立場にあるマイノリティ社会との関連で論じられた．

出稼ぎ労働者は定住者とは事情が異なっていた．前者は一般的には若い男性で，就労ビザをもっており，お金を稼いで故郷に戻ることを目的とし，そのため出稼ぎ国の文化を受け入れ，言葉を習得することは必ずしも必要としなかった．しかし年月が経つにつれ家族を呼び寄せて出稼ぎ国に永住するようになり，マイノリティ社会を形成していった．それに比較し難民などの定住者は移住国の文化に同化し，言葉を習得することが必須条件であり，どんな苦況に立たされようとも母国への帰国は許されなかった．

移住者の精神障害として統合失調症の発生率が問題になった．西インド諸島からのイギリスへの移住者は，統合失調症においてイギリス人の数倍の発生率が報告された[16]．その原因として診断の不確かさが議論されたが，最終的には移住国における持続的なストレスか，病気になりやすい人が選択的に移民になった可能性が指摘された．一方，インドやパキスタンからの移民の

統合失調症の発生率はイギリス人とそれほど違ってはいなかった．もし持続的なストレスが問題になるのであれば，文化も違い英語が母国語でないインド人やパキスタン人のほうが，文化も類似していて母国語も英語である西インド諸島の移住者より統合失調症を発病しやすいのではないかという反論もなされた[42]．

これらの研究以外にも欧米諸国では，移民の精神障害の発生率に関する研究が数多く報告されている．このような研究は移民の精神障害にどう対応するかという臨床現場からの要請に答えて始まったのであるが，マーフィー[34]（H.B.M. Murphy）によると，こうした研究は臨床現場にはほとんど役立たなかったという．

けれどもスウェーデンの移民の精神障害者を多くもつある病院の外来では，1976年からフィンランド人，ユーゴスラビア人，ギリシャ人に母国語による精神医療の提供を始めている[19]．こうしたマイノリティ・グループに対するケアはこれまでのさまざまな移住者の研究を下敷きにして実践されている．また，ここではユーゴスラビア人，ギリシャ人にうつ病とアルコール依存症が少ないことが報告されている．

野田[38]によると，カナダの移民に関する委員会では「移住そのものは精神障害を生じさせる原因ではない．しかし，移住に付随する幾つかの危険因子が障害の要因となり得る」と結論づけているという．そして危険因子として，①移住に伴う社会・経済的地位の低下，②移住国の言葉が話せない，③家族離散，もしくは家族からの離散，④移住国の友好的態度の欠如，⑤同じ文化圏の人びとに会えない，⑥移住に先立つ心傷体験もしくは持続的ストレス，⑦老齢期と思春期世代を挙げている．こうした視点は移民の精神障害の発症を予防するだけでなく，すでに発症した患者に対してどう治療し，ケアするかの指針を提供してくれると考えられる．

Ⅲ．医療人類学と多文化間精神医学

これまでの多文化間精神医学はウィットカウアーが新しい視点を打ち出したとはいえ，クレペリン以来の西欧精神医学のパラダイムの中で症状を診

て，診断を付け，治療しているに過ぎなかった．もちろん伝統医療という視点はあったが，それは現代医療に相反する非科学的医療という意味でしかなかった．1970年代後半になり，米国を中心に，医療を社会科学的視点から見直そうという気運が生じ，そのひとつとして医療人類学が登場した．

医療人類学では疾病，健康にかかわる観念や行為そのものの意味が問われている．たとえば，病気は現代医学的な視点から見れば「疾患」であるが，患者本人から見れば「病」であり，治療行為は現代医学的視点から見れば，狭義な意味での「医療」であるが，患者本人から見れば「癒し」である．われわれは現代医学で定義された「疾患」概念が，患者の訴える「病」に対して，あたかも客観的で実体のあるもののように受け取ってきたし，「医療」は正しいものであって「癒し」は魔術的なものであるかのように考えてきた．

このように病気や治療行為を患者のもつ文化体系やコスモロジーから捉えようとしたのが他ならぬ医療人類学である．1977年，クラインマン[24]（A. Kleinman）は中国のうつ病者の症状は欧米のそれと類似しているというSingerの論文を批判的に検討し，文化的価値の異なる地域における精神症状に欧米の診断的カテゴリーを当てはめるのは，欧米という自文化中心主義の視点を他の地域での判断に押し付けること以外の何物でもないと指摘した．文化の異なった地域で精神症状を判断し，解釈する時，精神科医への戒めがつぶさに示されている．

こういった問題は必ずしも自国と外国との間で起こるとは限らず，たとえば本土と沖縄，大和とアイヌといった文化的違いにも見られる．西村[36]は内村のイムに対する解釈[56]を次のように批判している．内村はイムを下等動物に本能的に備わっている運動乱発と擬死反射に相当するものと見なし，発達心理学的に未熟な原始防御反応と位置づけ，この原始防御反応が人類の心の中にも連綿と残っている事実として論述しており，クレペリンの比較精神医学の範囲を出ることはなかったと．そして西村は内村らによって特徴的とされてきた症状は，アイヌ民族の深層心理に根ざした侵略加害者に対する抵抗意志の象徴表現であったと述べた高畑[48]の論述と，彼女自らが参加した「イム遊び」の体験を通して，イムが文化における創造性に変わる体験で

あることを感じ取ったことから，文化結合症候群の文化的意味はそれぞれのコスモロジーを通してしか明らかにされないと主張している．

　異文化の精神医学的事象を取り扱う新たな方法論として発展してきたTranscultural psychiatry（Wittkower）の視点が，実は西欧精神医学的疾患図式に基盤をおいた「西欧文化結合症候群」の視点でしかなかったことをクラインマンを初めとする医療人類学の研究者たちは指摘した．それによると，病を患う人と癒しを行う人，すなわち患者—治療者関係の視点は，精神医学的事象においては，とりわけ「疾患カテゴリーから文化のコンテクストへ」と移行する．こうして転換された視点からの文化精神医学が，リトルウッド[31]（R. Littlewood）のいうNew crosscultural psychiatryであり，Newにはこうした意味が意図されている．

　さらにここで述べられている文化は常に生成し変化し続ける文化であり，風土的視点[2,22,46]やエスノメソドロジー，オートポイエーシスという考え方が要請される．こうした新たな方法論は発展の途中であるが，実際のフィールド[18]や臨床場面に適用され始めている．

Ⅳ．比較研究と多文化間精神医学

　クレペリンに始まって，従来から行われてきたフィールドにおける比較研究や疫学的研究は，Transcultural psychiatry（Wittkower）の中心を占めてきた．特に統合失調症の発病率や精神症状における比較文化研究は長い歴史をもっている．統合失調症は未開民族にはほとんど認められない，統合失調症は低社会階層に多いなど，疫学的研究を文化・社会的要因から論じた研究が多く見られる．また，アフリカの統合失調症者は西欧の統合失調症者より攻撃性を示すことが少ない[6]，シュナイダーの統合失調症の一級症状は文化を超えてかなり普遍的に認められる[8]など，統合失調症の症状や病型に与える文化の影響について報告した研究も多い．これらのさまざまな見解に対するおおよその意見の一致は，文化は統合失調症の中核症状にはあまり影響せず，辺縁症状や問題行動に影響を与えているといったところであろう[35]．

　うつ病の発病率の比較研究についてはこれまで数多くの報告がなされてい

る[50]）が，臨床統計データや診断基準が異なるために，信頼に値する結果が得られていない．ファイファー[41]（W.M. Pfeiffer）は西欧と非西欧文化圏のうつ病に関する比較研究を文献を通して行った．彼によると非西欧文化圏のうつ病の日内変動，睡眠，食欲，心気症状などの中核症状は，西欧文化圏のそれと同じであるが，罪責感や自殺傾向には違いが見られ，辺縁症状は文化によってその頻度や強さが異なるという．うつ病の場合は罪責感と文化との関係がいつも問題にされ，アジアやアフリカという非キリスト教文化圏では罪責感が少ないことが報告されている．エルイスラム[13]（M.F. El-Islam）はイスラム教徒とキリスト教徒とのうつ病を比較検討し，罪責感が存在するかしないかは，教育ないし学力の程度および抑うつの程度が関係していることが多いと述べており，今後の研究に待つところである．

　比較文化の重要な領域として，ラタ，アモック，コロ，ウィティゴ，イムなどを論じた文化結合症候群がある．症状の特性が文化的要因によって決定される症候群であるが，常に文化の質が問われるために症状の解釈は難しい．医療人類学の項で述べたが症状の解釈はその文化のコンテクストの中でのみ可能であり，他の文化の価値基準で解釈するのは過ちを犯す結果となろう．

　公的なデータを用いたW.H.O.の統合失調症の病型と予後に関する研究[52]もこの領域に属するだろう．発達国と開発途上国との比較研究であり，前者では緩徐な発病で社会復帰の困難例が多い．一方，後者では急性の発症で社会復帰が良好であることが指摘されている．このことは文化・社会的環境と統合失調症の予後との間に一定の関係が存在する可能性を示している．そして統合失調症の予後を左右する文化・社会的変数として，家族集団の大きさ，家族員同士の相互関係，統合失調症に対する偏見やそれと関係した医療などが挙げられている．

　1982年に出版されたマーフィー[33]の『比較精神医学』は総説的なものであるが，今までの比較文化研究を包括的にまとめているので簡単に紹介しておく．方法論ではクレペリンの比較精神医学が踏襲されていて，文化における内側からの観察であるイーミック的方法よりも，外的，客観的な観察であるエティック的方法が選択されている．学際的，静態的なこの比較精神医学

は臨床的実践に移行していった動態的な多文化間精神医学と，かなり趣を異にしている．だが，多文化を許容する多文化間精神医学の分野はこうした方法論の異なった比較精神医学をも包括している．

　この本はさまざまな国における①統合失調症，②急性反応性精神病，③情動性障害，④自殺，⑤アルコール性障害，⑥心身症，⑦神経症の疫学や比較研究が数多く報告されている．①については最も普遍的な疾患と言われているが，罹患危険性や症状の特徴に文化・社会的因子が影響を与えていること，③の発症にかかわる文化要因として競争社会と情緒的満足の喪失が関係していることを挙げている．④については自殺にはさまざまな型があるが，それらに共通している社会的因子は社会的結合の欠如であること，⑤に関しては最も比較研究が行われている分野で，その疾患は社会の欲求や圧力に関連していること，⑦については症状の内容は自分の文化から学んだ象徴的伝統と，症状の構造は問題を処理すべく自分の文化から学んだ解決様式と関連していることが述べられている．

V．わが国における多文化間精神医学

　萩野ら[39]は日本におけるTranscultural psychiatryには四つの流れがあるという．①西欧的な比較精神医学から脱却し独自な文化を認める視点からの比較文化精神医学，②社会精神医学の一分野である文化精神医学を発展させたウィットカウアーのTranscultural psychiatryの流れ，③日本語に特有な「甘える」という表現を手がかりにして，日本人の心性を明らかにしつつ，日本人を越えた普遍的，本質的な人間に共通した心性を明らかにしようとした土居の甘え理論[9]，④現象学的人間学から状況論を経てTranscultural psychiatryに至った萩野，木村の立場がそれである．

　いずれもどちらかというと学際的な研究であり，最近ではこれら四つに臨床的実践の立場からの文化摩擦や異文化研究の視点が加わると考えられる．このうちの①は疫学的あるいはフィールド調査における標本の統計的比較研究に重点が置かれている．この手法は必ずしも外国との比較とは限らず，農村と都市，離島と本島という形の比較研究もなされている．独自な文化価値

を認める点では②の流れと合流しNew cross-cultural psychiatryへと至る動きもある．②は社会変動に伴う文化変容から精神病理の変遷を考察，文化結合症候群である憑依症候群やアイヌのイムの研究がある．最近では神経症[37]，境界例，摂食障害[29]の病態や頻度の時代的変遷が文化とのかかわりの中で論じられている．

　③の土居に続く研究はなかなかないが，対人恐怖症論[25]や森田療法に関する研究がここに入ってくるだろう．対人恐怖や森田療法については日本文化の独自の視点が要請され，そういった視点がより普遍的な疾病の精神病理の解明に結び付けば，transculturalと言えるだろう．④の立場ではtransculturalのtransが問題にされている．曖昧なままで終わっているウィットカウアーのTranscultural psychiatryのtransに積極的な意味を付与している．萩野[39]はtransculturalという言葉は「文化を通り抜けて」という意味合いをもち，ヨーロッパ文化的視点を越えていなくてはならず，また精神医学的事象を状況的に問い，かつ追求していくものでなければならないという．木村[21, 23]はドイツ人と日本人の罪責感を風土的違いとして説明することを通して，transcultural（文化超越的），すなわち文化相関的な現象の背後に存在する真の普遍的なうつ病の現象を見ようとしている．

　こうしてtransculturalとはある文化の視点を他の文化に移動するという意味ではなくて，精神医学的事象に見られる文化的差異を止揚しながら，その根底にある普遍的，本質的なものを文化状況的に把握する方法論と言えるだろう．すなわち精神医学者が自分の文化とそれ以外の文化の間で自由に自分の視点を変換することができ，かつ文化そのものが常に生成変化していることを認識していなければならない．このようなtransculturalな視点の理論的研究とその視点を臨床実践に生かしたものが，われわれの考えているTranscultural psychiatry（多文化間精神医学）と言うことができるであろう．

　こうした視点から日本に現在生じている異文化的事象に目を向けると，マイノリティの問題が見えてくる．在日韓国，朝鮮[32]，中国人，インドシナ難民[51]，中国帰国者[10]，外国人労働者[3]，農村の花嫁[28]，国際結婚[27]，短期外国人滞在者の臨床的研究はすでに端緒に付いている．

Ⅵ. 文化摩擦と多文化間精神医学

　多文化間精神医学を考える時，マスを扱う比較研究は別にして，たいていは外国人患者に出会うところから始まる．その場合，文化摩擦の視点が患者の理解，援助，治療にかなりの情報を提供してくれる．日本人が外国にいった時，あるいは外国人が日本に来た時，人は大なり小なり文化的な摩擦を体験する．今日，文化摩擦[1]（culture conflict）は世界のさまざまな場所で起きている．多文化間精神医学の臨床の領域は文化摩擦の現場ということができよう．1971年にこの言葉が提起されるまで，異文化が接触しあうことによって生ずる諸現象は，文化変容（acculturation）あるいは文化接触（culture contact）のもとに，文化人類学の分野で研究がなされていた．

　衛藤[14]は文化摩擦を「異質な文化が相互に接触した時に，不可避的な心理的緊張，葛藤に続いて発生する現象で，混乱や対立も起こるが同時にそこから新しい価値や文化も生まれ，決してマイナスの価値のみでない中立的な概念」と定義している．このように異文化が接触しあう時に，ネガティブなものだけでなく，同感とか共感も含んだポジティブなものとして捉えておくことは，多文化間精神医学の臨床において有用なことと思われる．

　この最も基本型がカルチュア・ショックに見て取れる．カルチュア・ショックについてはいろいろの定義があるが，およそ次のように言うことができる．「個人が自分自身の文化における生活様式，規範，人間観，価値観とは異なる文化と接触した時に，違和感や被拒絶感などのために，十分な適応ができず，時に心身症状や神経症症状を伴う状態」である．アドラー[4]（P.S. Adler）は一連の心理的変化の適応過程を，異文化との接触―自己崩壊―再統合―自律―独立という5層に分けて論じている．すなわち，初めは外国での生活が素晴らしいものに感じられ，気分の高揚した時期が続くが，2，3カ月経つうちに外国の欠点が見え始め，戸惑いや違和感を感じ批判的になってくる．しかし，時が経つにつれ異文化に馴染み，それを受け入れ異文化に適応していく．

　こういった適応過程をネガティブな視点から見れば海外不適応[40]となる．

この研究の先駆と思われるのは言葉の通じない異郷での精神障害について報告したアラース[5]（R. Allers）の研究である．彼は第1次世界大戦中，異国に捕らえられた兵士が言語的孤立状況で不安や抑うつを伴う幻覚妄想状態に陥った3症例を報告している．日本におけるこの種の代表的なものは，米国の留学生の精神障害を報告した島崎ら[44, 45]の研究であろう．ここでは米国での精神症状がいずれも重症統合失調症やうつ病と診断されたが，帰国直後に軽快したこと，統合失調症の精神症状を主体としている例でもすべて抑うつが加わっていた点を指摘しており，こういった知見は外国人を診察し，援助する時に有益な示唆を与えてくれるだろう．

日本人と文化摩擦の関係を考えるには日本人の特性を無視できない．この特性として，自文化中心主義，非言語的コミュニケーションの優位，他者志向性の三つを取り上げることができる．自文化中心主義とは自分が生まれ育ってきた文化における行動様式や価値観を当然のこととして受け取り，それを基準として異文化を見たり評価することであり，柔軟性に欠け異文化を容易に受け入れにくいため，不適応の一要因になっている．非言語的コミュニケーションが優位であることは誤解がいったん生じると長期に渡って続き，言語的コミュニケーションに比べ訂正されにくく，不適応に陥りやすい．また外国で対人接触が乏しくなり，日本人仲間に依存してしまうのも日本人の特徴であろう．

翻って考えると，外国人の診療場面では彼らがその国の文化特性をもって受診するのであり，日本人の文化摩擦の知見から得られたものを逆の視点から応用できれば，かなり有用であるように思う．

Ⅶ．多文化間精神医学の今後

最初のTranscultural psychiatryが定義された時にはほとんど研究領域に限られていたが，臨床実践での要請という時代的変遷を経て，今日ではおよそ三つの流れに集約される．第1はクレペリンの比較文化精神医学を批判的に乗り越え，臨床における多文化の精神医学的諸問題にどう答えられるかを探求する狭義の意味のTranscultural psychiatryである．第2はクレペリン

の比較文化精神医学を批判的に乗り越え，フィールドを主としたNew cross-cultural psychiatryの流れである．第3はクレペリンの比較文化精神医学を批判しながらも，比較するには共通の基準が必要であると考え，その基準を欧米精神医学に求めざるをえないComparative psychiatryの流れである．

1．Transcultural psychiatry（狭義）

　この領域では移住，文化摩擦といった臨床的視点から生じた文化に関連した精神医学的諸問題を検討し，どう臨床に還元していくかが問われている．以前から在日韓国,朝鮮，中国人やアイヌ人などのマイノリティ問題はあったが，これらに対してあまり注意が払われてこなかった．しかし，1980年代後半に入り，外国人が急増し，彼らの治療や援助の要請が急増するに従って，あらためてマイノリティの問題が焦眉の急となった．難民，中国帰国者，外国人労働者，外国人花嫁，など国内でも地域的偏在は見られるが，共通した課題も多い．

　この領域では治療や援助にかかわる症例の比較，検討から共通の多文化間精神医学的諸問題の研究へと向かい，その研究実績が具体的に多文化間精神医学の臨床に生かされなければならないであろう．アメリカ，カナダ，イギリス，フランス，ドイツ，北欧といった国々はすでに数十年も前から，多民族共生型社会を経験しており，それらの国々の多文化間精神医学研究から学ぶ点も多い．ごく最近では欧米のtransculturalな一視点はマイノリティへのメンタルヘルスサービスに向かっており，多文化間精神医学的な成果が臨床場面に利用されている[15, 43]．わが国でもマイノリティへの同様なことが課題になりつつある．

　とはいえ多文化間精神医学はまだmedical modelである．民族と文化の重要性を認識し，マイノリティへのメンタルヘルスサービスを考えるとpsycho-social modelが必要となる．今後，マイノリティの人たちの精神構造に組み込まれた多重層的文化や多重層的同一性[17]の問題に配慮しつつ，psycho-social modelを考案し，その臨床への応用を考えることも多文化間精神医学に与えられた課題であろう．

2. New cross-cultural psychiatry

　この流れについては医療人類学の項で述べたが，詳細は江口[12]の論文を参照していただきたい．現代の欧米精神医学の原点である疾患カテゴリーを括弧に入れて，文化のコンテクストから症例を見るという発想の転換は，文化の違う患者を診て，援助する時にはかなり有効な手段と考えられる．もともとはフィールドを基盤にした文化人類学的な発想であったが，今日すでに臨床に応用されている[11]．精神構造に組み込まれた多重層的文化や多重層的同一性の病理は，文化のコンテクストから見て初めて理解可能となるであろう．

　New cross-cultural psychiatry はこれからも発展するであろうが，今後，マイノリティの人たちや外国人の事例研究から，彼らの症状や疾患に対してどこまで普遍的な原理を導きだせるかが課題となろう．いずれにしても多文化間精神医学の実践の論理的裏付けとしての役割はいよいよ高まるであろう．

3. Comparative psychiatry

　ICD-10やDSM-IVが重要視されている今日，このような比較研究はますます盛んになっている．特にDSM-IVは米国で作成され，米国の診断基準であり，米国文化結合症候群の集合体であり，クレペリンの比較文化精神医学があれほど批判を受けたにもかかわらず，DSM-IVが世界の各地で診断基準として使用されているのは不思議というほかはない．マーフィーは比較の基準となる診断基準が，欧米精神医学にしかないので，これを使って比較するのは当然であると断言する．しかし，DSM-IVの診断基準は，操作的，脱文化的で精神症状の意味が切り捨てられる傾向にある．文化の重要性は認められつつあるものの，まだ文化的要素が診断基準の中には取り入れられていないDSM-IVを使ったComparative psychiatryが，生きた人間である患者にとって意味のあることなのか，原点に立ち戻って考えてみる必要があるだろう．

　おそらくここでいう比較精神医学は，疫学的な比較に重点が置かれ，文化

の比較はあまり重要視されていないと推測される．それでもなお統合失調症のE.E.（感情表出）のように統合失調症の予後研究に果たした役割は認めざるをえない[30]．Comparative psychiatryでは事例研究は重要視されず，マスを使った統計的手法がほとんどである．それゆえ臨床への直接的還元よりも予防精神医学に重点が置かれている．今後もこの領域は生物学的精神医学とあいまって隆盛を極めるであろうが，多文化間精神医学的視点から見れば文化の本質が抜け落ちた比較研究という感は免れない．それゆえ文化的な視点をどう取り込めるかがこれからの課題であろう．

おわりに

多文化間精神医学の歴史を振り返り，現在の三つの重要な流れを提示した．狭義のTranscultural psychiatryは臨床の実践として，New cross-cultural psychiatryは臨床の理論的裏付けとして，Comparative psychiatryは予防精神医学として重要であることを指摘した．これら三つは必ずしも対立するものではなく，相互補完的なものとして見ることが，多文化間精神医学の発展にとっては不可欠と思われる．精神科医の視点は実践的なTranscultural psychiatryに向きやすいが，臨床を支える理論も必要である．今後この三つが相互に協力しながら発展することを期待したい．

【原本】
阿部　裕：多文化間精神医学の歴史と展望．特集 多文化間精神医学を展望する．文化とこころ．創刊準備号：8-16, 1996

【参考文献】
1) 阿部　裕, 宮本忠雄：精神医学的見地からみた文化摩擦．臨床精神医学．16：1375-1382, 1987
2) 阿部　裕：メランコリーとコスモロジー．イマーゴ．2：116-123, 1991
3) 阿部　裕：外国人労働者—その精神医学的概説．現代のエスプリ．335：19-28, 1995
4) Adler, P.S.：The transitional experience: An alternative view of culture shock. J Humanistic Psychology 15：13-23, 1975
5) Allers, R.：Über psychogene Störungen in sprachfremder Umgebung. Z f d g Neur u Psych

60：281-289, 1920
6) Benedict, P.K. & Jacks, J.：Mental illness in primitive societies. Psychiatry 17：377-389, 1954
7) Binder, J. & Simôes, M.：Sozialpsychiatrie der Gastarbeiter. Forscher Neurol. Psychia 46：342-359, 1978
8) Carpenter, W.T. & Strauss, J.S.：Cross-cultural evaluation of Schneider' first-rank symptoms of schizophrenia. A report from the Intrenational Pilot Study of Schizophrenia. Am J Psychiatry 131：682-687, 1974
9) 土居健郎：「甘え」の構造．弘文堂，東京，1971
10) 江畑敬介他：中国帰国者の適応初期の精神医学的問題．社会精神医学．12：23-30, 1989
11) 江口重幸：語られることと書きとめられること—精神医学における臨床的リアリティをめぐって．人類学と医療（波平恵美子編）．弘文堂，東京，1992
12) 江口重幸：症状とその文化的コンテクスト．こころの臨床アラカルト．13：98-102, 1994
13) El-Islam, M.F.：Depression and guilt: A study an Arab psychiatric clinic. Social Psychiatry 4：56-58, 1969
14) 衛藤瀋吉：序論 文化摩擦とは？．日本をめぐる文化摩擦．弘文堂，東京，1980
15) Farrington, A.：Transcultural psychiary, ethnic minorities and marginalization. Brit J Nursing 12：805-809, 1993
16) Hemsi, L.K.：Psychiatric morbidity of West Indian immigrants. Social Psychiatry 2：95-100, 1967
17) Hertz, Dan G.：Identity-lost and found: Patterns of migration and psychological and psycosocial adjustment of migrants. Acta Psychiatrica Scandinavica 78：159-165, 1988
18) 石垣博美，小林幹穂：文化精神医学の現在．現代のエスプリ．335：164-173，1995
19) Jansson, B.：Experience from a psychiatric service to immigrant group using native therapists. Acta Psychiatrica Scandinavica 78：175-178, 1988
20) Kiev, A.：Transcultural psychiatry. A Division of Macmillan Publishing, 1972（近藤喬一訳：トランス文化精神医学．誠信書房，東京，1982）
21) Kimura, B.：Vergleichende Untersuchungen über depressive Erkrankungen in Japan and in Deutschland. Fortschr Neurol Psychiatr 33：202-215, 1965
22) Kimura, B.：Schulderlebnis und klima (Fuhdo)．Nervenarzt 37：394-400, 1966
23) 木村 敏：人と人との間—精神病理学的日本論．弘文堂，東京，1972
24) Kleinman, A.：Depression, somatization and the new cross-cultural psychiatry. Social Science and Medicine 12：85-93, 1977
25) 近藤喬一：対人恐怖の日本的特性．臨床精神医学．11：837-842，1982

26) Kraepelin, E.：Vergleichende Psychiatrie. Zbl. Nervenheilk. Psychiatr 27：443-437, 1904
27) 桑山紀彦：国際結婚とストレス．明石書店，東京，1995
28) 桑山紀彦：「外国人花嫁」の適応状況と課題．日本社会精神医学会雑誌．4：72-75, 1995
29) Leff, J.：Psychiatry around the globe: A transcultural view. The Royal College of Psychiatrists, 1988（森山，朔訳：地球をめぐる精神医学．星和書店，東京，1991）
30) Leff, J. & Vaughn, C.：Expressed Emotions in families: Its significance for mental illness. Guildford Press, 1985
31) Littlewood, R.：From categories to contexts. Brit J psychiatry 156：308-327, 1990
32) 松田ひろし：文化摩擦と同時共有化障害―在日韓国・朝鮮人をとおして．社会精神医学．12：17-22, 1989
33) Murphy, H.B.M.：Comparative psychiatry. Springer-Verlag, 1982（内沼，江畑，近藤，吉松訳：比較精神医学．星和書店，東京，1992）
34) Murphy, H.B.M.：The historical development of transcultural Psychiatry. Transcultural Psychiatry (ed. by Cox, J.L.)．Croom Helm, 1986
35) 中井久夫：概説―文化精神医学と治療文化論．岩波講座 精神の科学 8 治療と文化．岩波書店，東京，1983
36) 西村　康：文化結合症候群．臨床精神医学．14：696-702, 1985
37) 西園昌久：精神療法―東洋と西洋．精神医学．29：661-688, 1987
38) 野田文隆：移住と精神障害．日本社会精神医学会雑誌．4：53-57, 1995
39) 萩野恒一：わが国におけるTranscultural Psychiatry Researchの動向．精神医学．17：1434-1457, 1975
40) 大西　守：異文化ストレス症候群．バベル・プレス，東京，1992
41) Pfeiffer, W.M.：Transkulturelle Psychiatrie, Ergebnisse und Probleme. Gio. Thieme, Suttgart, 1971
42) Rack, P.H.：Psychiatric and social problems among immigrants. Acta Psychiatrica Scandinavica 78：167-173, 1988
43) Serce, A. und Davatz, U.：Transkulturelle Psychiatrie oder Ethnopsychiatrie. Schweiz. Rundschau Med. 33：880-884, 1993
44) 島崎敏樹，高橋　良：海外留学生の精神医学的問題（その1）．精神医学．9：564-571, 1967
45) 島崎敏樹，高橋　良：海外留学生の精神医学的問題（その2）．精神医学．9：669-673, 1967
46) 下地明友：シャーマニズム的風土における風土的認識モデルと精神医学的認識モデルとの相互作用．臨床精神医学．21：1809-1814, 1992
47) 高橋哲郎：文化葛藤と病い．岩波講座 精神の科学 8 治療と文化．岩波書店，東京，1983

48) 高畑直彦：イムの文化背景に関する考察．精神医学．25：37-43, 1983
49) Trouvé, J.N. et al.：Aspects sociologiques des troubles de l'identité dans la pathologie de la migration. Ann Méd Psychol 141：1041-1062, 1983
50) Tseng, W.S. & McDermott, J.F.：Culture, mind and therapy. Brunner/Mazel, 1981（江畑，箕口訳：文化と心の臨床．星和書店，東京，1984）
51) 植本雅治：神戸におけるインドシナ難民．日本社会精神医学会雑誌．4：63-66, 1995
52) W.H.O.：The International Pilot Study of Schizophrenia. Vol.1. 1973
53) Wittkower, E.D. & Rin, H.：Transcultural psychiatry. Arch. of General Psychiatry 13：387-394, 1965
54) Wittkower, E.D.：Perspectives of transcultural psychiatry. Int. J Psychiatry 8：811-818, 1969
55) Wittkower, E.D. & Prince, R.：A review of transcultural psychiatry. Handbook of Pychiatry, 2nd ed. Basic Books, 1974
56) 内村祐之，秋元波留夫，石橋俊実：あいぬノいむニ就イテ．精神経誌．42：1-69, 1938

多文化間メンタルヘルスの動向と実践

はじめに

　多文化間精神医学という言葉はかなり人口に膾炙してきたが，多文化間メンタルヘルスという表現はそれほど一般的ではない．しかしこれだけ国際交流が盛んになり，ごく普通の人たちが異文化接触を体験する時代であるから，医学という視点だけでなく，より包括的な健康概念の視点から，多文化におけるこころの健康がどうあるべきなのかを考える必要がある．こうした多文化におけるこころの健康を取り扱うのが多文化間メンタルヘルスである．そこでここではまず多文化間メンタルヘルスの概念について概略を述べ，その今日的動向と実践について展望したい．

Ⅰ．多文化間メンタルヘルスの概念

　多文化間メンタルヘルスとは，多文化間精神医学が主に文化と文化の摩擦によって生じる精神疾患を取り扱うのに対して，文化と文化の間に生じるより広い精神的諸問題を取り扱う．この場合の文化とは必ずしも国や民族レベルでの異なった文化を意味せず，同一文化圏であっても伝統文化と現代文化のような場合も異なった文化と考える[1]．

　人は異文化に出会ったとき大なり小なり文化摩擦を体験する．この最も基本形がカルチュア・ショックに見てとれる．個人が自分のもっている生活様

式，規範，人間観，価値観と異なる文化に接触したときに，違和感や被拒絶感などのために，新たな文化に十分な適応ができない場合がある．この適応に苦しんでいる状態をカルチュア・ショック[1]と呼ぶ．新しい文化への適応の過程は，異文化との接触―自己崩壊―再統合―自律―独立という経過をとる．すなわち初めは外国生活が素晴らしいものに感じられ，気分の高揚した時期が続くが，2，3カ月経つうちに外国の欠点が見えはじめ，戸惑いや違和感を感じ批判的になる．しかし，時が経つにつれ異文化を受け入れ適応していく．こうした適応過程が種々の要因で妨げられると，精神障害を起こしてくることがある．

多文化間メンタルヘルスは，こうした異文化との接触によって引き起こされる精神的諸問題だけに限らず，文化間における精神障害の比較，医療人類学的視点からの「こころの病の癒し」なども包括した概念であり，国際地球年が叫ばれる今日，その役割はますます重要性を帯びてきている．

II．多文化間メンタルヘルスの歴史

多文化間メンタルヘルスの歴史は多文化間精神医学の歴史と歩みをともにしてきた．20世紀初頭Kraepelin[18]がジャワ島での異文化体験をもとに比較精神医学を試みた．だがその比較は，西欧流の精神医学の視点から他の文化圏の精神的諸問題を扱ったものであり，自文化中心主義のゆえに批判を受けた．

1965年にWittkower[36]は，このような西欧中心主義から脱却し，その文化に固有な価値と意義を認める視点から，あるいは文化相互の現象の背後にある共通した視点から精神疾患を解明しようとするtranscultural psychiatry（多文化間精神医学）を提唱した．そして，こうした視点から，欧米と違った文化の中で発生するさまざまな精神疾患の様態を明らかにしていった．1970年代半ばになると，欧米諸国で移住者の精神障害が問題になり，多文化間精神医学は学際的な理論や学説の研究から臨床的実践の分野へと移行していった．

他方，こうした流れと平行して，比較研究は統合失調症や躁うつ病の疫学

的研究を中心に発展した．また，東南アジアにみられるラタ，アモック，コロなど，症状の特性が文化的要因によって決定される文化結合症候群の研究[23]も盛んに行われた．こうした比較精神医学研究は，今日のDSM-Ⅳ（アメリカ精神医学会診断基準）という操作的診断法やICD-10（国際疾病分類）を用いた比較研究に引き継がれている．

この流れとは別に，これまでの比較精神医学やWittkowerのいうtranscultural psychiatryが西欧のパラダイムを越えることがないという批判から，疾病や治療行為を患者のもつ文化体系やコスモロジーから捉え直そうとする医療人類学が発展してきた．Kleinman[17]をはじめとする研究者たちは，精神医学事象において，治療者の患者を見る視点は「疾患カテゴリーから文化のコンテクストへ」と移行しなければならないと主張している．すなわち患者のもつ苦悩を，「疾患」という生物学的な見方から，「病」という社会・文化的な見方に変え，人間をより包括的に理解し，援助しなければならないとする．この変換された新たな視点としてLittlewood[20]はnew cross-cultural psychiatryという概念を提唱している．

日本における多文化間精神医学には四つの流れがある[26]．第1は西欧的な比較精神医学から脱却し，独自な文化を認める視点からの比較文化精神医学であり疫学的比較研究がなされている．第2はWittkowerのtranscultural psychiatryの流れをくみ，社会変動に伴う文化変容における人間の精神病理の考察に注目したが，今日では外国人の精神的諸問題の解決に重点が移っている．これらそれぞれの一部が合流しnew cross-cultural psychiatryへと発展している流れもある．

第3は日本語に特有な「甘える」という表現を手がかりにして，日本人の心性を明らかにしつつ，日本人を越えた人間の普遍的，本質的な心性を明らかにしようとした土居の甘え理論[10]であり，第4は現象学的人間学から状況論を経てtranscultural psychiatryに至った流れである[16]．

Ⅲ．多文化間メンタルヘルスの学際領域

歴史の項目で述べたとおり，現在はほぼ3領域に分けられる．

1. 多文化間精神医学

移住[24],海外不適応[14],異文化ストレス[27]などといった臨床的視点から,多文化に関連した精神医学的諸問題を検討し,それらに悩む人々の精神的援助や治療の要請に応えていこうとする分野である.それにはまず,多文化の狭間で生じる種々の精神障害と文化の関連性を明確にしていくことが要請される.移住と統合失調症や躁うつ病の発症との関連性は未だ定説はない[28].日本に住む外国人の精神的諸問題や,海外駐在員や留学生の異国における精神的諸問題の研究も,時代の要請に対応して発展しつつある[6].

現実的な問題としては,異文化ストレスに悩む在日外国人や在留邦人を,いかにして治療し,援助できるかが課題となっている.最近の欧米では多文化の視点はマイノリティーグループへ向かっており,彼らに対していかなるメンタルヘルスサービスが可能なのか検討され,実践されつつある[15].

2. new cross-cultural psychiatry

欧米精神医学の原点である疾患カテゴリーを括弧に入れて,文化のコンテクストから患者を見る視点[13]は文化の異なる患者を診断し,治療するときには有効な方法と考えられる.もともとはフィールドを基盤にした文化人類学的発想であったが,それが精神医学の領域でも応用されるようになり,最近では実際の臨床場面で患者を理解し,治療するときの助けとなりつつある.こうした視点に立つと,患者の精神構造に組み込まれた多重層的文化の側面が理解しやすく,単に病気を治療するというだけでなく,患者の苦悩を癒すというより人間的な関与が可能になる.

3. 比較精神医学[21]

ICD-10やDSM-IVが重要視されている今日,この種の疫学的比較研究はますます盛んになりつつある.各国間の比較をするのには共通の診断基準が必要であり,現在のところ欧米にしか比較の基準となるものがないため,ICD-10やDSM-IVの診断基準が用いられている.発達国と開発途上国における統合失調症の予後の比較研究,うつ病の発病率の各国間での比較研究,ラタ,アモック,イムなどの文化結合症候群,自殺やアルコール性障害の比

較研究などはみなこの領域に入れられる．

Ⅳ．多文化間メンタルヘルスの実践領域

1．日本における外国人のメンタルヘルス

　1980年代後半から90年代前半のバブル期にかけて，アジアや中近東，ラテンアメリカを中心とした労働者が急増し，特に外国人のメンタルヘルスに関心がもたれるようになった．現在（平成10年末），在日韓国・朝鮮人と中国人を含めると，約150万人を超えた外国人が日本に居住している．日本に滞在する外国人は次の3群に分けられる[8]．

（1）　短期滞在者群

　旅行者及び短期の派遣社員などがここに入る．不安，せん妄，幻覚妄想状態などを示すいわゆる旅行精神病[22]と，精神症状そのものが旅行を企図する病的旅が代表的なものである．前者は言語的孤立と不眠，過労などの身体的要因が関与した反応性精神障害であり，ジェットラグ（時差）が関与する例も報告されている[11]．後者は病的契機の放浪や逃避が旅行という形をとって現れ，渡航後に精神障害が顕在化する．いずれもそう多いものではない．

（2）　長期滞在者群

　留学生，外国企業の駐在員，語学教師，アジアやラテンアメリカの出稼ぎ労働者[34]などがここに入る．母国へ戻ることを予定しているが，滞在期間の定まっていない人も多い．来日後1,2カ月から半年くらいの間に発症する反応性精神障害群と，1年から5年後くらいに発症する神経症群に分けられる．前者は渡航先の言語や生活様式に上手く適応できず，反応性に抑うつ状態や幻覚妄想状態を示す．後者は職場や学校における長期にわたる人間関係の持続的な異文化葛藤が関与すると考えられ，身体的な不定愁訴を伴ったパニック障害やヒステリー症状をあらわす．

　なかでも日系ラテンアメリカ労働者[2]は1990年の入管法改正により，日本での単純労働が可能となったため，その前後から急増し，ブラジルとペルー人を中心に約30万人が，工場の多い関東と中京地区に偏在して生活している．ドイツのトルコ人ガストアルバイター[9]やフランスの北アフリカ労働

者[31]と同様に，日系人の中でも日本での滞在が長くなるにつれ，神経症圏の精神障害が増加している．入管法改正後の初期の頃は，精神障害にかかると母国への帰還を希望したが，最近では治療しながら日本で就労を希望する人が多くみられている[4]．

(3) 移住者群

移住者の精神障害についてはこれまで多くの研究がなされており[25]，移住国での発症の危険因子として，言語や文化的な孤立，社会・経済的地位の低下，家族との別離，移住に先立つストレスなどがあげられている．国際結婚，難民，中国帰国者，一般の移住者がここに入る．

国際結婚のなかでも，1980年代末から始まった，簡単なお見合いで言葉の通じない農村社会に嫁ぐ「外国人花嫁」[19]が問題になっている．山形県を中心に東北から北陸の農村地帯に偏在するフィリピン，韓国，中国の花嫁は，異国における経時的ストレスとして，結婚後間もなくと半年，2年，5年後に精神的危機をもつという．

難民は戦争の被災者として全国各地に広がっている．日本でも1970年代末からベトナム戦争と関係してインドシナ難民[32]が関東と関西を中心に移住している．戦争体験という精神的外傷をもちつつ否応なしに異国に適応せねばならず，言語や文化の違いから精神障害を被ると，社会復帰はなかなか困難といえる[33]．

中国帰国者[12]とは1972年の中国国交正常化以降，永住を目的に帰国した残留婦人と残留孤児とその家族であり，精神障害を来したケースでは，移住して2カ月が無症状期，3カ月から6カ月が抑うつ反応好発期，7カ月以降が幻覚妄想の現れやすい時期であるという．一般的な移住者と同様に，中国の文化の維持と新たな日本の文化の習得との間で，民族同一性に混乱を来たす場合が多い．

2. 海外在留邦人のメンタルヘルス

1975年には40万人であった海外在留邦人の数は，20年後の1995年には73万人に増加している．また年間海外渡航者数は1995年には1530万人に達している．こうしたことから欧米ではもちろんのこと世界各地で，現地の適応に困

難をきたす人々が数多くみられ，一般的には海外不適応と呼ばれている．
　今日では，研究者や留学生，公的機関や企業の海外駐在員，国際協力関係者などとその家族，旅行者や一時滞在者など，海外へ渡航しているすべての人たちが対象になる．研究者はそれなりの成果が期待されているため，それが重荷になり破綻したり，留学生は，以前のように選ばれた学生だけでなく，多種多様の学生が留学しているため，様々な問題が表面化したりしている．駐在員では文化・社会的な慣習の違いから来る誤解が仕事上のトラブルを引き起こしストレスとなっている．現地における言語，生活様式，対人関係だけでなく帰国後の日本での受け入れの問題もある．最近では海外不適応とともに，帰国後の再適応についても問題になっている．
　こうした海外不適応現象に対応するために在留邦人が多く集まる欧米の都市では，メンタルヘルス対策としていくつかの試みがみられている[30]．フランスのパリではフランスの在留邦人を対象に，1989年に精神保健対策システムの開発・整備の一環として，医療相談室が開設されている．過去11年間の相談者は670人にのぼり，不安緊張状態，幻覚妄想状態，ヒステリー反応，抑うつ状態で約8割を占めているという．太田はパリに来て精神科的トラブルに陥るケース，すなわち，パリに憧れて理想郷のごとく思い入れて住み始めたものの，いざ現実に直面して問題を処理できず，心身の変調を来たす一群をパリ症候群[30]と呼んでいる．
　この他，ロンドン，バンクーバ，ニューヨーク，ボストン，メルボルンでは在留医師や留学生などの協力によって，すでに相談室や外来が開設されているところでは施設の恒常的維持が，それ以外の都市では新たな相談室の開設が模索されている．しかしパリを除く他の都市での相談室では，その重要性が認識されているにも関わらず，国家予算を得られず，維持運営に四苦八苦しているのが現状である．

3．医療人類学的視点からのメンタルヘルス
　今日，人の心を扱う医療や臨床の場では，生物学な「疾患」という視点だけではなく，社会・文化的なコンテクストのなかで捉えられる「病」という視点から，心が治療されケアーされることが要請されている．「病」とは患

者や家族などの当事者によって内側から体験された出来事であり，治療者がこの出来事の意味を翻訳し，理解して初めて患者が具体的に訴え，苦しんでいる「病」を援助することが可能になる．この意味の翻訳には社会・文化を構成する多次元的視点が欠かせず，患者の診断や治療はこのコンテクストでなされる必要がある．

現代社会においては，人の苦悩はさまざまなレベルで癒されている．まず家族や友人の援助や地域のボランティアの奉仕活動があり，次いでユタや巫女などによる民間療法やシャーマニズム的癒しがあり，さらに宗教的癒し，中国医学，精神医学がある．これらは多次元，多層的に構成されており，コスモロジーやパラダイムを異にしている．患者はこうした多重層的なコスモロジーのなかに生きており，同一文化圏においても多文化的視点をもつ精神的援助が必要とされている．

V. 多文化社会における外国人への対応

1. 一般的な対応

異文化においてはコミュニケーションが困難であることから，外国人は精神的に病んでもなかなか病院やクリニックを受診しない．たとえ受診したとしても治療を中断してしまう患者が多い．異国への不適応から，抑うつ反応，幻覚妄想状態，精神運動興奮まで，症状はさまざまである[29), 35)]．急性の精神障害に対しては基本的には薬物療法で対処可能であるが，神経症圏や反応性の患者には否応なしに精神療法的な対応を迫られる[3)]．

日本での滞在が長いからといって，必ずしも日本語を喋れるとは限らない．特に英語圏とスペイン語圏の患者はメジャーな外国語を使用しているので，日本語を習おうとしない傾向がうかがわれる．まず外国人に対応する場合，日本語にしろ相手の母国語を使うにせよ，注意しておかなければならない事柄があり，それらを配慮することによって，たとえ言葉は通じなくても患者との間に信頼関係が生まれ，治療がスムーズに進む場合が多い．

第1にコミュニケーションの問題である．平常時に日本語が流暢であっても，精神症状が悪化すると，日本語はほとんど使えなくなるので要注意であ

る．言語的コミュニケーションがとれない場合は通訳を確保し，通訳を通しての面接となるが，プライバシーに配慮しなければならないので，聞き方に工夫が必要である．また通訳を通すと微妙なニュアンスが伝わらず歯がゆい思いをすることも少なくない．第2に患者は状態像，病名，治療内容，予後から薬の効果や副作用まで詳しい説明を求める場合が多い．日本人の患者以上にインフォームド・コンセントへの配慮が必要となる．個人主義的社会で生まれ育った人であることを常に頭に置いておく必要がある．

第3にほとんどの患者に身体的な症状がみられる．特に神経症圏の場合は不定愁訴，ヒステリー様症状，心身症様症状などを伴う．こうした身体化症状は治療困難であることが多い．第4は経済的問題である．日本での滞在資格を持っていても国民健康保険の支払いが高額だからと保険に未加入の場合は，不法滞在者と同様，自費診療となるので，高額な支払いとなる．救急受診の場合は支払い能力がないこともあり，医療費未払いとなりやすい．第5は法的な問題で，不法滞在や資格外就労が入管に知られるのを怖れている場合がある．患者に住所や電話番号を尋ねるときは慎重にしたい．第6に何らかの問題が生じた場合には，できるだけ国際交流センターや外国人のネットワークを利用し，解決を図る[7]．

2．精神療法的対応

まず第1にコミュニケーションの障害が問題になる．必ずしも日本語のできる家族や知人が同伴しているとは限らない．その場合は，母国語か英語，あるいは身振り手まねを交えた日本語で対応しなければならないが，お互いにコミュニケーションの限界を了解しておく必要がある．とかく日本人治療者は治療者・患者関係において，できることとできないことを曖昧にしておく傾向があるので注意が必要である．外国人患者を治療する場合は，常に相手が契約によって成り立っている社会にいることを銘記しておかなければならない．

第2に治療者の見立てと診断である．情報に限界があることを了解した上で，見立てと診断を考えねばならない．母国での治療歴の有無，家族歴の有無，病像への文化摩擦の関与，民族同一性の障害の程度，また母国における

平均的な人々のパーソナリティーや生活行動パターンも考慮しなければならない．

第3に治療計画を立てる．具体的には滞在ビザの有無，健康保険証の有無，治療費の支払いが可能かどうか，単身なのか家族と来日しているのか，日本に援助者がいるのかいないのかによって治療や援助の仕方が異なる．不法滞在者や保険証がない場合は経済的負担までを考慮して治療者が戦略を考えなければならないことが多い．治療の目標は症状の軽減だが，それには定期的に通院できるか否かが鍵となる．また不安の症状そのものが不法滞在であることや経済的問題だったりすることもあるので，配慮が必要である．

第4に患者への説明と同意である．見立て，診断，治療計画など患者の納得のいく病気の説明と治療の必要性を説明しなければならない．インフォームド・コンセントの問題が，外国人と関わるときには特に必要である．どういう見立てで，なにゆえに，どういう治療が必要なのかという患者の質問に対して，治療者がきちんと説明することで患者はかなり安心する場合が多い．異国で精神障害を患った不安の境遇にできる限り理解を示す必要がある．患者はよく病気になった原因の説明を求めるが，曖昧な説明は患者の不安を引き起こすので避けた方がよい．服薬に対する不安は強いので，副作用を含めた薬の効果を細かく説明する必要がある．

第5に精神療法をできるだけ継続する意味で，言葉が解らなくても耳を傾け，熱心に話を聞いてあげることが必要である．たとえコミュニケーション不足があっても，患者は悩みを語ることによって発散でき，カタルシスになる場合がある．非言語的コミュニケーションが重要な役割を果たしていることは言うまでもない．

第6に面接中に，母国での出来事や政治的状況に話がおよぶ場合もあるので，民族，文化，社会的背景が日本と全く違うことを常に意識しておく必要がある．日本語で会話をしていると母国の話題であっても，日本的発想に陥りやすい．また移住に伴った現実的悩みが葛藤になっている場合，相手がマイノリティの社会に属する人であり，政治・経済・社会的に差別を受けている可能性を考え，精神療法的にはマイノリティの視点に立って患者を理解しなければならない．

第7に治療者との信頼関係ができるにしたがって，母国の家族に対する配慮，母国の社会・文化的背景の認識，患者のもつ言動・行動パターンの文化的理解が必要になる．外国人の精神療法のポイントは，治療者・患者の両者がお互いに文化や社会への同一性の違いを認め合いながら，共同作業をするところにある[5]．

VI. まとめ

　多文化間メンタルヘルスは新しい領域なので，その概念や歴史を振り返ることによって，今日的意義に光をあて，その動向および実践について述べた．今やとなりに外国人が住むこともまれではない．外国人に対するこころのバリアーフリーがごく自然な形でなされたとしても，地球上に国，民族，固有な文化が存在する限り，多文化間メンタルヘルスの重要性は失われるものではない．

【原本】
阿部　裕：多文化間メンタルヘルスの動向と実践．順天堂大学スポーツ健康科学研究．5：1-7，2001

【参考文献】
1) 阿部　裕，宮本忠雄：精神医学的見地からみた文化摩擦．臨床精神医学．16：1375-1382，1987
2) 阿部　裕：外国人労働者―その精神医学的概説．現代のエスプリ．335：19-28，1995
3) 阿部　裕：外国人への心理面接．精神療法マニュアル（阿部，大西，篠木他編），203-207．朝倉書店，東京，1997
4) 阿部　裕：ラテンアメリカ援助―日系2世・3世に対する援助活動．多文化間精神医学の潮流（大西　守編），327-337．診療新社，大阪，1998
5) 阿部　裕：ラテンアメリカ人の心の病と心理療法．現代のエスプリ．377：188-197，1998
6) 阿部　裕：外国人精神障害の最近の動向．臨床精神医学．28：483-490，1999
7) 阿部　裕，三井敏子：神奈川県における外国人支援ネットワークの現状と展望．文化とこころ．4：44-51，2000
8) 秋山　剛，五味渕隆志：異文化間精神医学の展望．臨床精神病理．16：305-319，

1995
9) Binder, J. & Simoes, M.：Sozialpsychiatrie der Gastarbeiter. Forschr Neurol Psychiat 46：342-359, 1978
10) 土居健郎：「甘え」の構造．弘文堂，東京，1971
11) 江畑敬介：精神科救急事例となった在日外国人の24自験例の臨床的検討―特に"病的旅"と"ジェト・ラグ精神病"について．社会精神医学．12：145-153，1989
12) 江畑敬介，曽文星，箕口雅博：移住と適応．日本評論社，東京，1996
13) 江口重幸：症状とその文化的コンテクスト．こころの臨床アラカルト．13：98-102，1994
14) 稲村 博：日本人の海外不適応．NHKブックス377．日本放送出版会，東京，1980
15) Jansson, B：Experience from a psychiatric service to immigrant group using native therapists. Acta Psychiatrica Scandinavica 78：175-178, 1988
16) 木村 敏：人と人との間―精神病理学的日本論．弘文堂，東京，1972
17) Kleinman, A.：Depression, somatization and the new cross-cultural psychiatry. Social Science and Medicine 12：85-93, 1977
18) Kraepelin, E.：Vergleichende Psychiatrie. Zbl. Nervenheilk. Psychiatr 27：413-437, 1904
19) 桑山紀彦：国際結婚とストレス．明石書店，東京，1995
20) Littlewood, R.：From categories to contexts. Brit J Psychiatry 156：308-327, 1990
21) Murphy, H. B. M.：Comparative psychiatry. Springer-Verlag, 1982（内沼，江畑，吉松訳：比較精神医学．星和書店，東京，1992）
22) Nillson, L.：Über "Reisepsychosen"．Der Nervenarzt 37：310-313, 1966
23) 西村 康：文化結合症候群．臨床精神医学．14：696-702，1985
24) 野田文隆：移住と精神障害．日本社会精神医学会雑誌．4：53-57，1995
25) 野田文隆：多様化する多文化間ストレス．臨床精神医学講座23 多文化間精神医学，19-31．中山書店，東京，1998
26) 萩野恒一：わが国におけるTranscultural Psychiatry Researchの動向．精神医学．17：1434-1457，1975
27) 大西 守：異文化ストレス症候群．バベル・プレス，東京，1992
28) Pope, H. G. Jr, Ionescu Pioggia, M. & Yurgelum-Todd, D.：Migration and manic-depressive illness. Comprehensive Psychiatry 24：158-165, 1983
29) 坂口正道，梅津 寛，藤森英之：分裂病類似の精神症状を呈した外国人の精神科救急症例．精神医学．30：1323-1332，1988
30) 鈴木 満，立見泰彦，太田博昭：邦人海外渡航者の精神保健対策．信山社，盛岡，1997
31) Trouvé, J. et al.：Aspects sociologiques des troubles de L'identité dans la pathologie de la migration. Ann Méd Psychol 141：1041-1062, 1983

32) 植本雅治：神戸におけるインドシナ難民．日本社会精神医学会雑誌．4：63-66，1995
33) 植本雅治：インドシナ難民第二世代の精神医学的問題．文化とこころ．3：68-71，1999
34) 梅津　寛，木崎康夫，坂口正道他：最近の松沢病院における外国人症例—特にアジア国籍症例と"外国人労働者"について．精神医学．36：239-247，1994
36) Wittkower, E. D.：Perspectives of transcultural psychiatry. Int. J Psychiatry 8：811-818, 1969

多文化間精神医学の未来

はじめに

　国民投票によるイギリスのEU離脱と，ドナルド・トランプが勝利したアメリカ合衆国大統領選挙はいずれも2016年であった．この世界を揺るがした二つの大きな変化に共通する要因の一つは，移民急増に対する国民の不満と言われる．元々イギリスはヨーロッパの中でも移民に寛容な国であり，特にロンドンは極めて多文化的な国際都市といえるが，リーマンショック以降の経済的な不況によって噴出した国民の不満が移民や難民に向けられ，多文化共存を理念としたEUにNOを突き付ける「不寛容な国」へと変容した．また，自由の国アメリカは，国籍，人種，宗教によって入国者を選別し排除する「不自由な国」となりつつある．このような潮流は現在世界各地でみられるようになり，反グローバリゼーションと呼ばれている．
　20世紀後半，グローバリゼーションによって世界は再構築を迫られたが，その急激な変化は21世紀に入って歪みを生み出し，反グローバリゼーションとなって再び世界が変わろうとしている．
　本稿では，21世紀に世界が直面している移民や難民の問題のなかで，グローバリゼーションとともに発展してきた多文化間精神医学が抱える課題と可能性を，その今日的な動向と実践から検討する．

Ⅰ．多文化間精神医学の流れ

　一般的に，多文化間精神医学の始まりは，20世紀初頭のKraepelinによるジャワ島の比較文化研究とされる．だが，それは，ジャワ島にみられる精神疾患を，西洋の精神医学からみたラベル付でしかなかったといわれて西洋中心主義を脱するものではなかった．しかし，第2次世界大戦後，資本主義経済が国家の枠を超えて世界規模で展開され，科学技術の急速な発達を伴って，人やモノの移動が高速に，そして世界規模に拡大されたことによって，他者との出会いが文化と文化の出会いとなり，多文化的な状況が世界各地で生まれ始めた．1950年代から1960年代にかけては公民権運動，アフリカ諸国の独立，女性運動が活発となり，人種，国籍，性別など，社会の多文化化がさらに深化していった．

　こうした時代背景を受け，多文化主義という用語が北米に登場し始めた1965年，Wittkowerら[14]によって，西洋的な診断の異文化への適用から脱却し，文化相対主義や急激な文化変容による精神的現象に基づくtranscultural psychiatryの概念が提唱された[13]．医療人類学の発展と相まって，1989年にKleinman[11]が疾患から病へという視点を提出し，1994年にはGood[7]は患者が抱える病の意味を中心とするアプローチを強調した．

　1991年にソビエト連邦が崩壊し，本格的なグローバリゼーションの時代が到来すると，移民や難民のメンタルヘルスが社会問題化するようになっていった．そのため，多文化間精神医学の主要な研究は，移民や難民を対象とした臨床実践へと移っていった．そのなかで，医療者の文化的な対応力を表す「文化的コンピテンス」[5]という言葉が注目されるようになり，また，2003年にはKirmayerら[10]が自己表現，自己理解，記憶，アイデンティティの文化的相違が精神科医療に与える影響の大きさを示すなど，移民や難民だけでなく，ホスト国側である医療者の関わりの重要性も認識されるようになった．さらに，Wintrob[22]は，文化的ストレスや，差別や不平等に対するストレスの治療のために，これまでのような患者の診断および治療だけでなく，個人，家族，地域社会に適用されるような「文化的レジリエンス」へ

と，多文化間精神医学研究の拡大を提言した．

2010年以降，戦争や自然災害によって難民が劇的に増加し，2016年には約6,560万人にも達している[20]．こうした流れと並行して，冒頭で述べたように移民や難民に敵意を持つポピュリズムと保護主義的政策が台頭し，彼らのメンタルヘルスは大幅に悪化している．今なお増え続けている移民や難民への医療支援は，今後も多文化間精神医学の課題となるだろう．

現在は，多文化間精神医学は，DSMに代表されるような地球規模での普遍性を追求する比較文化精神医学，文化のコンテクストに沿ったナラティブな重要性を強調する文化・医療人類学，グローバリゼーションの進展に伴って増大する移民・難民の臨床的支援の3領域に分かれ，相互に関連を持ちながら発展している．

移民・難民の研究は，ヨーロッパ諸国をはじめとし，アメリカ・カナダ・イギリス・オーストラリアで多くみられるが，現在までのところ，移住前，移住中，移住後という連続的な移住プロセスを考慮しても，移住そのものがより精神障害を起こしやすくしているという，実証データは得られていない[6]．こうしたことから疫学的比較文化研究は，世界の国々に，普遍的な精神医学的症候群が存在するのかどうかを研究するのに適した方法論だが，移民・難民の精神科的支援やメンタルヘルスにはある一定の成果しか出していない．

それに対して，文化・医療人類学的アプローチや移民・難民への臨床精神医学的アプローチは今後のグローバリゼーションを考慮すると，極めて重要な領域であろうと考えられる．移民・難民を文化や癒やしという視点から支援していくことこそ，真のtranscultural psychiatryの発展といえるだろう．

II．日本における多文化間精神医学の発展

多文化の意味は，民族や国籍の違いだけにとどまらず，都市と農村，LGBT，男女差なども含めた広義の意味で使用している．グローバリゼーションとは国家などの境界を越えて広がり一体化していくこと，特に経済活動やものの考え方などを世界的規模に広げることであるといわれている．と

同時に人間の行動や活動，そしてこころも国境を越えていろいろな地域に広がっていく．ただ，こころのグローバル化を考えると，日本に居ながらにしてメディアを通して国境を越える場合も想定できる．そうしたできごともなんらかの形でメンタルヘルスに影響を与えることも確かであろう．しかしここでは，こころを持つ個人が，さまざまな文化的背景を持つ人々と国境を越えて地球的規模で繋がっていくことを前提に考える．

その典型的な例が移民であり，難民であろう．移民・難民の横溢は世界中至るところでみられ，その受け入れについては世界中の国々が苦慮しているところである．日本では1980年代にインドシナ難民が，1990年初めに日系ラテンアメリカ人が，難民，移民（労働者）として来日している．それ以降日本は移民・難民に原則を閉じており，難民に認定されるのは年10〜30人程度である．少子高齢化に直面している日本で，労働者が不足し，外国人の手を借りなければならないのは自明の理であるが，移民は受け入れない国策を取っている．その代わりに，技能実習生や留学生の名を借りた労働者を，ベトナム，中国，ネパールなどのアジアの国々から迎え入れているが，実質的には移民の受け入れ解禁といわざるを得ない．

上記の状況であるが，入国してきた外国人に精神医学的に何が起こっているのか，メンタルヘルスはどうなっているのかについての精神医学的な知見はほとんどないといってよい．こうした移民・難民について，彼らのメンタルヘルス，精神疾患の病理や診断，治療，支援ネットワークなどの知見を得ることは，今日の多文化間精神医学の重要な課題と考えられる．

Ⅲ．移民について得られた臨床医学的知見

東京都心の多文化外来を診療したラテンアメリカ人について考えてみたい．2006年3月1日から2015年2月末日までの10年間に，759人のラテンアメリカ人がクリニックを初診した．診断は，うつ病と適応障害が多くみられた．診断はDSM-Ⅳ TRで行ったが，操作的診断であるDSMは治療についてはほとんど役立たないといってよい．なぜならDSMは横断的な症状に対してつける診断であり，縦断的に診ることができないからである．しかし移民

の診断や治療にとって重要なことは，移住前，移住中，移住後という三つのプロセスを通して縦断的に診ることである．すなわちLittlewood[12]のいう文化のコンテクストから症例を見る，あるいは対話的民族誌[16]の視点から話を聞くという，過去から現在あるいは未来に向かう中で患者を診ることなしに，治療的戦略を考えることは難しい．

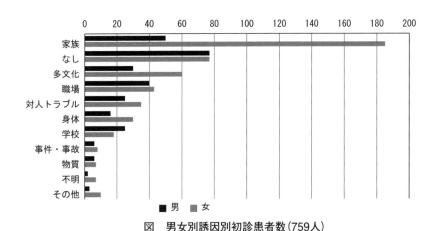

図　男女別誘因別初診患者数（759人）

図に示すように，発病の誘因は家族問題が最も多く，次いで多文化問題，職場，対人トラブル，身体，学校と続いている．家族問題では，もともと移住前から問題は抱えていたが，移住後にそれぞれの日本への適応の度合いやスピードが違ったために，多文化間葛藤となりうつ病やパニック障害が発症するケースが特に女性にみられた．こうした症例では，すでに抱えていた家族間葛藤に，多文化間葛藤が加わって発症したものであり，移住前から来院に至るまでの家族の生活史を聴くことなしに，治療戦略を練ることは困難であった．職場の問題にしても，初期に来日した人たちは，移住に伴って社会的・経済的地位が低下したために，男性でうつ病を発症する症例がみられた．母国にいた時は，大学教授，医師，弁護士といったステータスにあったが，来日後は単純労働者として工場で働くことになり，社会的役割の喪失となったのであろう．こうした症例も，母国のどういう状況の中で生まれ育ち

高い地位を得, なぜ来日し, 日本でどういう感情を抱いたのかを聴くことなしに, 治療は困難であった.

　また家族, 多文化に関係した, 文化アイデンティティの揺らぎが, うつ病や一過性の精神病を発症することも珍しくない[3]. たとえば母国での幼少期を裕福な家庭で育ったが, 来日後は家族関係が悪化する中で, 社会の底辺へと転落していった事例である. しかし, 20歳の時に人生をやり直そうと一念発起し, 通訳として外資系の会社に就職する. 最初は社長に依存しながら仕事をこなしていたが, 徐々に周りのことが気になるようになり, 錯乱状態でクリニックを受診する. このような自我アイデンティティと文化アイデンティティの問題を同時に抱え込む事例では, 文化的視点を組み込んだ生活史や現病歴の聴き取りができない限り, 診断はおろか治療方針さえ出すことも困難となる. 特にラテンアメリカ人となれば, 文化の問題だけでなく, 患者医師間をコミュニケートする言語も英語ではなくスペイン語かポルトガル語であり, ときには医療通訳の手を借り, 極めて困難な文化のコンテクストに沿った対話を進めなければならない.

　以上, 述べてきたことから, 多文化症例は個人的要因や家族などの要因に, 文化変容が組み合わさった形で発症に至っている. と同時に回復に向かう時にもなんらかの形で文化変容をうまく利用し多文化葛藤を乗り越えていくと推測される. 文化変容がネガティブな側面だけでなく, 創造性を含んだポジティブな側面を持つことはよく知られている. またカルチュアショックの経過においても, 文化に対する不適応から適応に変化していく時期があることが知られている. そうした文化変容のポジティブな側面に視座を移せばレジリエンスの概念が重要なものとして浮上してくる.

　Gunnestad[8] は文化的レジリエンスとして, (1) ネットワーク要因, (2) 能力とスキル, (3) 意味, 価値観, 信念の三つをあげている. (1) は, 家族, 友人, 近隣の人, 教師などで外部からの支援をしてくれるもの, (2) は個人的な資質や学習したもの, (3) は自己アイデンティティを支えるものとして位置づけている. また, Spenceら[19] は, アボリジニ文化において, 伝統的な言葉, 伝統的な儀式活動, 先住民の文化, 長老, 自然環境の認識を含

むコミュニティの文化的結束力が，人種差別に対して，直接的，間接的に，レジリエンスとして作用しているという．Romeroら[17]も民族アイデンティティの強さが，自尊感情やうつ状態に保護的に作用し，レジリエンスとして機能しているという．

加藤[9]は現代精神医学において，明確な予防・治療的視点を打ち出す理論的布置を持っているのがレジリエンスモデルであると言い，その特徴は，発病の誘因となる出来事，環境，ひいては病気そのものに抗し，跳ね返し，克服する復元力，あるいは回復力を重視し，発病予防，回復過程に組するものとしている．そして，病因論の観点からは単純な因果論的見方から離れ，発病は非線状的，あるいは多元的に決定されるという．レジリエンスは個人レベルから，家族，共同体，コスモスの次元まで多元的に横断し，単に元の状態への回復ではなく，新しい健康への変容を含意している．これをより具体的，細かに規定するものを，下地[18]は実践的レジリエンスと名づけている．また大塚[15]も，レジリエンスの意味は，単に回復するということよりも，崩壊を通じての成長と適応を意味すると述べている．

事例それぞれの病に内在する問題を，その人のヒストリーから読み取る，それはまさしくその人の生きてきた文化を読み解いていく作業に他ならない．病に内在するさまざまな文化的要素，個人，家族，友達，地域，行政区，国，民族，宗教，地球，コスモス，それぞれが病の本質になんらかの形で関わっている．ただ個人個人によってその重みづけは異なっているかもしれない．その重みづけや相互の関連性を読み取るのが，病の文化を読み解く重要な要素である．「カテゴリーから文化のコンテクストへ」[12]というパラダイムの転換は，実は，トラウマやストレスというネガティブな視点から，レジリエンスというポジティブな視点への転換であったといえるであろう．

IV．臨床におけるレジリエンスの重要性

大月[16]は，統合失調症と双極性障害の2女性例を取り上げ，実存的苦悩を共有できたときに病は回復に向かい，そこにレジリエンスを想定している．メキシコの文化人類学者Castanedaのナワールとトナールの概念を引用

し，ナワールとは動的平衡系であり人間に生気を与え感動をもたらすもの，トナールとは，人間が生育とともに作り上げた言語的，社会的な世界の存立機制であり，病者が，実存的苦悩を感じ取るときに初めてナワールと繋がりレジリエンスに結びつくとする．ナワールと繋がるためには，病者を対話的民族誌の方法で読み取り，出会いの瞬間を逃さず，病者のこころを感じ取ることが重要であるという．筆者も，統合失調症者が，自然環境における主体的な人間存在の自己了解としての風土と繋がることで，レジリエンスになりえること[1]，また，コタール症候群の症例[2]では，病者が太陽，月，季節という自然のリズムに融合しながら大地に根を下ろしたことが，回復への契機となり，レジリエンスに繋がったことを論述した．

加藤[9]は「社会進化論の立場から言うなら，伝統的な村落共同体やコスモロジー，神話，宗教などは，自然災害や戦争による仲間の死などの逆境を跳ね返し生き抜くための，集団レジリエンスの社会・文化的装置といえるだろう」と述べている．文化は個人，家族，友達，近隣，学校，地域，行政区，国，民族，宗教，地球，コスモスなど，いろいろな多層的次元から構築されており，どの次元に繋がってもレジリエンスが引き出されるような社会・文化的装置が仕掛けられていると考えていいであろう．しかし，治療者側が，病者の文化のコンテクストに沿って聴く姿勢，あるいは，大月の述べるような対話的民族誌的方法での読み取りを行わない限り，病者のもつレジリエンスを引き出すことに繋がる可能性は極めて低いであろう．

文化のコンテクストに沿った対話が，より文化の違った人たちに有効であることは言を待たない．今日の日本において，こうした対話が必要な人たちの中心に，移民や難民が位置づけられていることは，ほとんどの精神科医が認めるところであろう．多文化間精神医学の精神科臨床で求められているものは，移民・難民の病者との対話の中で，その場その場に仕掛けられている，レジリエンスを引き出すような社会・文化的装置に治療者が気づき，それを治療にうまく適用できるようにすることなのではないだろうか．

前述したように，実際の多文化臨床の自験例から発症要因として最も多かった家族問題を取り上げる．家族問題で多くみられるのは，母国にいた時に共通して持っていた母国の文化に裏打ちされた意味づけ，価値観，信頼

感，宗教観が揺らぎ，家族での共有感が崩壊しやすいことである．レジリエンスは，崩壊を通じての新たな成長と適応と述べたが，正しく，外国人治療で必要なことは，文化のコンテクストに沿った対話を行い，個人あるいは家族に多層的に存在するレジリエンスを引き出すことであろう．ただ，対話の中で話されることは，必ずしも家族に集約されるわけではない．それは学校の話であるかもしれないし，地域のこと，あるいは遠く離れた故郷の家族のことであるかもしれない．そこで話される問題が，どの次元の問題なのかを，治療者は細心の注意を払い常に耳を傾けておかなければならないであろう．

　Ventriglioら[21]は移民との対話におけるレジリエンスの重要な要素として以下のことを述べている．まず治療者が属するマジョリティ文化を正確に認識しておくこと．次に，移民が所属感を持てるようなグループ社会を提供すること．3番目に，彼らの傷ついた苦悩体験を理解，信用し，支援につながる方法を提供すること．4番目に，トラウマ体験を丁寧に聴き上手く取り扱うこと．5番目に，医療とは別なインフォーマルなコミュニティのリーダーや宗教家，種々の専門家のネットワークに入れるような支援をすること．そして，治療者に要求されることとして，文化的な問題，トラウマを抱えてきた生活史に気づく能力を揚げ，それにはより高い文化的感受性と文化に適した対応能力を求めている．

　ここでも，レジリエンスに繋がるものは多層的であることが示唆されている．そして，外国人に対してステレオタイプな見方や差別を生み出さないためにも，まず治療者自身が自文化そのものを正確に把握しておくことが必要であろう．

V．グローバル化と多文化間精神医学

　今日われわれは，文化の根底に位置し，文化を創り出してきた，自然，季節，大地，コスモスといった大宇宙からはかなり離れたところに位置するようになった．そして文化的次元においてすら，直接的な人間同士の出会いや会話は減少し，現実世界はバーチャルな世界やAIに取って代わられようと

している．医療の現場も本来は医療に馴染まない，効率化，スピード化，競争化が求められ，精神科医療の現場も同様となっている．精神科医は，文化のコンテクストに沿った対話を丁寧に聴いている余裕もなく，操作的診断をつけ，SSRIや非定型抗精神病薬を投与してその日の治療は終了である．

　だが，こうした状況もグローバリゼーションの発展と軌を一にしていると考えられる．だとすれば，このグルーバリゼーションの波に飲み込まれることに抗する一つの手段として，文化のコンテクストに沿った対話から，病者のレジリエンスを引き出す作業は，精神医学において絶対に必要な要件であろう．地球規模で普遍性を求めるグローバリゼーションのプラスの意味はさておき，精神科医療における個々の病者の診断や治療は，普遍性の追求だけでは困難が待ち受けているであろう．なぜなら，個々の病者は，それぞれが異なった家庭で生まれ育ち，異なった文化や社会の中で生活し，生きている．それは普遍とは相いれない，独自性であろう．

　前述したような普遍性を求める比較文化精神医学の領域は，グローバリゼーションの恩恵に浴している部分であろう．しかし，グローバリゼーションも一役を担っている，移民・難民の増加に対しては，グローバリゼーションはむしろマイナスに作用しているのではないだろうか．そうした移民・難民が抱える多重ストレスは必ずしも病とはいえない．モロッコ移民の支援に携わるAchoteguiは多重ストレスを抱える移民を，病とは考えず「ユリシーズ症候群」[4]と呼び，メンタルヘルスの領域であると言及している．

　多文化間精神医学の中に，比較文化精神医学，文化・医療人類学，移民・難民支援の臨床の3領域があることを前述した．ただグローバリゼーションが進展するに従って，三つの関係性は変化することが想定される．精神科医療が，診断・治療やリハビリテーションから予防へとシフトするに従って，より文化・医療人類学的な知見を借用し，移民・難民の支援がその予防へと発展するであろう．また，DSMの流れを見るとDSM-5では文化の問題を文化的定式化という形でより重要視し，9個の文化結合症候群を苦悩の文化的概念という言葉に置き換えて，付録に掲載している．そう考えると，比較文化精神医学の領域は文化・医療人類学領域とより密接な関係になりつつあるともいえる．

おわりに

　今日，レジリエンスほどわれわれを勇気づけてくれる言葉はない．移民・難民の臨床経験から，医療人類学領域とも関係の強いレジリエンスに言及しながら，グローバリゼーションと多文化間精神医学の未来について，論を進めた．今後，グルーバル化あるいは反グローバル化はいよいよ進展すると考えられるが，人のこころを扱う精神医学は，常にグローバル化と一定の距離を保ちつつ進む必要があるであろうし，特に多文化間精神医学は，グローバリゼーションが内包している文化の変容と密接に関わりを持つため，その重要性は揺るぎないものになることを切に希望している．精神科臨床という視点に戻れば，さらなるグローバリゼーションに対して，レジリエンスをいかに引き出し，活用できるかが，今後の大きな課題であろう．

【参考文献】

1) 阿部　裕：1分裂病者の風土論的考察．臨床精神医学．12：217-225，1983
2) 阿部　裕：Cotards症状群の成立過程―生・死・再生．臨床精神医学．17：365-373，1988
3) 阿部　裕，湯浅　紋：こころのグローバル化―外来精神医療の視点から．こころと文化．16：42-50，2017
4) Achotegui, J.：El síndrome de ulises. Síndrome del inmigrante con estrés crónico ymútiple. El mundo de la mente, Llançá, 2009
5) Cross, T., Bazron, B.J., Dennis, K.W. et al.：Towards a culturally competent system of care: A monograph on effective services for minority children who are severely emotionally disturbed. CASSP Technical Assistance Center, Georgetown University Child Development Center, 1989
6) Dinesh Bhugra, Susham Gupta (Eds)：Migration and Mental Health. Cambrige University Press, 2011（野田文隆監訳，李　創鎬，大塚公一郎，鵜川　晃訳：移住者と難民のメンタルヘルス―移動する人の文化精神医学．明石書店，東京，2017）
7) Good, B.J.：Medicine, rationality and experience: An anthropological perspective. Cambridge University Press, Cambridge, 1994
8) Gunnestad, A.：Resilience in a cross-cultural perspective: how resilience is generated in different cultures. 2006. Journal of Intercultural Communication. http://www.immi.se/intercultural/

9) 加藤　敏：現代精神医学におけるレジリアンスの概念の意義．レジリアンス(八木剛平，加藤　敏編)，2-23．金原出版，東京，2009
10) Kirmayer, L.J. & Pedersen, D.：Toward a new architecture for global mental health. Transcultural Psychiatry 51：759-776, 2014
11) Kleinman, A.：The illness narratives: Suffering, healing, and the human condition. Basic Books, New York, 1989
12) Littlewood, R.：From categories to contexts. Brit J Psychiatry 156：308-327, 1990
13) 西川長夫：多文化主義とアイデンティティ概念をめぐる二，三の考察—アイデンティティ論のために．立命館言語文化研究．12：23-36，2000
14) Wittkower, E.D. & Rin, H.：Transcultural psychiatry. Arch Gen Psychiatry 13：387-394, 1965
15) 大塚公一郎：文化の諸相とレジリアンス．レジリアンス・文化・創造(加藤　敏編)，17-29．金原出版，東京，2012
16) 大月康義：レジリアンスと地域精神医学．こころと文化．15：30-35，2016
17) Romero, A.J., Edwards, L.M., Fryberg, S.A. et al.：Resilience to discrimination stress across ethic identity stages of development. J Applied Social Psychology 44：1-11, 2014
18) 下地明友：レジリアンス・病・文化．レジリアンス・文化・創造(加藤　敏編)，2-15．金原出版，東京，2012
19) Spence, D.N., Wells, S., Graham, K. et al.：Racial discrimination, cultural resilience, and Stress. Can J Psychiatry 61：298-307, 2016
20) UNHCR：数字で見る難民情勢(2016年)．http://www.unhcr.org/jp/global_trends_2016
21) Ventriglio, A. & Bhugra, D.：Migration, trauma and resilience. Trauma and Migration: Cultural factors in the diagnosis and treatment of traumatized immigrants (Ed by Schouler-Ocak). Springer International Publishing, Switzerland, 2015
22) Wintrob, R.：Reflections on current research and future challenges in cultural psychiatry. Transcultural Psychiatry 50：765-768, 2013

第3部
比較文化

うつ病性妄想の日本的特質

はじめに

　うつ病の三大妄想を考えた時にドイツでは罪責妄想に特別な地位が与えられている．Kraus A[14]は，罪責，非難への傾向を一度も示さない躁うつ病はほとんどなく，またGlatzel J[8]は，あらゆる循環病の妄想は罪責妄想であるとまで言い切っている．そしてKraepelin E以来のドイツ精神医学を受け入れた日本でも，罪責妄想が特に重要視されていることは，1968年に行われたうつ病のシンポジウムからもみてとることができる．

　一方，宮本[16]は，うつ病の三大妄想の中で貧困妄想をもっとも基本的，中核的なものとみて論を展開している．その理由の一つとして罪責や心気は心因性のうつ病をはじめ神経症や統合失調症にも現れるが，貧困にかかわる不安や妄想は内因性うつ病に特異的な主題であるという．罪責と貧困のどちらをより根本的なものとみるかに，西欧と日本の差異が現れている可能性があり，とりあえず罪責的視点を括弧にいれて貧困妄想に立ち返り，うつ病の妄想の日本的特質を考えてみたい．

Ⅰ．貧困妄想の位置づけ

　貧困妄想をうつ病の妄想の中心に据えるにあたり，まず比較文化的視点から貧困妄想を考えてみたい．Pfeiffer WM[20]は，アジアとアフリカのうつ病

者を取り上げ，うつ病性妄想の比較検討を行っている．心気妄想はあらゆる地域にかなり普遍的にみられ，貧困妄想は中国と日本に多く，罪責妄想は地域によってかなり差があり，西アフリカのセネガルではまったくみられないという．Janzarik W[9)]は，無差別に選んだ躁うつ病200例を調べ，心気，貧困，罪責主題がそれぞれ，86，57，85例であることを示した．

ごく最近のうつ病の妄想研究を表に提示した．診断方法がさまざまなのでばらつきがある．DSM-Ⅲの精神病像を伴う大うつ病で貧困妄想がみられないのは，おそらく項目に貧困や破滅という言葉がないためであろう．罪責妄想と比較して貧困妄想の割合があまり変わらないところと極端に少ないところがある．

表 うつ病性妄想の分類

年	研究者	国	診断	患者数	妄想のタイプ（％）				
					罪業	迫害	心気	貧困	虚無
1983	Frangos et al.	ギリシャ	RDC（単極性精神病性大うつ病）	145	43.1	43.7	29.2	6.6	43.7
1986	Lykouras et al.	ギリシャ	DSM-Ⅲ（精神病像を伴う大うつ病）	55	43.6	50.9	12.7	—	7.3
1987	Tölle, Wefelmeyer	ドイツ	ICD-9（内因性うつ病）	88	47.7	29.5	11.4	11.4	—
1988	Miller, Chabrier	アメリカ	DSM-Ⅲ（精神病像を伴う大うつ病）	45	66.7	68.9	31.1	—	—
1990	阿部	日本	内因性うつ病（双極＋単極）かつDSM-Ⅲ（大うつ病）を満たす	102	5.9	6.9	5.9	4.9	—
1991	Kwhs	ドイツ	ICD-9（内因性うつ病）	160	11.9	4.4	5.6	7.5	1.9

やはり宮本[17)]が言うように，貧困妄想をどう位置づけるかが問題となろう．Peters UH[19)]の精神医学辞典には，貧困妄想は"完全に困窮している，罪の判断を下される，または一家の経済的破綻に直面して，そのために肉親が餓死しなければならないといううつ病の妄想様観念"とある．日本では一般的に"経済的に破綻して一家が路頭に迷う"というように考えられてき

た．松江ら[15]の報告でも，自我同一性の危機という言葉は用いているものの，症例では経済上の喪失が主題になっている．

　貧困妄想の概念を"自分や周囲が困窮したり破滅したり，あるいは罰せられる"と考えれば，その数はかなり増えるだろうと推測される．Verarmungswhanは，フランスでは"ideé de ruine"（破滅妄想）やideé de misére"（悲惨妄想），スペイン[5]では"delirio de ruina"（破滅妄想）と呼ばれている．これらの方が困窮，没落，破滅というニュアンスをより適切に表現しているように思われる．経済問題とはあまり関係のない症例を提示したい．

〈症例A〉初診時　50歳代前半　女性
　1年前から夫に愛人がいるのではと疑惑をもち，徐々に不眠，おっくうさが出現する．"記憶力が落ち，目も悪く，耳も聴こえにくい．自分はもうだめだ，末期だから……"と小声で話し，不眠，希死念慮が強いため入院となった．10カ月後退院し，外来通院していたが，半年後から"夜は1時間しか眠れない．生きていても仕方がない．歯がぼろぼろになった"など，否定的な感情の訴えが続くようになった．その3週間後に"死期が迫っている．みんなに合わせる顔がない．子どもがだめになって，死んでしまう．ああ全滅してしまう．台所に何もなくなってしまった．米だけでは生きていくことができない"と沈うつなようすで訴えたため再院となった．入院後もしばらくこの訴えは続いた．

　症例Aのように，自分がだめになってしまったと感じ，そのために，家族あるいは自分の周りのものまでが破滅してしまうと訴える患者はかなり多いと考えられる．その場合，経済的条件は必ずしも必須ではない．もう一度妄想の原点に戻って，貧困妄想を考えてみたい．うつ病者のすべてが妄想をもつわけではないが，生気的不全感が出現し，無能力感や劣等感が強まれば，何らかの妄想的な萌芽が準備されるはずである．Schneider K[22]も"身体的な循環性抑うつも，本来の生気的抑うつも含めて，多くの場合，心的な暈をもっている"という．この心的な暈は木村[13]の言葉を借りれば，"とりかえ

しのつかぬ"というノエシス的, 前述語的事態であり, Glatzel[8]に言わせれば罪責確信(Schuldgewißheit)ということになる. しかし木村とGlatzelは, この妄想の生じてくる根源領野に罪責をみているが, 臨床的な患者の言葉や感情を取り上げてみても, 必ずしもそこに罪責がみられるわけではない. 阿部[1]はこの妄想の萌芽を人格全体に対する負の価値判断と呼んでいる.

精神運動抑止が強くなると, 多くのうつ病患者は"何もすることができない. もうだめだ"と現状を訴える. そこには人間として生きていくことのできない悲しみが秘められており, 自己の存在を否定しようとする思考が働き始めている. そして"自分自身が破滅してしまう"という構造がみられる. この構造は三大妄想の中では貧困妄想により近縁である. この"自分の破滅"から身体, 自分の環境, 対人関係の破滅へと思考は進んでいく. 身体の破滅感はそのまま身体次元で心気妄想へ, 自分の家族, 共同体, 環境の破滅感は風土次元で貧困妄想へ, 対人関係の破滅感は文化次元で罪責妄想へ結実していくと考えられる. このように"自分が破滅する"という体験を妄想の萌芽とみてとると, 貧困妄想がうつ病性妄想の中核に位置してもおかしくない.

心気妄想について一言触れておくと, おそらく身体次元の心気妄想は世界各国, 相対的に多い少ないはあるものの, ほぼ普遍的に存在するだろう. それは"文化に依存しない中核うつ病は, 身体症状が主役である仮面や未熟型であろう"というAngst J[6]の主張と一脈通じるところがある. それゆえ, 心気妄想における日本的特質を抽出するのはかなり難しい.

またうつ病者の自然親和性については他で述べた[4]ことがあるし, Tellenbach H[23]も指摘しているので, ここでは論じないが, うつ病の本態そのものが人間と自然とを結ぶ接点で, 多くの場合, 生起し変動している. 体内リズム, 季節性感情障害, 引っ越しうつ病の存在などがその証左となろう. それゆえ人間と自然を結ぶ地平, すなわち風土次元に貧困妄想が存在する以上, 貧困妄想をうつ病性妄想の中核に据えることは, うつ病の本質からみても矛盾しない.

Ⅱ. 貧困妄想の日本的特質

　前章で述べたように，貧困妄想を，理由はどうであれ（たとえば自分の過失や病気），自分のために家族や自分の周囲が破滅していくと考えれば，風土次元との強い結びつきが示唆される．なぜなら，風土次元とは人間と自然が最初に出会う場所であり，最初の所有と喪失の相剋が引き起こされる場であるからである．それでは貧困妄想がどういう形で風土次元に出現し，どういう日本的特質をとりやすいのかを症例を通して明らかにしていきたい．

〈症例B〉 初診時　30歳代後半　男性
　3月いっぱいで今まで耕していた農地をすべて他人に貸してしまい，事務員として会社に勤めることになった．その頃より元気がなくなり落ち込んでいた．4月末に慕っていた長姉の夫が癌で死亡したことも加わり，いよいよ抑うつ的となった．6月に入ると，自分がいたらみんなに迷惑がかかると自分を責め，自分の頭を殴ったりする．"もうだめだ，もうだめだ"と言いながら，自分の部屋に閉じ籠もって，深いため息をついているため外来を受診した．初診から数カ月にわたって次のように訴えていた．"もうだめなんです．いなくなってしまいたい．この状態だと生き地獄だと思います．気力のなさは生まれた時からあった気がします．このままではすべての人に迷惑がかかる．こういうことでは先祖代々続いたB家が絶えてしまう．このまま30年も生きるとしたらどうしようかと思う"．

〈症例C〉 初診時　50歳代後半　男性
　北関東に生まれ育ち祖父の代から大工をしていて，父が死亡した後はK組の代表になった．町の有力者で資産家でもある．昨年の初め頃より土地や軽トラックを購入したり，息子と娘の結婚式で出費が多く借金がかさんでいた．今年に入り糖尿病を指摘され，食事も満足にとれず，不安，焦燥，不眠の状態になった．ドアを取り付ける簡単な仕事が巨大ビルを建てるほどの仕事に思え，不安で億劫な毎日が続いた．親戚の結婚式に出席し"S組はこん

なに繁盛しているのに，どうしてK組はだめなのだろう"と泣いたり"心配事は何もないのに苦しい．自分が悪い，死んで詫びるしかない"と考え，自殺企図をしたため入院となった．入院前から持続していたK組の心配については，"精神科に入院していることが世間にばれたら息子や孫の代まで噂され，K組もおしまいだ"と言って泣いていたが，間もなく訴えなくなった．

これらはともに貧困妄想と罪責妄想の混在した例であるが，臨床的に丹念に患者をみていくと，これらと同様に，たいていの症例は両面を持ち合わせている．症例Bに特徴的なのは"先祖代々続いたB家が，自分のために絶えてしまう"という言説である．Bは十数代続く北関東の農家に次男として生まれ，長男が家を出たためBが農業を継いでいた．今日，家父長的な"家"制度は崩壊したとはいえ，地縁，血縁といった村落共同体的"家"観念は現在も存続している．そしてこの"家"観念そのものが，日本においては生成・発展する風土の中に脈々と受け継がれている．家系の破滅は先祖代々から引き継がれた家，人，財産，土地の喪失を意味している．

症例Cでは，自分が病気になったことが，子孫にまで影響を及ぼし，日本特有の共同体的"組"を破滅させてしまうという考えに至っている．家系の破滅についてはすでに述べたが，共同体的"組"の破滅についても同様なことが言える．昔から村組，五人組，講組といった組は，冠婚葬祭の互助組織あるいは経済的互助組織として位置づけられ，村落共同体，あるいは村の生活を維持するのに欠かすことのできないものであった．大工としての組も，"結"としての講組の延長上に構成されたものと考えられ，基本的にはその地域や土地に根ざしたものである．それゆえ"組"の破滅は，共同体の消滅と同時に，組の所有する物や地域の消滅も意味している．

こう考えてくると，一見，風土から独立した文化レベルのものが消滅するようにもみえるが，実は自然と結びついたレベルでの消滅が起こっているわけである．すなわち家系や組の破滅とは単に文化次元の組織だけでなく，土地や自然と結びついた日本の風土的自然—当然そこに住む人々も含まれている—そのものの消滅を意味している．以上のことより貧困妄想が文化次元ではなくより根源的な風土次元と結びつき日本的な"風土の妄想化"として析

出していることが解る．

　次により風土的自然と結びついた貧困妄想の例を提示したい．ここでは風土の内部から，より自然に近い風土を問題にし，直接に住環境に執着するうつ病を通じて日本的特質を明らかにしたい．

〈症例D〉　初診時　40歳代後半　男子

　北関東の農家に生まれ育ち，地元の中学校を卒業した後は，鉄筋工に従事していた．家を建てようと決意した頃から吐気，手足のしびれを訴え軽うつ状態になった．翌年の秋，家が完成の後に，自ら家に続く新しい道をつくった．間もなく引っ越しをするが，この頃より"新しくつくった道は雨が降ると崩れるのではないか""梅雨時や田植時になると横を流れる小川の水かさが増して，道まで溢れて通れなくなるのではないか"と一日中，これらのことばかり心配し，臥床しがちになった．家族の呼びかけにはほとんど答えず，"道が狭いのは子どもにとっても困ることだ，もうだめだ"と悲観的になるため入院となった．この住環境への妄想的固着は4カ月間持続した．

〈症例E〉　入院時　60歳代前半　男子

　50歳半ばで中学校の教諭を退職し，7年後に35年間住みなれた家を出なければならなくなり新築を計画した．新居完成間近に，方位を祈禱師にみてもらったところ，今年は絶対に新築してはいけない年だと言われ，しだいに気になり始めた．徐々に不安，焦燥感が出現し，仕事も手につかなかったためお祓いしてもらった．しかし"風呂場の煙突と屋根が近づき過ぎていて，火事になって燃えてしまう．ガスコンロのガス管と火元とが近いため，爆発して家がなくなってしまう"と執拗に訴えた．そしてすべてを業者に任せた自分が悪いと自責的になったため入院となった．

　この両者は自分のために，自分の所有する家屋や敷地が消滅して，家族も不幸になるという妄想的確信である．自分の家族が困窮し，家族と環境が破滅してしまうと考えれば，やはり貧困妄想の1型といえるだろう．これらの症例は，まさに人間と自然が出会う場所で破滅が起ころうとしている．新し

くつくった道は自分や家族が通る道であり，まったく知らない自然の山道ではない．草木を植えようとする庭は単なる見知らぬ土地ではない．自分，家族，村落共同体の人たちが利用する道であり庭である．そして火事になったり，爆発してなくなってしまう家は，まさに自分と家族の家である．

　このように症例D，EはB，Cに比べてより風土的自然に密着した形で貧困妄想が生じている．さてこの4症例から日本的特質を考えてみたい．前章で風土を規定し，その風土の地平に貧困妄想が生じる可能性を論じ，この章において，症例を通してそのことを明らかにしてきた．言い換えれば，貧困妄想の中に日本的風土の特質をみることができる．すなわち症例で示したように，"家""組""共同体"や，住環境の固着をテーマとする貧困妄想がかなり日本的特質をもっているということができる．

　西欧では，風土はclimateやclimaと訳されるが，climateやclimaに前章で定義したような風土の意味はなく，人間と切り離された自然環境という意味しかない．日本人は自然の懐に抱かれ，自然の中に融合し一体となっているが，西欧の人々は自然とはかなり対立的に生きている．それゆえ後者では，人間と自然との関係は，それほど意味がなく自然を通り越して世界に向ってしまう．

　Tellenbach[23]は，次のような貧困妄想の症例をあげている．高校教師ハンスDはある病院に送られることになったが，その病院で落ち着かなくなり，しだいに貧困妄想を口にしはじめた．"自分は世界をだめにしてしまった""自分はとっくの昔に死んでいなくてはならないはずなのに，まだ生きている．そのため自分は生命の法則を破ってしまった，だから世界が破滅したのだ，それで自分は途方もない罪を背負いこんだのだ"

　日本人は自然環境を愛着のある自然，家（家系），組，村落共同体というような形で了解し，風土を形成しているが，西欧では風土という概念はなく常に個人対世界である．だからこの症例のように貧困妄想は自分，家族から一挙に世界の破滅へと至ってしまうことが多い．

Ⅲ．罪責妄想の日本的特質

　この領域では木村[11,12]の多くの論文があり，ドイツの罪責と比較して日本的特質を論じている．その要点は以下のごとくである．日本人のうつ病患者は時間的な観点からは過去に求められ，御先祖様に対して，空間的には自己と他者の間，すなわち世間に対して申し訳がないという形で罪が自覚される．それゆえ自己の罪が体験されている時には，何らの因果性や論理性は差し挟まれない．

　これに対して，ドイツ人の患者では，神や道徳あるいは自己に課せられる義務を果たさなかったという理由のために，自分自身において罪が自覚される．それゆえ業務の不履行の結果として相手に不幸を及ぼしているという因果関連的な構造を示す．

　後に木村が，日本人の罪の自覚を一元論的，ドイツ人のそれを二元論的に捉えたこと自体に，すでに西欧的枠組の内での罪の問題をみており，結局はインスタンツが何であるかが問われるべきだろうと述べている．

　前章の症例をもう一度振り返ってみよう．インスタンツは症例B（自分がいたらみんなに迷惑がかかる）が世間，症例D（道が狭いのは子どもにとって困ることだ）が家族であり，木村の言うように人と人との間である．症例C（自分が悪い，死んで詫びるしかない）と症例E（すべてを業者に任せた自分が悪い）は，純粋な自己志向性罪責体験をとっているが，やはりインスタンツは世の中という不特定多数と推測される．

　なぜ日本ではインスタンツが世間，すなわち人と人との間になってしまうのだろうか．そこでは当然，日本的風土が問題になってくる．罪責妄想は貧困妄想と違って，自然の直接的な介入の余地のない人間関係の次元であるから，文化次元ということになろう．しかし文化は常に下部構造の風土によって支えられている．日本的風土次元では，自己―家―村落共同体というような"間柄―地域共同体"が舞台になっているわけであるから，文化次元である罪責のインスタンツが世間になるのは当然といえよう．

　加藤[10]は"悪の象徴系"という概念を導入し，その表現様式の差異から，

悪を精神的秩序の位相で表現する"罪の象徴系"と，自然的秩序の位相で表現する"ケガレの象徴系"に分け，前者に罪責，後者に心気と貧困主題が出現することを論じている．宮田[18]によると日本では，古代から罪は"ケガレ"として意識され，簡単に水に流すことができると考えられてきたという．こういうことからも"ケガレ"の象徴系である貧困妄想が，日本で三大妄想の中核に据えられても決して不思議ではない．それに対して西欧では，個人—世界という図式の中で自我の発達があり，超自我が罪責主題を三大妄想の中核に据えるのに大きな役割を果たしたと考えられる．

Ⅳ．コタール症候群の日本的特質

コタール症候群[7]がフランスやスペインなどのラテンの国々に多いと言われ，キリスト教文化との関連で解釈される傾向にあるが，あまり説得力があるとは思われない．なぜなら，本症候群はメランコリーの究極の姿，すなわち心気，貧困，罪責という三大妄想が統合された，そのもっとも奥の文化を超越した場所に存在すると考えられるからである．第1部で取り上げた症例[3]なので要約して提示する．

〈症状F〉 初診時　30歳代後半　女子

東京近県の旧い農家で生まれ育った．ある日，突然の下腹部痛から子宮筋腫がみつかり，手術をうけた．膿性帯下が残り腸が腐ったのではないかと心配するようになった．しばらくして，他の病院で再手術を受けた後，膿がお腹を回っていると抑うつ状態になった．退院後，自殺企図が頻回にみられたため，精神病院に入院した．最初は"腸がくっついちゃって全然動かない""御飯が喉につかえて食べられない．便も1カ月出ていない"と訴えた．半年ぐらい経つと，"腸がどろどろに腐っている．心臓と口だけが動いていて目も死んでいる．脳もだめだ"と奇妙な心気妄想は，種々の臓器の否定妄想へと発展していった．やがて"体が死んじゃっている．うんちも尿も出ない．面接しても無駄です"と拒否的になった．

1年後には"死ねない体になってしまった．何百年，何千年も生きなけれ

ばならない"と不死妄想の結実をみ,"包丁で首を切ってくれ"と哀願した.まもなく"何万年,何億年も死ねない.地球が滅亡しても死ねない"と訴え,空間的要素も混入した形の時間的な巨大妄想が出現した.

　彼女が涙を流しながら廊下を徘徊し,みんなに訴えていた言葉をひろってみた."手術に失敗して腸が腐ってしまった.御飯が喉までつまっている.うんちも尿もでない.もう2年半も眠っていない.何億年,何兆年,地球が滅亡しても私は死ねない""死という病気にかかったから罰せられる.永久に死ねないから罰せられる.火炙りの刑にされる""私は私ではなく透明人間になってしまった.棺桶の中に入れてください.ずーと眠り続けます"などなどである.こういった訴えは約5年間にわたって続いた.

　メランコリー性不安から心気・否定妄想に至り,不死妄想,巨大妄想を示した典型例である.この症例の特徴は罪責,永罰妄想が最初の頃には出現せず,3年半くらい経って突然出てきたことである.他の日本の症例報告をみると,半数近い症例では罪責,永罰妄想は出現せずに経過し,これを伴う症例でも貧困妄想と合併して出現してくるものが多い.しかしラテンアメリカ諸国の症例[21]をみると必ずといっていいくらい初期の頃から罪責,永罰妄想は出現している.

　このことは,戒律の厳しかったカトリック教徒たちの内面が,垂直的に神と直結していることと無関係ではないだろう.本症候群の日本的特質として,罪責,永罰妄想がまったくみられない,あるいは心気・否定妄想に対してかなり遅れて出現してくることをあげることができるであろう.

　それから日本の症例ではまったくみられないが,ラテン諸国の症例にみられるものとして,神に呪われている,悪魔に呪われているとか,悪魔が体の中にいるという形の永罰あるいは憑依妄想がある.そのために,日本の症例に比較してグロテスクな印象を受ける.こういった永罰あるいは憑依妄想がみられないのも本症候群の日本的特質といえよう.

　しかし日本においても,典型的な本症候群の症例は他の国々とほとんど変らず,身体,風土,文化次元を突き抜けて妄想が結実しており,本症候群はいつの世の,いかなる場所にも出現するメランコリーの原型と考えていいの

ではないかと思われる．

V. 日本的特質としてのうつ病者の"風土親和型"妄想

　Tellenbachは，メランコリー者はその罪の意識を，罪あるものとみなされているものとの出会いから導き出しているのではなく，むしろ自分自身を第一次的に罪あるものと感じ，自分が罪責的であるための出会いを選び出しているという．この視点は，二重の意味において西欧的である．

　一つはうつ病の妄想において罪の概念を中核においていること，もう一つは，罪を自己自身において自覚している点である．日本的に考えれば，より中核に貧困の概念をおき，その貧困を自己と家族や共同体の人々，あるいは風土的自然との間で自覚することになろう．

　西欧には風土という概念はない．もともと人々はヨーロッパの自然の中に城郭都市として生活の場を築いていったが，自然と調和しようという発想はなかった．それゆえ自然はあくまでも外的自然であり，彼らの生活様式や文化とは切り離されたものであった．常に彼らの存在様式は自己―世界という図式で構成されていた．

　それに対し日本では，自然は時には脅威となり得るけれども，周囲の自然と調和して生きていけば，自然が恵をもたらし，もっとも安全であった．それゆえ自然との調和は風土として表現され，彼らの存在様式は"家（間柄）"―"共同体空間"という図式で構成されていた．

　うつ病者が三大妄想のどの主題を獲得するかは，Janzalikによると，その人個人の病前の価値構造によるというが，単にその個人だけでなく，その個人の所属している地域や文化の構造も関係するのではないかと思われる．なぜなら，個人の価値構造は固定したものではなく，常に生成，発展するミクロコスモス―日本の場合は風土―との関係の中で変化していると考えられるからである．

　人間の住む世界を身体，風土，文化次元に分けたが，うつ病性妄想は，そのどれかを通して妄想を表現することになる．身体を通した心気妄想は地域による差異は少なく，風土，文化を通した貧困や罪責妄想は，地域によって

かなり異なった表現になると考えられる．日本が風土親和的な社会であることは今まで述べてきた．それゆえ，貧困妄想には日本の風土が，罪責妄想には日本の風土を通した文化が表現されているであろう．貧困妄想に現われる"家""組""住環境"の破滅には，かなり日本的特質—うつ病者の"風土の妄想化"—が表現されている．また罪責妄想に現われる"御先祖様に申し訳ない""世間に対して申し訳ない"も風土を通した日本的特質が表現されている．以上のことから，うつ病性妄想の日本的特質は"風土親和型"と呼ぶことが可能なのではないかと思われる．またそれはまさしく，うつ病者が自己世界関連的に自分の住んでいる狭い地域に固着してしまうことと無関係ではないだろう．

おわりに

うつ病者の妄想の中核を貧困妄想にみて，日本のうつ病性妄想の特質を浮き彫りにしてきた．貧困妄想を広義の意味にとり，木目細かにみてくると，多かれ少なかれ，貧困と罪責はたいてい混在している．どちらを中核にみるかは，おそらく，文化によって異なるのだろう．日本人の存在様式を"風土親和的"とみる限りにおいては，貧困妄想を中核に据えた方が理にかなっていると思う．なぜなら日本においては，恐らく神から罰せられるよりも自然から見離されるほうが脅威だっただろうから．被害妄想の日本的特質についても論じなければならなかったが，それはまたの機会に譲りたい．

【参考文献】

1) 阿部隆明：「妄想型うつ病」の精神病理学的検討—うつ病妄想の成立条件—病前性格との関連．精神経誌．92：435-487，1990
2) 阿部　裕：1分裂病者の風土論的考察．臨床精神医学．12：217-225，1983
3) 阿部　裕：Cotard症状群の成立過程—生・死・再生．臨床精神医学．17：365-373，1988
4) 阿部　裕：メランコリーとコスモロジー．イマーゴ．2：116-123，1991
5) Alonso-Fernández, F.：La depresión y su diagnóstico. Labor, Barcelona, 1988
6) Angst, J.：Die larvierte Depression im transkulturelle Sicht. Die larvierte Depression（ed

Kielholz, P.). Huber, Bern, Stuttgart, Wien, 1973
7) Cotard, J.：Du délire des négations. Arch de Neurol 4：152-170, 1882
8) Glatzel, J.：Endogene Depression. Thime, Stuttgart, 1982
9) Janzarik, W.：Der lebensgeschichtliche und persönlichkeitseigene Hintergrund des cyclothmen Verarmungswahns. Arch Psychiat Neurol 195：219-234, 1956
10) 加藤　敏：うつ病の妄想形成—妄想主題の複数性とその進行をめぐって．臨床精神医学．9：331-340，1980
11) Kimura, B.：Vergleichende Untersuchungen über depressive Erkrankungen in Japan und in Deutschland. Forstschr Neurol Psychiatr 33：202-215, 1965
12) Kimura, B.：Schulderlebnis und Klima(Fuhdo)．Nervenarzt 37：394-400, 1966
13) 木村　敏：人と人との間—精神病理学的日本論．弘文堂，東京，1972
14) Kraus, A.：Sozialverhalten und Psychose Manisch-Depressiver. Enke, Stuttgart, 1977（岡本進訳：躁うつ病と対人行動．みすず書房，東京，1983）
15) 松江克彦，三浦玄三：貧困妄想を呈したうつ病患者の生活史について．精神医学．23：473-479，1981
16) 宮本忠雄：躁うつ病者の妄想的ディスクール．躁うつ病の精神病理2（宮本忠雄編）．弘文堂，東京，1977
17) 宮本忠雄：妄想研究の70年—うつ病論の視点から．臨床精神医学．8：1181-1189，1979
18) 宮田　登：神の民族誌．岩波書店，東京，1979
19) Peters, U.H.：Wöterbuch der Psychiatrie und medizinischen Psychologie. Urban & Schwarzenberg, München, Berlin, Wien, 1971
20) Pfeiffer, W.M.：Transkulturelle Psychiatrie. Thieme, Stuttgart, 1971
21) Sarró, R. y Ruiz Ogara, C.：Análisis deliriológico del síndrome de Cotard. en Las depresiones (ed J.J. Lopez-Ibor Aliño). Toray, Barcelona, 1976
22) Schneider, K.：Klinische Psychopathologie. 6 Aufl. Georg Thieme Verlag, Stuttgart, 1962（平井，鹿子木訳：臨床精神病理学．文光堂，東京，1957）
23) Tellenbach, H.：Melancholie. Springer-Verlag, Berlin, 1976（木村　敏訳：メランコリー．みすず書房，東京，1978）
24) 和辻哲郎：風土—人間学的考察．岩波書店，東京，1965

スペインと日本における
うつ病の比較文化精神医学的研究
── うつ病者の病前性格を中心に ──

はじめに

　1990年1月から90年11月までの間に，スペインのマドリッド大学医学部付属グレゴリオ・マラニョン病院で，うつ病の病前性格とサブタイプについて調査し，日本との比較研究を試みた．病前性格については，H. Tellenbach[35] が「メランコリー親和型」の概念を提唱して以来，その概念はドイツや日本ではよく受け入れられているが，他の国々では全くといっていいくらい，不問に付され，スペインも例外ではない．スペインに「メランコリー親和型」性格や執着性格類似の病前性格をもつうつ病者がいないのか，いるのだが問題にされないだけなのか，そうだとすればなぜなのかを，今回の研究テーマの主眼点においた．また，うつ病者の病前性格はうつ病のサブタイプと密接な関係をもっているので，サブタイプの分類を明確にしつつ進めていった．

　病前性格やうつ病の病型分類の比較研究といっても，2地点を疫学的に研究するわけではない．日本的視点を軸に，スペインの診断基準，文化，社会構造に目を向けながら，できるだけtransculturalな視点にたって研究を進めていく．とはいうものの，E. Kraepelin[24] がジャワでみたような自文化の視点を相手の文化にあてはめる方法ではない．

　ただスペインといえども，マドリッド中心のカスティーリャ，バルセロナ中心のカタルーニャ，南部のアンダルシア，北部のガリシア，バスクと地域

によって文化，風土，言語も違う．ここで比較するスペインとはマドリッドを中心としたカスティーリャの人たちを指している．

　今日transcultural psychiatryという分野は大きな発展を遂げている[6]．もともとE. D. Wittkower[38]が1965年にこの言葉を提唱した時，これは精神医学者の視点が一つの文化単位を越えて他の文化へ広がって，精神医学上の違いや共通性を見出すことと定義された．国際的交流が普通となった今日，この視点が臨床場面で求められている．本研究では単純に2地点間を比較するというcross-culturalな視点ではなく，筆者が日本の精神医学的視点をスペインに持ち込んで，実際的な臨床的研究を行い，そこで得られたデータが日本と比較するのに妥当なデータであるかを吟味した上で，比較研究を進めるというtransculturalな方法を踏襲するよう努めた．

　この視点から病前性格を比較する場合には，性格そのものが形成されてきた文化・社会・風土的背景を抜きにしては論ずることができない．もし横断面しか見ることのできない質問紙や心理テスト[31]，あるいは操作的なDSM-Ⅲ-Rなどの人格障害の診断法[12, 15]を用いるとすれば，縦断的な生育史，職業，発病契機，症状，経過という，文化，社会，風土と密接に関わりを持つ性格の全体像を不問に付してしまうことになる．それゆえtransculturalな視点に立脚でき，しかもより病前の性格を正確に捉えられる人間学的な類型論的方法を選択した．

Ⅰ．対象と方法

1．対象症例

　スペインと日本からそれぞれ対象患者を選んだ．

　1）スペインの対象症例はマドリッド大学付属グレゴリオ・マラニョン病院（以下，G. M. 病院と略す）の精神科に入院した患者である．G. M. 病院は11の医療行政区をもつ人口約400万人のマドリッド市の1区，市の南東部の下町に位置し，救急センターを併設した1区唯一の総合病院である．ここに筆者は1年強留学し，患者の面接を行った．精神科は73床の閉鎖病棟でほとんどが急性期の患者である．G. M. 病院は原則として外来診療を行わない

ため，同地区にある一般内科外来，精神科専門外来，精神保健センター，救急センターからの入院となる．

マドリッド市の1区は町の中心の下町地区から，郊外の小さな村まで広がっている．それゆえ入院患者は，都市部と農村部の人々が混在している．職業も会社員から職工や羊飼いと幅広い層にわたっている．

うつ病の病型分類に用いた患者は，1990年1月初めから6月末までの6カ月間に入院した全患者数550人のうち診断の確実な409人，男性230人（平均年齢38.8±14.6歳），女性179人（平均年齢46.6±15.5歳）である．このうち明白に躁病やうつ病の診断の付けられない躁状態およびうつ状態を除くうつ病者は112人で，男性33人（平均年齢47.2±15.5歳），女性79人（平均年齢50.1±13.8歳）である．患者によってはこの半年間に複数回入院している人もあるが，それは1回に数えてある．

うつ病者の病前性格を調査した症例は，1990年6月初めから11月末までの6カ月間に入院したうつ病患者のうち，詳細な病歴と現在症を聴取できた内因性単極性うつ病12人（平均年齢44.9±13.8歳）であり，同時にDSM-Ⅲ-Rの大うつ病の診断基準を満たしている．病型比較の時点と調査時期がずれたのは，症例との面接可能な時期が遅れたことと，なるべく症例の病像が改善された後に病前性格を聴取しようとしたためである．

2）日本の対象症例は，自治医科大学付属病院精神科に入院した患者である．当病院は栃木県南部の農村地帯に位置している．精神科は41床の開放病棟で，患者は栃木県内と茨城県西部からが多く，職業もG. M.病院の患者と類似していて，その層は会社員から農夫までと幅が広い．

うつ病の病型分類に用いた患者は，1988年11月初めから1992年10月末までの4年間に入院した全患者数425人であり，男性187人（平均年齢36.2±14.7歳），女性238人（平均年齢34.3±15.1歳）である．このうち明白に躁病やうつ病の診断のつけられない躁状態およびうつ状態を除くうつ病者は97人で，男性43人（平均年齢44.1±12.4歳），女性54人（平均年齢46.2±13.4歳）である．やはり複数回の入院患者は1回に数えてある．うつ病者の病前性格に用いた症例は，これらのうちの内因性単極性うつ病53人（平均年齢48.7±10.6歳）であり，同時にDSM-Ⅲ-Rの大うつ病の診断基準を満たしている．うつ

病者と内因性単極性うつ病者の年齢は，G. M. 病院と自治医大を比較して，t 検定で有意差はない．

2．比較時の診断基準について

両病院ともに基本的にはICD-9の診断分類に従っている．もともとG. M. 病院精神科もKraepelin以来のドイツ精神医学の影響をうけており，診断のつけ方は驚くほど日本と類似している．うつ病圏についてICD-9診断が困難な患者は，両病院ともに独自の病名や状態像がつけられている．躁状態とうつ状態は，分類では躁うつ病に入れている．うつ病は単極性と双極性に分け，前者は内因性，反応性（298と309の一部），神経症性（330.4），分類不能なうつ病に分類されている．

両病院の比較で問題となるのは，内因性うつ病と反応性うつ病の違いである．G. M. 病院では内因性の病像が存在しても，誘因がある場合には反応性の診断がつけられることが多い．たとえば，引っ越しうつ病，昇進うつ病などは日本では内因性うつ病に入れられるが，G. M. 病院では反応性に分類されやすい．それゆえ，G. M. 病院で内因特有の病像，たとえば日内変動，早朝覚醒，体重減少，精神運動抑止などがあるものは内因性に分類した．また退行期うつ病，妄想性うつ病も内因性うつ病に分類した．

3．病前性格の調査と比較の方法

スペインでの調査は次の通りである．笠原のメランコリー親和型性格のための15項目の質問紙に，精力性格も聴取できるように6項目を加え，執着性格にも対応できる質問紙（表1）を新たに作製し，スペイン語に翻訳した．この質問紙を参考にし，症例から病歴や現在症を聴取する際に病前性格を調査したものであり，自然な面接の中に随時，質問項目を折り込む形で行った．家族との面接が可能な時には家族からも聴き取りを行った．この研究は，質問紙法を施行して統計的処理によって性格の要素を取り出すのではなく，できる限り，人間学的方法で症例の病前性格を類型化することが目的である．それゆえこの質問紙はあくまで性格の類型化の一助として用いたものである．

表1 うつ病のための質問用紙
質問はすべて病気前の元気な頃のことについてです．

1．病気前，仕事をするのは好きでしたか？
2．病気前，物事に対して積極的でしたか？
3．物事をする時，完全にしないと満足できない方ですか？
4．病気前，責任感が強い方でしたか？
5．だれかから，あなたが物事をたのまれた時，断われない方ですか？
6．しょっちゅう，社会的な評価を気にする方ですか？
7．寛大な方ですか？
8．他人と競争するのは好きではないですか？
9．他人があなたのことについていろいろと言うのを気にする方ですか？
10．物事を徹底的にしてしまう方ですか？
11．人の中心に立つことが好きですか？
12．友達と待ち合わせる時は時間を守る方ですか？
13．熱中したり，物事に没頭したりしやすいたちですか？
14．情熱的，熱狂的になっても，すぐさめやすいですか？
15．部屋をきれいにするのは好きですか？
16．物事をきちんと整理する方ですか？
17．まじめですか？
18．遠慮深い，あるいはひかえめな性格ですか？
19．あることを必要以上に心配しつづけますか？
20．几帳面で，細かい配慮をしますか？
21．内向的ですか，外向的ですか？

　G. M. 病院の症例から得られた個々の性格を，執着性格，メランコリー親和型性格，同調性，内向性という概念にしたがって類型化するために，今日までうつ病の病前性格として類型化された性格と，類型化に必要な同調性，内向性について特徴を簡潔に記述しておく．

　循環気質[25]は双極性うつ病者の病前性格としてよく知られており，同調性[29]は循環気質の陽性の極と陰性の極との中間の型で，環境や他者に共鳴し，融合しようとする性向であり，明朗，活発，善良，世話好き，社交的，世俗的などの特徴をもつ．執着性格は1941年に下田[32]が循環気質に対抗して提唱した双極性うつ病の病前性格であり，その本質は"一度起こった感情が長く強く持続する"という感情の経過の異常であり，その標識として仕事

熱心，凝り性，徹底性，几帳面，義務感などをあげている．しかし約20年後に，平沢[17]が執着性格の中心を"几帳面，仕事熱心，対人過敏"に置き直した．

　メランコリー親和型性格の本質は秩序志向性と，自己に向けられた高い要求水準にある．日本では対他配慮性がドイツに比べて強調されているため，対他配慮性の際立ったメランコリー親和型性格を"日本型"メランコリー親和型性格と呼んでおく．またTellenbachのいうメランコリー親和型性格は精力性格を含んでいる症例もあり，ここで言う"日本型"は精力性格のないD. Von Zerssen[36]のいうメランコリー親和型性格とほぼ同義である．内向性[33]は下田によると，自閉という対人からの絶対的な引き籠もりとは違って，劣等感に裏打ちされた不安危惧の感情であり，自己に対する自信のなさから希薄な人間関係になる性格傾向であり，実際には無口，消極的，非社交，控え目，心配性などの特徴をもつ．一般的には内向性はC. G. Jungのいう意味にとられるが，ここではJungのいう意味ではなく下田のいう意味を指している．

　さて四つの概念にしたがって，スペインと日本のうつ病者の病前性格の比較のための新たな類型化を考える場合，執着性格やメランコリー親和型性格に本質特徴といわれている秩序性，すなわち"几帳面"を中心に据えると理解しやすい．"几帳面"を中心にし，"几帳面"以外の構成要素を加えて，うつ病の病前性格を再考したい．なお循環気質は本質的に"几帳面"さを持ち合わせていないと考えられるので，新たな類型化からは除外し，別枠に位置づけておく．"几帳面"以外に執着性格では熱中性・徹底性，前述した"日本型"メランコリー親和型性格では対他配慮性（対人関係における秩序性）が特徴としてあげられる．これらに同調性と内向性を加えて考えると，単極性うつ病の病前性格として，執着性格，執着性格＋内向性，執着性格＋同調性，メランコリー親和型性格，メランコリー親和型性格＋内向性，メランコリー親和型性格＋同調性の6型が取り出される．ここで言うメランコリー親和型性格は"日本型"を指している．前3者を執着性格群，後3者をメランコリー親和型性格群とした．

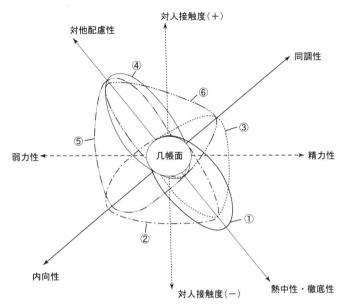

①執着性格
②執着性格＋内向性
③執着性格＋同調性
④メランコリー親和型性格
⑤メランコリー親和型性格＋内向性
⑥メランコリー親和型性格＋同調性

図　うつ病者の病前性格の6類型

　図示すると図のようになる．取り出した五つの構成要素の相互関係を見ると，右方向に精力性の強さ，左方向に弱力性の強さが示され，上方向に対人接触の強さ，下方向に対人接触の希薄さが示される．"几帳面"を中心に，精力方向に同調性と熱中性・徹底性をとり，弱力方向に対他配慮性と内向性をとる．同調性と内向性，熱中性・徹底性と対他配慮性は正反対ではないが，ほぼ対極を示している．その指標のなかに六つの類型を図示したものである．この6類型にしたがってスペインと日本のうつ病者の病前性格の比較を行う．

Ⅱ. 調査結果

まずG. M. 病院と自治医大病院のうつ病者の病型比較の結果について述べ，次に病前性格のスペインと日本の比較の結果について述べる．

1. うつ病者の両病院の病型比較

すべての単極性うつ病と双極性うつ病をG. M. 病院と自治医大病院で比較すると，表2に見られるように，G. M. 病院の方に有意に双極性が多い（P<0.05）．双極性の方は躁状態という明白な病像を示すので，地域が違っても同じ診断名がつけられやすい．それに反して単極性の方は，内因性だけに限定するのか，それとも反応性や神経症性も含めて単極性にするのかによって単極性としての群が異なってくる．

表2　スペインと日本におけるうつ病の下位分類の比較

国	スペイン						日本					
病院	グレゴリオ・マラニョン病院						自治医科大学附属病院					
性別	男		女		計		男		女		計	
うつ病人　%	人	%	人	%	人	%	人	%	人	%	人	%
(内因性単極性)	7	43.8	16	36.4	23	38.3	26	92.9	27	69.2	53	79.1
(神経症性)	4	25.0	21	47.7	25	41.7	1	3.6	9	23.1	10	14.9
(反応性)	3	18.8	3	6.8	6	10.0	0	0	2	5.1	2	3.0
(分類不能)	2	12.5	4	9.1	6	10.0	1	3.6	1	2.6	2	3.0
単極性うつ病	16	100	44	100	60	100	28	100	39	100	67	100
双極性うつ病	17		35		52		15		15		30	
うつ状態	3		7		10		5		13		18	
そう状態	2		5		7		0		3		3	
全躁うつ病	38		91		129		48		70		118	

有意差検定はχ^2検定による．　①と②　P<0.05
　　　　　　　　　　　　　　　　③と④　P<0.001
　　　　　　　　　　　　　　　　⑤と⑥　P<0.001

表2よりスペインの内因性単極性うつ病と双極性うつ病を比較すると，23対52となる．日本においては内因性単極性と双極性の比率は，53対30であるから，スペインの方に双極性が有意に多い（P<0.001）．日本の入院例では新福ら[34]が内因性うつ病で，単極性対双極性は53対47と出しているが，双極性のうち30％は抗うつ剤治療中に一過性に躁状態を呈したものであると述べている．また，阿部[1]はやはり入院例で単極性対双極性が75対25とし，これら二つの統計も単極性は内因性に限定している．本研究の日本における比率はこれら二つの比率と類似している．またスペインの方に神経症性うつ病が多い（P<0.001）．

以上のことからスペインの内因性単極性うつ病は日本のそれより概念が広い可能性はなく，内因性単極性うつ病の病前性格ではスペイン，日本とも同じ対象を比較していると考えていいであろう．

2．うつ病者の病前性格
（1）スペインの対象症例の病前性格を中心とした概要
表3に内因性単極性うつ病12名の一覧表を示し，人間学的な類型論的方法の性格分類に必要な情報を記載した．最終的に取り出された病前性格を「型」別に分け，各々の症例の年齢，性別，職業，発症年齢，発症契機，症状，入院回数，遺伝負因，特徴的な病前性格を記載した．初発の平均年齢は41.6歳であり，状況因（誘因）はかなりの症例で見られる．強い不安や焦燥，自殺企図，希死念慮をもつ症例が多いことが目につく．日本のうつ病者と比較して，寡黙ということは少なく，自分の内面を積極的に語り，不満や症状を訴えた．さらに日本であれば自責の形をとることが多いが，夫や近親者を責めるという他責の形をとる症例が少なからず見られた．

（2）比較の結果
前述した6類型に基づいて，G. M. 病院の個々の症例について検討した結果を述べる（表3）．本調査で得られたうつ病者の個々の性格を"几帳面"，"対他配慮性"，"熱中性・徹底性"，"同調性"，"内向性"の五つの性格の構成要素に照らし合わせ分類した．"几帳面"は物事に対する秩序性の現れであり，真面目，きれい好き，整頓好き，堅実，勤勉などの要素が入れられ

表3　病前性格を中心とした内因性単極性うつ病者の一覧表

型	症例	年齢	性	職業	発症年齢	発症契機	症状	入院回数	遺伝負因	病前性格
執着	H	58	男	大工	53	建設現場で右足首骨折	不安，抑うつ，貧困妄想，希死念慮，思考抑止，無能力感	2		積極的，仕事熱心，完全癖，責任感，人に断ることができる，他人に気を配る，時間を守る
	J	40	女	掃除婦	40	母の病気と世話	不安，抑うつ，頭痛，食欲不振，不眠，日中変動	1		積極的，仕事熱心，完全癖，気持ちの持続，きれい好き，責任感，負けず嫌い
執着＋内向	A	38	女	主婦	34	交通事故で顔面に傷	不安，抑うつ，抑止，不眠，希死念慮	3		几帳面，きれい好き，整頓好き，やや引っこみ思案，人に断ることができる，完全癖，責任感
	D	58	女	主婦	53	網膜剝離の手術	抑うつ，不眠，食欲不振，抑止	2		きれい好き，やや内向的，仕事熱心，家事にのみ専念，人づき合いは少ない，完全癖，責任感
	E	65	女	主婦	61	禿を気にする	不安，抑うつ，希死念慮，早朝覚醒，日内変動	1		活動的でよく働くが家庭内のことだけに専念，完全癖，責任感，編み物に熱中，人づき合いはない
	I	23	男	教師	22	父の死	抑うつ，不眠，食欲不振，気分変動，体重減少，希死念慮	2		几帳面，真面目，きれい好き，内気，控えめ，用心深い，勉強に熱中
執着＋同調	B	47	女	主婦	40	なし(頭痛)	不安，抑うつ，食欲不振，罪責的，自殺企図		伯父に精神科通院歴	几帳面，活動的，情熱的，時間を守る，話好き，仕事熱心，心配性
	C	40	男	農夫	30	母の病気	不安，抑うつ，不眠，抑止，自律神経症状，攻撃性	3		几帳面，きれい好き，仕事熱心，遊びにも没頭する，時間を守る，冗談を言う，空想的
	G	59	男	葬儀屋	58	強盗に入られる	不安，抑うつ，不眠，殺される不安，頭重感，希死念慮	2		几帳面，きれい好き，仕事熱心，完全癖，責任感，時間を守る，話好き
	L	28	女	主婦	28	なし	抑うつ，億劫，意欲減退，胃の痛み，体重減少，思考抑止	1		几帳面，きれい好き，責任感，活動的，冗談を言う，時間を守る，人に断ることができない
メランコリー＋内向	K	53	女	家政婦	37	なし	不安，焦燥，気分変動，早朝覚醒，自殺企図	7		真面目，几帳面，完全主義，責任感，他者配慮的，争いは嫌い，時間は守る
循環	F	30	女	洋裁	30	職場の同僚との葛藤	被害関係念慮，自殺企図，憑依，抑うつ，罪責，幻聴，幻声	1		陽気，あそび好き，活動的で仕事熱心，人に断ることができる，時間を守る，競争好き

る．"対他配慮性"は人間関係に対する秩序性の現れであり，他人に気を配る，頼みを断ることができない，約束の時間を守る，責任感などの要素が入れられる．"熱中性・徹底性"には仕事に熱心，遊びに没頭する，物事に熱

中する，完全癖，頑固，負けず嫌いなどが入れられる．ただ仕事熱心や完全癖は，物事に対する秩序性の強まった形でもあり，"几帳面"の要素ももつ．
"同調性"には話好き，世話好き，陽気，社交的，快活などが，"内向性"には内気，人づきあいが少ない，控え目，心配性，用心深い，罪深いなどが入れられる．几帳面が本質特徴でない性格については，別に循環気質を標識に入れた．

各々の症例から得られた個々の性格を，"几帳面"，"対他配慮性"，"熱中性・徹底性"，"同調性"，"内向性"，の五つの性格の構成要素を考慮し性格類型を決めた．便宜上，平沢の執着性格を「執着」，"日本型"メランコリー親和型性格を「メランコリー」，同調性を「同調」，内向性を「内向」とした．

症例Fを除いてはすべて几帳面を中心にした秩序性をもち合わせていた．症例H，Jが「執着」，A，D，E，Iが「執着＋内向」，B，C，G，Lが「執着＋同調」で，症例Kは「メランコリー＋内向」であった．几帳面さをもたない症例Fは循環気質とした．表3の左端に性格の型を記載した．6類型の日本との比較の結果は表4に示した．右側に自治医大病院の分類の数値が示されている．

表4　内因性単極性うつ病の病前性格

性格傾向		調査病院 G.M.病院 (n=12)	自治医大病院 (n=53)
執着性格群	執着	2 (16.7%)	13 (24.5%)
	執着＋内向	4 (33.3%)	2 (3.8%)
	執着＋同調	4 (33.3%)	14 (26.4%)
	小計	10 (83.3%)	29 (54.7%)
メランコリー 親和型性格群	メランコリー	0	6 (11.3%)
	メランコリー＋内向	1 (8.3%)	9 (17.0%)
	メランコリー＋同調	0	2 (3.8%)
	小計	1 (8.3%)	17 (32.1%)
循環気質（群）		1 (8.3%)	5 (9.4%)
分類不能（群）		0	2 (3.8%)
合計		12 (100%)	53 (100%)

スペインと日本の相違点を述べると，①スペインでは執着性格群が83.3％，メランコリー親和型性格群が8.3％であるのに対して，日本では執着性格群が54.7％，メランコリー親和型性格群が32.1％であり，スペインでは日本に比べ執着性格群が，日本ではスペインに比べメランコリー親和型性格群が，有意差はないものの多い傾向がみられた（$0.05<p<0.1$）．②内向性をもつものでは，スペインに執着性格との組合せをもつ症例が多く，日本にメランコリー親和型性格との組合せをもつ症例が多い．③同調性をもつ症例はスペインと日本ではあまり差は見られない．④循環気質ではスペインと日本で差はない．

執着性格群を詳しく見ると，スペインでは2例（20％），日本では12例（41.3％）に対他配慮性が認められた．メランコリー親和型性格群（対他配慮性を持つ）が，スペインに少ないという知見と合わせて考えると，ここから，スペインの多くの症例では事物に対する秩序性（几帳面）は強いが，対他配慮性，すなわち対人関係における秩序性はほとんど見られない．

日本では，内因性単極性うつ病において，比較的均一なメランコリー親和型を中心とした，病前性格が見られるといわれているが，われわれの症例からは日本でも執着性格が多く見られた．これは入院例であって，より重症な症例のために，メランコリー親和型性格より精力性の強い執着性格が多くなったと考えるべきなのか，あるいは文化，社会，時代的変遷のなんらかの影響と考えるべきなのか，今結論を出すのは早計のように思う．

III. 症例による検討

ここでは病前性格の研究のもとになったスペインに多くみられた3型の中から代表例を取り上げ，「執着性格」「執着性格＋内向性」「執着性格＋同調性」を1例ずつ検討する．

1. 執着性格の型（症例H，J）

典型的な執着性格は少なく，内向型か同調型に傾く症例が多くみられるが，症例Jは典型的な執着性格といえる．

〈症例J〉40歳　女性

家族歴・生活歴：二人姉妹の姉としてマドリッドの下町に生まれ育った．鉄工職人の夫と結婚し，男子2児をもうけ，家事と子育てに専念していた．6年前からは子育てからも解放され，病院の掃除婦として熱心に働いていた．

病前性格：子どもの時からやや内気で，友達は本当に信頼できる人が数人いただけ．仕事に対しては活動的で，熱中し，完全にしないと気が済まない．楽しいことでも辛いことでもその気持ちが長く持続する．仕事に対しては時間を守るが，友達と会う時はいい加減である．部屋はいつもきれいにし，家の中のこともきちんとしないと気が済まない．責任感は強い．人の中心に立つのは好きではないが，人と競争するのは好き．負けずぎらいのところがあり，克服しなければという気持ちが強い．友達や知り合いの人たちの意見はわりと気にする．周りのことには敏感．他人が病気になったりすると自分もなるのではないかと心配する．人からものを頼まれても場合によっては断る．

現病歴：以前から近くに住んでいる母のいろいろな請求書が，自分のところに回ってくるのを不愉快に思っていた．半年前に母が癌の手術をしたため，3カ月前から母と同居し，母の世話をしなければならなくなった．この頃より，家事や仕事をしようと思ってもできなくなってしまった．気分的にも落ち込み，頭痛もするようになった．夜もよく眠れず，途中で目が覚めてしまう．朝方調子が悪く，夕方になるといく分気分がよくなる．食欲もない．40歳になった9月上旬，精神保健センターの外来を受診し，うつ病の診断で紹介され入院してきた．まもなく息子が痔の手術をした後，それが癌なのではないかと心配するようになった．仕事はやりたいが気力が出ない．昼は悲しくて泣いている．特に母の分の集金に来られるのがいやである．

まとめ：母の病気と世話が契機となって入院となった．患者自らが「楽しいことでも辛いことでもその気持ちが長く持続し，いつまでたっても気持ちが冷めない」と語っているように，一度起こった気持ちが長く持続するという下田の理論がそのまま現れているような症例である．熱中性，徹底性，競争好き，負けずぎらいという精力性格が目立つと同時に，几帳面できれい好

きという性格も持ち合わせる．対他配慮的なところはほとんどないが，他者に対して敏感さはある．この症例はマドリッドの下町で育ち，規範に忠実な傾向は少なく，自己中心的な要素が目立つ．母とは前々から意見を異にすることが多く，家族という絆は比較的弱かったと推測される．

2．執着性格＋内向性の型（症例A，D，E，I）
〈症例A〉38歳　女性

　家族歴・生活歴：4人兄弟の第2子としてラ・マンチャ地方で生まれ，7歳の時にマドリッドへ転居した．17歳で結婚し，下町に住み主婦をしていた．家庭では働き者で，家の中は食器，飾り物から洋服まで，すべてきれいにしておかないと気が済まなかった．結婚して間もなく女児を出産し，子育てをし，その後は秘書をしていた．

　病前性格：きれい好き，整頓好きで家の中はすべてきれいにしていた．引っ込み思案で，つきあいは苦手だが，信頼のおける人には心を開いていた．友人は少数．人に物を頼まれてもいやな時は断る．待ち合わせには10～15分遅れていく．いつもマイペースで働いてばかりで，人のことは気にかけない．趣味はもっていない．何事も最後まで完全にしないと気が済まない．責任感は強い方である．

　現病歴：4年前に交通事故に合い，顔面に傷を負った．それがうまく消えず，悩み，時々落ち込み，投薬をうけていた．夫との関係もあまり良くなく，短期間，別居したこともある．36歳の5月，自殺企図とマリファナ常用により救急センターから入院．不安，抑うつの他に被害関係妄想や罪責妄想もみられた．1週間で退院するが，間もなく類似の症状で再入院している．その後，レティロの精神保健センターのデイケアへ通院していたが，不安定な状態が続いた2年間は働いていない．不安，抑うつ，不眠が強く，おっくうで何もできず，希死念慮が強いためセンターから9月上旬に入院になった．

　入院時は，不安，抑うつ，希死念慮が強く，向精神薬の乱用と家庭生活での葛藤が目立った．徐々に自己評価が上がり，日常生活をこなす能力がついてきたため，薬物を減量していった．患者は家にいると気力が出ないと訴え

ていた．不眠は残ったが，9月下旬に退院となった．

　まとめ：4年前の交通事故に合うまでは，家庭内に問題はなかったという．事故を契機として抑うつになり，夫との葛藤が表面化し，依存的な行動も出てきている．もともと几帳面，完全主義だが，これは家庭内に限定されている．このように内向型をとる女性における秩序性は家庭内に限定されているのが特徴である．対人関係は苦手で，友達も少ない．他人に気を配る傾向は少なく，家庭内の出来事にひたすら専心することに義務感と責任感をもっているようである．活動的，熱中性という精力性格もみられるが，これも家事やそれにまつわる出来事に限られている．

　この型に入る4症例にほぼ共通した性格特徴は，きれい好き，家事，勉強や仕事に熱心で，自分の興味のあることには活動的である．しかし趣味をもたず，友達も少数である．勉強や仕事に関しては自分のペースで熱心に，完璧にする傾向がある．対他配慮性はほとんど見られない．女性症例の熱心さやきれい好きは家庭内に限られている．

3．執着性格＋同調性の型（症例B，C，G，L）
〈症例C〉40歳　男性

　家族歴・生活歴：マドリッドの中心から35km離れた人口2,500人位の村に生まれ育った．家は農業でブドウ，オリーブ，小麦，大麦などを大々的に栽培していた．小学校しか出ていないが，毎日が楽しかった．ずっと父と一緒に今も農夫をしている．4人兄弟の第2子で姉と1人の弟は結婚しているが彼自身は独身で過ごしている．母が死亡したため父と2人暮らしだが，弟夫婦がすぐ隣で肉屋を営んでいる．

　病前性格：真面目で働き者．仕事には熱中する．テレビをみたりディスコに行くことが大好きで没頭してしまう．オートバイ，自転車乗りにも熱中している．部屋はいつもきれいにしていて，時間もきちんと守る．話好きで冗談を言ったり，友達は多い．空想的な面もある．

　現病歴：母が癌になり，心配で抑うつになって入院した．彼が入院した1カ月後，母は死んだが，その1週間後に退院した．その後は特に問題なかったが，1年半前に父が泥棒にお金を盗まれたことから不安，抑うつになり，

1カ月間入院した．退院後は伯父と農場で仕事をし，結婚相手を探していた．1カ月前から，不安いらいらが強まり，手足が冷たくなり，冷汗をかくようになった．何事に対してもおっくうになり，不眠が出現．涙もろくなった．カミソリを持ち出して犬や猫を傷つけようとしたため40歳の5月に入院となった．

まとめ：母の病気を契機に発症したうつ病で，不安，焦燥，攻撃性が強い．整理整頓好きで時間を守り，几帳面なところがある．仕事や遊びへの熱中性も目立つ．他者配慮性は少ないが，対人交流は盛んであり冗談を言ったりし，同調性の要素が強い．几帳面，熱中性に同調性を合わせもっている．

この型に入る4症例にほぼ共通に取り出される性格は，几帳面，きれい好き，仕事熱心，時間を守る，話好き，冗談を言うである．日常的な事物と職業生活において秩序性が見られ，対他配慮性，すなわち対人関係における秩序性が目立たないのは「執着＋内向」と同様である．「執着＋内向」が対人関係で回避的なのに対して，この性格は話し好き，冗談を言うなど，他者に対して社交的，同調的に関わっている．

Ⅳ．考察

1．社会の中での前うつ病者の否定的な取り扱われ方について

本来，メランコリー（内因性うつ病）者の苦悩は，自分が悲嘆の傍らに立っていて，その悲嘆という気分変調に対して何ら関係をもちえない点にある．Schulteのことばを借りれば「悲しみを悲しむことができない」という悲しさである．このうつ病者の気分変調は「自然な経験を構成する諸制約からの離脱」を表しているとL. Binswanger[13]は言う．この諸制約とは大自然や大地との親和性であり，自然や宇宙（コスモス）のリズム性であろう[4]．筆者は以前に，コタール症候群の一例を用いて，太陽，月，季節というコスモスのリズムから離脱してしまい，大地へ還元できないメランコリーの苦悩を論じたことがある[2,3]．

しかし近年，軽症うつ病や遷延性うつ病の増加により，本来中核に位置する内因性うつ病は，病前性格論や状況論，生物学視点以外はあまり議論され

なくなっている．状況論では発病を病前性格と結びつけて，うつ病者を社会との関係の中だけに閉じ込めてしまい，単なる社会的役割に対する過剰な同一化の破綻として，うつ病者を社会的不適格者にしてしまう議論が盛んである[21,22]．一方，脳の代謝異常という生物学的精神医学の興隆と相応し，DSM-Ⅲ-Rの診断基準ではメランコリアを気分の日内変動，早朝覚醒，精神運動抑止，無食欲症といった身体に特有な病理として位置付けるようになった．いずれの方向性も，うつ病者の苦悩という本質が抜け落ちてしまっている．

そして最近のうつ病者の病前性格の研究も，この延長上にあるように思う．Tellenbachは「メランコリー親和型」性格を社会的役割への過剰な同一化とし，木村[21]はKranzの「うつ病性自閉」の概念を用いて，うつ病者と前うつ病者の背後には共通に「身近な他者を自己の役割的世界に完全に取り込んで，自分本位の役割的共生関係を結ぼうとする自閉のあり方」があると言う．また笠原[20]は「メランコリー親和型」性格の弱点として，他人の是認ないし賞賛なしには自己評価を確立できない，個性的な人間関係の不成立，世俗性の三つを取り上げている．その他，前うつ病者の自己執着的配慮や共感不全など，前うつ病者の社会や対人関係における否定的捉え方を取り上げればきりがない．

このように「メランコリー親和型」性格者がまるで社会の中の不適格者のような扱いを受けている一方で，「メランコリー親和型」性格の諸標識は，肯定的な自己像を保持するのに役立つような社会的美徳であるといわれている．この矛盾がうつ病の発病と関係しているにしても，ここでは「社会」の質を問題として取り上げなければならないであろう．強迫的に秩序性が要求される社会が肯定的と考えられている日本では，自己本位の過剰な役割をとる前うつ病者はその社会のなかでは否定的に見られてしまう．前うつ病者も，文化の異なった社会では，別の取り扱いを受けている可能性がある．それゆえ，異なった社会に住むスペイン人のうつ病の病前性格を日本人との比較でみる場合には，スペイン社会の側から見る視点が必要であろう．

2. スペインのうつ病者の病前性格傾向

Ⅲの結果によると，スペインのうつ病者の病前性格の83.3％に執着性格群が見られることから，執着性格をスペインのうつ病者の病前性格の基本型と考えていいと思われる．特徴的と思われる「執着＋内向」と「執着＋同調」の性格類型を検討する．

（1） 執着性格＋内向性の型

スペイン人のうつ病の病前性格を分類するにあたり，執着性格の基本は平沢のいうそれにおいた．下田と比較し，平沢において熱中性，徹底性という標識の重要性が減少したことは，「執着性格と対偶する職業倫理・生活道徳が決して超文化的なものではありえない」という中井[30]の言葉通り，社会・文化の時代的な変化を考慮に入れる必要があろう．執着性格の形成の歴史を，その時代の文化・社会的構造との関連で捉えるとするならば，内向性も単に精神分析的な理解に押し込めてしまうだけでは不十分と思われ，その時代の文化・社会的構造との関連で捉えることが可能であろう．

スペイン人は内気，控え目という性格をひどく嫌う．物事を積極的に表現し，相手に対して自己主張できる性格が評価される．内向性は劣等感に裏打ちされた不安危惧の感情であるから，その源は家族関係に発すると思われる．スペインの家族は中世以来の閉鎖的なカトリック文化・社会のなかで形成されてきた．そういった家庭の中で規律正しく忠実に育てられ，あまり家庭の外に出ることもなく，積極的な人間関係を築くことのできなかった人が内向的性格と呼ばれる人たちであろう．それゆえ，内向性の形成は周りの人たちを回避し，家庭の規範を遵守することで支えられ，そういう意味では，後述する人格における秩序性の形成と関連しながら発達してきたと推測される．

スペインの前うつ病者において秩序志向性がよく現われる次元は，症例に記載された性格から判るように女性では家庭内の物事であり，男性では自営業や農業といった自分でこつこつする仕事においてである．すなわち，内向性は家庭内において個人主義を基盤とし，この秩序志向性と時代的に絡み合って形成されてきたと考えられる．この「執着＋内向」は他者に対して，精力性や多少の過敏性のために，対他配慮的になるのではなく，対人関係を

回避して，家庭世界あるいは自分の仕事の中に生きようとする傾向にある．「執着＋内向」に類似した，「メランコリー親和型」性格では，対他者配慮性に重点がおかれているが，その違いには，形成過程における日本の集団志向性が関係しているだろう．

(2) 執着性格＋同調性

　この性格は家庭の中だけに自分の世界を築くことはない．また，他者配慮的という形で他者を自己の秩序に入れようとすることもなく，むしろ環境や他者に共鳴し，融合しようとする方向性がみられる．

　ここで，このうつ病の病前性格にみられる同調性をもう一度考えてみたい．同調性は循環気質の陰気と陽気の中間型と言われている．Minkowski[29]は同調性の人はいつも彼の存在の奥底において環境と共に振動し，環境の事物の中に生き，それと融合し，環境と共に生きるという．それゆえ，主体と世界との同調は対人世界を含めた自然や宇宙との間におこる．しかし日本における同調性の概念は，この同調性を環境との間ではなく，対人世界に限定する傾向があるためか，絶えず他人や環境に向かって自然に流れているという同調性の本質的な性質を剥奪してしまっているようにみえる．

　「メランコリー親和型」性格者があまりにも社会の中で否定的に捉えられていることを前述したが，児玉[22]は循環気質者にも同じ論理をあてはめている．彼によると循環気質者は「メランコリー親和型」性格と違って，秩序性を介さずに他者に同調しようとするため，他者からの排除という前うつ病者の存在様式に内包される危険性をそのまま反映しているというが，あまりにも社会的他者を強調しすぎ見方のように思う．

　このように考えてくると，同調性は，Minkowskiも述べているように，対人世界も含めた環境に自然な形で共鳴し融合する能力であって，対人関係における非共感を促進する可能態としての能力ではないと考えられる．スペインの前うつ病者の同調性を対人関係に限定してみても，そこから非共感を導き得ることは難しい．笠原は循環気質と「メランコリー親和型」性格の共通点を同調性に見出そうとしているが，やはり対他配慮性に焦点をあてたものであり，少し無理があろう．

　日本では単極性うつ病の病前性格は，最近では変化が見られるとはいえ，

ほとんどみな判で押したような同じ「メランコリー親和型」性格である．世間あるいは社会的規範に秩序性がうまく合致してこの性格が形成されたのであろうが，それにはやはり真面目，几帳面，控え目，完全主義などが美徳とされる社会であったからこそであろう．

しかしスペインでは，真面目，几帳面，控え目，完全主義は決して社会的美徳ではない．その上，日本と違って世間という感覚は存在しないし，社会的規範も家庭内や宗教上のことを除いてはほとんどそれらしきものがない．それゆえ，スペインにおいて，日本と類似した「メランコリー親和型」性格が少ないのは，その形成に文化・社会の関与を考えると当然の帰結であるといえよう．「執着＋同調」の場合は，対他配慮性の少ない自己中心的な秩序性に同調性が加わったものといえよう．

3．今回の結果とスペインにおけるうつ病の病前性格研究との比較

精神分析的および類型論的研究は筆者の知る限りではスペインにはないので，ここでは質問紙および心理検査と人格障害の診断基準を用いて調べた性格の研究を紹介し，筆者の調査した症例との異同を検討する．

P. Benjumea[11] は内因性単極性うつ病と神経症性うつ病の患者を30人ずつ選び，それぞれにInventario de personalidad depresiva（p. d. 22）を施行している．内因性うつ病からは病前性格として丁重な（respetuoso），細心の（escruploso），優柔不断な（indeciso），几帳面な（ordenado），世話好きな（servicial）という特徴が，また神経症性うつ病からは小心な（meticuloso），几帳面なという特徴が取り出されている．活動的，野心的，真面目，責任感という指標では有意な差はみられない．

質問用紙による横断面的な研究なので，22項目に入っていない標識，たとえば対他配慮性，熱中性・徹底性については捉えられていない．それゆえ**表3**との関連でみると，この研究では「執着＋内向」近縁の性格が取り出されているものの，対他配慮性，熱中性・徹底性についての指標が抜けているので，病前性格の一部しか取り出されていない．類型論的にいえば，弱力優位の「メランコリー親和型」性格に近いものが捉えられていると考えられる．

E. Esquiaga[16] は双極性うつ病20人，単極性うつ病80人（大うつ病45人，

気分変調症35人）に16personality factor（16PF）を施行している．単極性では控え目，律儀，非社交性，従順，細心，固執，強い義務感，心配性，丁重などの性格傾向がみられている．Benjumeaの研究と比較すると，彼がとり出した性格に固執と強い義務感が加わっており，「メランコリー親和型」性格よりもより執着性格に近い性格傾向がとり出されている．このことから，Esquiagaが捉えた単極性うつ病の病前性格は，精力性をもっていて本研究の「執着＋内向」に一致する．しかし他者配慮性については触れられていない．また本研究にみられた「執着＋同調」は捉えられていない．

　A. Chinchillaら[14]はDSM-Ⅲ-Rによって診断した60人の双極性うつ病と30人の大うつ病にICD-9の人格障害の診断基準を用いて，ライフ・イベントとの関連において性格特徴をとり出している．大うつ病の46.6％に抑うつ強迫型がみられ，33.3％は特別な性格特徴はみられないとしている．表3との関連で考えると，「執着＋内向」がほぼ抑うつ強迫型に重なり，「執着＋同調」がほぼ特徴のない正常な型と重なるのであろう．なぜならこの「執着＋同調」は，スペイン人一般がもっている性格傾向にかなり類似しているからと思われるからである．

　方法論はさまざまであるが，ほぼ共通した性格特徴として指摘されているのは，単極性では几帳面，控え目，細心，強迫性などであり，執着性格における弱力性格と概ね一致している．これらの研究に共通していえることは，対他配慮や精力性など，検査項目にない性格傾向については捉えられておらず，また本研究と比較して，几帳面という性格は捉えられているが，残念ながら何に対して几帳面なのかは捉えられていない．この点は質問紙や心理テストの限界であり，やはり性格をきめ細かに捉えるには，本研究のように生活史をも考慮に入れた縦断面的な研究が必要であろう．そして，質問紙や心理テスト，DSM-Ⅲ-Rなどを使用する場合には，症状が消失していたとしても，病後の施行時点で性格変化がおきている可能性があるので注意が必要であろう．症状消退後にうつ病者が自分自身の病前の性格について想起して語る場合は，病前に彼自身が語っていた自分の性格とほとんど変わらないといわれている[19]．

　最近Von Zerssen[37]によって作成された自己評価式質問用紙であるF-List

を使用した場合の評価は，親族の患者に対する評価と一致するというが，この場合ドイツや日本のように「メランコリー親和型」性格が比較的均一の場合はいいが，その性格がバラエティーに富んでいる場合は，使用するのがかなり困難であろう．と同時に，その国の人たちが自分自身に対してどういう自己評価をもつか，また各々の国に見合った社会的美徳に関する質問内容になっているか否かによってもかなり違ってくるだろう．

4．スペインの前うつ病者における秩序志向性

スペイン人の前うつ病者の病前性格の秩序性はほとんどが日常的な事物や仕事に対してであり，対人関係や倫理世界に対しては稀れである．秩序性の固着領域は，女性では家庭内，特に家事に限定されていることが多く，男性では仕事に限定されていることが多い．A. Kraus[23]の言うような自分の仕事を他者に認めてもらおうとする配慮は少なく，あくまでも自分自身のペースで家事や仕事を秩序立てている．

ドイツではKraus[23]が日本と同様に，対人関係を重要視している．彼は，秩序性は価値や役割への過剰な同一化となって現れるという．日本とドイツの間では，秩序性と対他配慮のどちらを一義的にするかで違いがみられるが，少なくともスペインの秩序性にはほとんど対他配慮がみられないので，やはりTellenbachの言うように，自分の周囲の事物に対する秩序性をより基本におくことが妥当に思われる．

次にスペインにおけるうつ病者の秩序志向性の形成を家族，社会，文化，風土との関連で見ていく．S.Madariaga[27]によれば，スペインの家庭は，個人がその自己中心性から外へ向かって自己拡張をする際に出会う集団であって，独自の基盤をもつ統一体であるという．彼らが家庭中心であるのは一つはカトリシズム，もう一つはマチスモ的社会[9]が関係しているだろう．

カトリシズム[9]では，イブの罪を背負った女性は従順，温和，謙虚，忍耐を基本とした聖家族を作り上げ，家庭の中にのみ自由を求めるべきだとされる．またマチスモ的社会では，男性は大酒を飲めて喧嘩が強いのが最も男らしく，女性は働き者で家族を守るべきだとされる．しかし経済的に家を守るのは男性の役割である．このように，女性は家庭の中で，男性は仕事におい

てある程度の秩序性が形成されてきたと考えられる．さらに，フランコ時代（1939〜75年）に秩序，統一，忍耐という社会，倫理的規範を強制させられたことも，この秩序志向性の形成の一翼を担っていると考えられる．

また，前うつ病者の秩序性と発症したうつ病者の秩序性との関連性を考えておく必要があるだろう．うつ病者は，リズム性の変化や自然の変化に親和性をもつ．しかしこのリズム性や自然の領域は，すでに人間世界の中に文化や風土的布置としてとり込まれている．Tellenbachによれば，リズム性がその文化の領域から明瞭に消し去られていれば，それだけメランコリーへの傾向が増大するのではないかという．

いずれにしても，前うつ病者もこのリズム性や自然をすでに神話的な祭礼行事のリズム，あるいは日常生活においては季節のリズムとしてとり入れている．それゆえ前うつ病者のもつ秩序性もリズム性や季節性とかなり関係していると思われる．スペインのJ. L. Ayuso[10]は，内因性うつ病の外来・入院の季節別患者数を出している．外来患者についてみると，10月，11月の初診うつ病患者数は8月，9月のそれの数倍を示している．入院患者においても，単極性，双極性ともに秋から冬にかけては夏の約2倍の数を示している．

このように内因性うつ病の発症にかなりの季節性の変動がみられることから，前うつ病者の秩序性を，状況論的に考えると，単に対人関係の問題のみに帰してしまうことは危険である．表3から判るように，発症の誘因となっているのは，自己の秩序性と関係した自分の病気や事故が多い．Krausはうつ病の発症を価値や役割への過剰な同一化の破綻に位置づけているが，スペイン社会のように対人関係に秩序性が関与しない文化では，社会的役割から前うつ病者をみる視点は成立しがたい．

もちろんスペインの前うつ病者が，他者に関与しないわけではない．「執着＋内向」はあまり他者と関係をもとうとしないが，「執着＋同調」は比較的自然な対人関係をもつことができる．前者が他者と関係をもとうとしないことは日本人と違って個人主義的生き方が基本にあること，後者の自然な対人関係をもてることは同調性をもちあわせていることが関係していると思われる．

以上のことから，スペイン人，日本人の前うつ病者ともに秩序志向性をもつが，前者の秩序志向性は対人場面にはほとんど現われない．Tellenbachは「メランコリー親和型」性格は，環境の社会的構造，ことに仕事と秩序の構造に密接に関係しているといい，日本の数人の研究者[18]もこの性格の成立をその時代の社会構造と関連づけて論じているが，スペインにおける執着性格においても，前述したように，その成立をその時代の文化・社会構造と関連づけて考えられるのではないだろうか．

5．スペインにおける執着性格と「メランコリー親和型」性格

スペイン人の執着性格と「メランコリー親和型」性格を，日本人との比較において明確にするためには，スペイン人一般のもつ性格特徴を見ておく必要があるだろう．スペイン人は孤独，無気力，無関心という弱力性と活発，情熱，頑固という精力性をもち，自尊心が高く徹底的な個人主義をとるといわれている．そしてこれらを縦横無尽に結んでいる生の自由な流れとして，パッション[5, 28]が想定される．このパッションは激しく，即興的，感性的であり，創造性へと向えば芸術となり，破壊性へと向えば暴力や残忍性となる．

ただここで問題になるのは，精力性格についてである．一般には精力性格というと，熱中性，徹底性だけでなく活動的，情熱的などの活動性も含めて考えられている．しかし熱中性，徹底性と活動性，情熱性は本来，区別して考える方がいいと思われる．熱中性，徹底性は空間的には対象と距離がなくなり，時間的には持続性の要素が必須であるといえる．それに対して，活動性，情熱性とは対象と距離をもった運動であって，持続的というよりは刹那的の方に近い．それゆえ前述したスペイン人一般のもつ活発，情熱という精力性は，執着性格のもつ精力性とは区別して考えた方がいいであろう．

以上のことから，スペインのうつ病者の病前性格の基本型と考えられる執着性格を，日本人のうつ病の病前性格との比較で浮き彫りにすると，次のようにいうことができる．第1に，スペインの内因性単極性うつ病者の病前性格はスペイン人一般がもつ活動性，情熱性という性格以外に，熱中性，徹底性の要素をもつ．すなわち，スペインの前うつ病者は日本のそれに比べ，よ

り完全主義的で頑固なところがある．

　第2に，几帳面，仕事熱心という点では，スペインと日本の前うつ病者はかなり類似している．ただ前者では几帳面さ，仕事熱心は限定された領域に閉じられたものといってよい．それゆえ几帳面さや仕事熱心が，下田の言うような模範青年や模範社員という社会的美徳へ発展することはほとんどなく，自己完結的である．また，秩序性の対人関係の領域への現れという点では，スペインと日本の前うつ病者の間で，大きな違いが見られる．平沢の記載をみると，日本の前うつ病者は他人に気をつかう程度のものから，「他人のためにある」という形で対他配慮をしてしまう症例までかなり開きがあるが，対他配慮性が特徴的となる．スペイン人は前述したように，もともと個人主義をもちあわせていることも関係しているが，前うつ病者も日本人のそれに比べ対他配慮は少ない．

　スペインの前うつ病者の「執着＋内向」の場合，対人関係においては内向的で，自分の方からあえて他人と関係をもとうとしない．この「執着＋内向」はスペイン人の性格の平均的基準からみると，かなり無口，引っ込み思案，人間関係が希薄で，小さなことに拘るために抑うつ的にみられる．L. Alvarado[8]は「メランコリー親和型」性格をうつ病の弱まったものと表現しているが，おそらく「執着＋内向」類似のものを指していると思われる．J. J. Lopez-Ibor[26]も，抑うつ人格は抑うつ等価症あるいは仮面うつ病と同じであると述べているが，この抑うつ人格も「執着＋内向」と同じと考えられる．

　スペインの前うつ病者の「執着＋同調」は，「執着＋内向」と同様に対他配慮性をもたないが，対人関係にかなり開かれている．話好き，冗談を言うなどの点では一般人と一致している．それゆえ，スペインの精神科医は「執着＋同調」を循環気質であるという．なぜなら対人関係において秩序性は見られず，また，一般のスペイン人のもつ二極構造の性格に同調性が加わったのとほとんど変わりがないように見えるからである．

　このように「執着」や「執着＋同調」が循環気質，場合によってはほぼ正常とみられるのは，対他配慮が日本人のようにはっきりしないためと考えられる．このことは「執着性格のうち対人過敏が認められないもので，平生の

気分状態について明瞭な供述の欠けるときには，循環性格の中間型との区別が困難である」という平沢の言葉を想起させる．

　第3に，スペインの前うつ病者の「執着＋内向」と「メランコリー親和型」性格との相違点であるが，後者が対他配慮性をもつことはすでに触れた．また，後者のもう一つの重要な要素である，自己の仕事に対する過度に高い要求水準であるが，これも執着性格群にはあまり見られない．これはスペイン人がもともと仕事を必要悪と考え，あまり重点をおいていないことと関係していると思われる．荒涼たるスペインの大地で汗水たらして働いていても，作物は全く育たないという環境が，スペイン人をして仕事を必要悪たらしめんとしていると考えられる．

6．うつ病者の病前性格とスペインの文化・社会

　うつ病者の病前性格の形成とスペインの文化・社会との関連性については述べてきたので，ここではまずスペインの文化・社会の中において，うつ病者の病前性格がどう見られているのか考えたい．日本の前うつ病者は表面的には対他配慮的であるが，自己本位の過剰な役割を取ると考えられているために，社会のなかでは否定的に見られている．他方，スペインの前うつ病者，特に内向に傾く執着性格は，事物に対して几帳面，対人関係から回避的で，自己主張しないために，社会のなかでは否定的に見られている．すなわちスペインの前うつ病者は自己中心的なゆえに，社会的役割に対する過剰な同一化は目立たず，むしろ事物に対する几帳面と対人関係に消極的なことで否定的評価を受けている．

　次にうつ病者の病前性格が診断や治療の一助として重要視されない理由を考えてみたい．第1は日本と比べて内因性単極性うつ病が少なく，神経症性や双極性のうつ病が多いために，病前性格は多様化傾向にあり，なかなか類型化しにくい．それゆえTellenbachや下田の理論も紹介されてはいたが，状況論的な考え方が浸透しにくかったと考えられる．

　第2は，几帳面，真面目，控え目，仕事熱心，対他配慮的という性格がスペイン社会では美徳とされず，むしろ，気が小さくて自信がなく，消極的という日本とは別の意味での，否定的な性格として捉えられるためであろう．

特に「執着＋内向」や「メランコリー＋内向」は否定的に見られる傾向にある．

　スペインでは生の本質は感性であり，それは全一性パッションと考えられている．Madariaga[27]によれば，このパッションの全一性がスペインの相矛盾する性格——頑固であり人間的，諦めていて反抗的，精力的でいて怠惰——を形造っているという．こういうパッションから出てくるものは，没道徳性，ヒューマニズム，個人主義の三つであって，道徳的，社会規範的，対他配慮的という秩序志向性をもつ性格とは，ほぼ対極に位置する．そしてこのパッションから出てくる性格が最もすばらしいとされている．

　第3の理由は，スペインにおけるうつ病者の病前性格は，活動性，情熱性という精力性と孤独，無関心という弱力性の二極構造の性格をもつ一般的なスペイン人からみるとかなり抑うつ的にみえる．「メランコリー＋内向」はもちろんのこと「執着＋内向」もそうみられやすいが，「執着」「執着＋同調」も弱力性が前景化すれば抑うつ的にみられる可能性がある．それゆえ，抑うつにみえる"抑うつ性格"からうつ病へと到る過程は状況論を考慮せずに，かなり連続的なものとして説明がつくと考えられている．ライフイベントの研究もスペインではほとんど重要視されていない．

　第4の理由は，内因性単極性うつ病者も本来のスペイン人が前述したような二極の性格構造を有するがゆえに葛藤をもちやすく，比較的早期に慢性化しやすいことが挙げられる．それゆえ治療を考える上で，病前性格があまり問題とならないのであろう．

　うつ病と文化・社会の関係に触れておくと，F. Alonso-Fernández[7]によれば，単極性うつ病の男女比は1対8で女性に多いという．その理由としては内戦後のフランコの時代まで（1975年），家庭に閉じ込められてきた女性が急激に社会に進出するようになり，家庭と社会との間に葛藤状況をおこしたためと推測している．つまり秩序志向性の社会的破綻ということが可能であろう．

　またAlonso-Fernández[7]は，うつ病を気分（humor），無感作（anergia），非コミュニケーション（discomunicación），リズム症（ritmopatía）の四つの次元に分けている．Bilmaによると，スペインでは女性は家事から子ども

の世話，社会の中における仕事まで何でもこなすので，膨大な仕事量になってしまい，それが重荷になり過ぎると無感作を主とするうつ病に陥ってしまうという．病像はKierholzの疲弊うつ病とかなり近いと推測される．

V．まとめ

1）G. M. 病院と自治医大のうつ病者の入院統計を比較検討し，前者では後者に比べて内因性単極性うつ病が少なく，神経症性および双極性うつ病が多いことを示した．

2）スペインのG. M. 病院に入院した内因性うつ病のうち，生活史や病歴を詳しく聴き取ることのできた単極性うつ病12人を類型論的方法でその病前性格を調べ，日本の症例と比較した．性格類型は執着性格とメランコリー親和型性格を基本とし，循環気質も合わせ類型化した．

その結果，①スペインでは日本に比べ執着性格群が，日本ではスペインに比べメランコリー親和型性格群が多い傾向がみられた．②内向性をもつものでは，スペインに「執着＋内向」，日本に「メランコリー＋内向」が多かった．③同調性をもつものでは，スペインでも，日本でもほとんどが「執着＋同調」であり，あまり差はみられなかった．またより生物学的側面を表現すると考えられる循環気質についても，両者に違いはみられなかった．④執着性格群を詳しくみると，対他配慮性をもつものがスペインより日本に多くみられた．メランコリー親和型性格群（対他配慮性をもつ）がスペインに少ないという知見と合わせて考えると，スペインの多くの症例では秩序性（几帳面）が日常的な事物や仕事に限定されているのに対し，日本の多くの症例では秩序性が対人関係にまで広がり，対他配慮性となって現れているのが判った．

3）スペインのうつ病者の病前性格としての秩序性は，日本人と比較し表現される事象は違うが，秩序性は日本と同様，スペインのうつ病者の病前性格としても本質的なものと考えられた．表現の違いにはスペインの文化・社会の影響の関与が推測された．

4）日本とは対照的に，スペインにおいては，うつ病の病前性格が重要視

されていない．その理由として，内因性単極性うつ病が少ないこと，几帳面さや内向性がうつ病へと連続的に続いていて，うつと等価と考えられていること，内因性単極性うつ病が早期に神経症化しやすく，治療過程で病前性格が問題にされないことがあげられる．

5）うつ病の病前性格は，文化・社会・風土的因子の違いに依存している可能性を示唆した．

【原本】
阿部　裕：スペインと日本におけるうつ病の比較文化精神医学的研究—うつ病者の病前性格を中心に．日本社会精神医学雑誌．5(1)：63-80，1996

【参考文献】
1) 阿部隆明：「妄想型うつ病」の精神病理学的検討—うつ病妄想の成立条件—病前性格との関連．精神経誌．92：435-465，1990
2) 阿部　裕：コタール症状群の成立過程—生・死・再生．臨床精神医学．17：365-373，1988
3) 阿部　裕：メランコリーとコスモロジー．イマーゴ．2：116-123，1991
4) 阿部　裕：うつ病の妄想—その日本的特質．臨床精神医学．23：45-53，1994
5) 阿部　裕：スペイン文化の深層—躁うつ病者に対する比較文化的視点を通して．イマーゴ．5：74-85，1994
6) 阿部　裕：多文化間精神医学の歴史と展望．文化とこころ．創刊準備号：8-16，1996
7) Alonso-Fernández, F.：La depresión y su diagnóstico. Labor, Barcelona, 1988
8) Alvarado, L.：Acerca de la personalidad premórbida en los trastornos depresivos. Actas Luso-Esp Neurol Psiquiatr 20：145-154, 1992
9) 有本紀明：スペイン・聖と俗．日本放送出版協会，東京，1983
10) Ayuso Gutiérrez, J. L.：Las depresiones. Salvat, Barcelona, 1990
11) Benjumea, P.：Perfil psicológico de la personalidad depresiva. Actas Luso-Esp Neurol Psiquiatr 15：29-33, 1987
12) Bertschy, G.：Les liens entre troubles de l'humeur et personnalité. L'Encephale 18：187-192, 1992
13) Binswanger, L.：Melancholie und Manie. Neske, Pfullingen, 1960（山本，宇野，森山訳：うつ病と躁病．みすず書房，東京，1972）
14) Chinchilla, A., Viñas, R., Moreno, I. et al.：Personalidad y acontecimientos vitales desencadenantes en las psicosis afectivas. Actas Luso-Esp Neurol Psiquiatr 17：237-244, 1989

15) Davidson, J., Miller, R. & Strickland, R.：Neuroticism and personality disorder in depression. J Affective Disorder 8：177-182, 1985
16) Esquiaga Terrezas, E. y García López, A.：Personalidad subgrupos diagnósticos en la enfermedad depresiva. Actas Luso-Esp Neunol Psiquiatr 15：29-33, 1987
17) 平沢　一：うつ病にあらわれる執着性格の研究．精神医学．4：21-29，1962
18) 飯田　真：メランコリー型発達史論．躁うつ病の精神病理3（飯田　真編）．弘文堂，東京，1979
19) Julian, T., Metcalfe, M. & Coppen, A.：Aspects of personality of depressive patients. Br J Psychiatry 115：587-589, 1969
20) 笠原　嘉：うつ病の病前性格について．躁うつ病の精神病理1（笠原　嘉編）．弘文堂，東京，1976
21) 木村　敏：いわゆる「鬱病性自閉」をめぐって．躁うつ病の精神病理1（笠原　嘉編）．弘文堂，東京，1976
22) 児玉佳也：うつ病病前性格の共感不全と秩序性についての一考察．精神経誌．94：837-858，1992
23) Kraus, A.：Sozialverhalten und Psychose manisch-depressiver. Ferdinand Enke Verlag, Stuttgart, 1977（岡本　進訳：躁うつ病と対人行動．みすず書房，東京，1983）
24) Kraepelin, E.：Vergleichende Psychiatrie. Zentralblatt für diegesamte Neurologie und Psychiatrie 15：433-437, 1904
25) Kretschmer, E.：Körperbau und Charakter. Springer-Verlag, Berlin, Göttingen, Heiderberg, 1955（相場　均訳：体格と性格．文光堂，東京，1969）
26) Lopez-Ibor Aliño, J. J.：Los equivalentes depresivos. Paz Montalvo, Madrid, 1976
27) Madariaga, S.：Ingleses, Franceses, Españoles. 1928（佐々木孝訳：情熱の構造．れんが書房新社，東京，1985）
28) Miguel de Unamuno（ミゲル・デ・ウナムーノ）：生の悲劇的感情．ウナムーノ著作集3（神吉・佐々木訳）．法政大学出版会，東京，1975
29) Minkowski, E.：La schizophrénie. Desclée de Brower, Paris, 1953（村上　仁訳：精神分裂病．みすず書房，東京，1954）
30) 中井久夫：再建の倫理としての勤勉と工夫．躁うつ病の精神病理1（笠原　嘉編）．弘文堂，東京，1976
31) Perris, C., Eisemann, M., Knorring, L. et al.：Personality trait in former depressed patients and in healthy subjects without past history of depression. Psychopathology 17：178-186, 1984
32) 下田光造：躁うつ病に就いて．米子医誌．2：1-2，1950
33) 下田光造：精神衛生講話（上巻）．同文書院，東京，1957
34) 新福尚武，柄沢昭秀，山田　治他：最近22年間のうつ病の臨床における変化．精神医学．15：955-965，1973

35) Tellenbach, H.：Melancholie. Springer-Verlag, Berlin, 1976（木村敏訳：メランコリー．みすず書房，東京，1978）
36) Von Zerssenn, D.：Premorbid personality and affective psychoses. Handbook of Studies on Depression (Ed by Burrow, G. D.). Excerpta Medica, Amsterdam, 1977
37) Von Zerrsenn, D. & Pössl, J.：The premorbid personality of patients with different subtypes of an affective illness. J Affective Disorders 18：39-50, 1990
38) Wittkower, E. D. & Rin, H.：Transcultural psychiatry. Arch Gen Psychiatry 13：387-394, 1965

スペイン文化の深層
― 躁うつ病者に対する比較文化的視点を通して ―

はじめに

　1992年にバルセロナオリンピック，セビージャ万博，コロンブスの南米大陸発見500周年記念祭と，スペインで三つの大イベントが行われ，日本でもスペインブームになったが，スペインの文化や歴史が正確に日本に伝えられたとは言い難い．なぜなら，テレビや雑誌によってスペインの文化・社会の諸相がかなり詳しく報じられたにもかかわらず，われわれ日本人のスペインイメージは，今だに「光と影」，そして「フラメンコと闘牛」にとどまっていると考えられるからである．スペイン人がもつ日本イメージ「富士山と芸者」と何ら変わりがないのである．
　一方，1990年6月，新入管法の施行によって，日本への就学者や労働者は急増した．それに伴って，われわれ精神科医も実際的な臨床の場で，中南米や東南アジアの精神障害を患った人たちを診察したり，治療したりすることを，余儀なくされている．精神医学の領域では，彼らの文化・社会的背景を知らないと，なかなか彼らをサポートすることが困難である．こういった国際化の時代になると，自文化中心主義[1]では許されない．われわれはできる限りの偏見と固定観念を取り除いて，彼らの視点に立った精神医療を推し進めなければならない．
　しかし，他国の人々のもつ文化・社会的背景を知ることはそう容易なことではない．自分自身が外国に住んだ時ですら，その国の文化・社会は本当に

徐々にしか見えてこない．1989年〜90年にかけて，スペインのマドリッドで臨床に携わる機会を得，時に躁うつ病者に接することができた．ここでは彼らを診察する中で，その背後に見えてきた文化・社会的背景，また日本に在住するスペイン人を診察する中で見えてきたそれを中心に置きながら，スペイン文化の深層を明らかにしていきたい．

I．スペインの躁うつ病者――日本との比較から[2]

　国際社会の中に要請される精神医学は，静的な2地点を比較する比較文化精神医学を超えて，Transcultural Psychiatry（多文化間精神医学）でなくてはならない．この新しい領域がカナダのウィットコーワ[3]によって1965年に提案された時には，研究領域に留めておくべきだとされた．しかしある人が他国で精神障害を起こした場合，病因論は別にして，自国と他国の文化のぶつかり合いの中で彼らを援助していかなければならない．一つの文化単位がその文化を越えて他の文化とぶつかり合うわけであるから，より臨床的な意味で，まさしくtransculturalな視点が，今日必要とされているのである．

　だが，この章で述べようとすることは，疫学的視点からの躁うつ病者のスペインと日本の比較であり，比較文化精神医学の領域に留まっている．図はスペイン（マドリッド大学附属グレゴリオ・マラニョン病院）と日本（自治医科大学附属病院）の躁うつ病の入院患者の比較である．病棟の構造，病院の位置，母集団の違い，診断基準の相違などを考慮に入れなければならないので，単純な比較検討はできない．

　しかしおおよその傾向として述べることは可能であろう．ここで注目すべきことは，日本と比較してスペインに双極性，神経症うつ病が多いことである．反応性も多いが，これは内因性単極性うつ病の一部，日本でいうと引っ越しうつ病や昇進うつ病のような誘因のある単極性が，スペインでは反応性に分類される傾向にあるためと考えられ，実質的には両国間の差はほとんどないと推測される．

　アーロンソ・フェルナンデス[4]によると，スペインでは双極性と単極性の比率は10対1であるといい，またアユーソによると，入院患者に限って言え

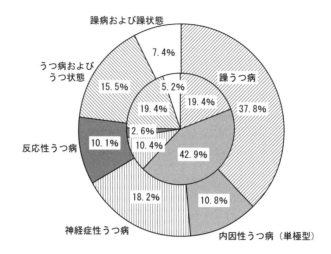

図　スペインと日本の躁うつ病患者（入院）の比較
（内側：日本　外側：スペイン）

ば，3対1くらいであるという．ただこの場合の単極性は，双極性以外のすべてのうつ病およびうつ状態を含んでいる．かれらの研究やグレゴリオ・マラニョン病院の精神科が急性期病棟であることを考慮に入れ，しかも内因性うつ病の割合がスペインと日本であまり差がないとすると，スペインでは日本と比較して内因性単極性うつ病が少なく，双極性うつ病が多いことになる．

　その理由については，病前性格，家族構造，文化・社会的背景など数多くの要因が考えられるが，その一つとして祝祭親和的世界ということが挙げられるであろう．ヤップによると，最近の躁病の比較研究では，アフリカやブラジルなどの発展途上国に錯乱を伴った躁病が多く見られるという．一方，平山[5]によると，近代文明が頂点に達したと認められるアメリカ合衆国では，躁病の入院患者が減少しているという．平山はこのことから，発展途上国や未開発国では躁病親和性が強く，先進諸国ではうつ病が現われやすいという．

　しかし単純にそう言い切ってしまうと，スペインに躁病者の多いことの説明がつかなくなる．未開発性ではなく，祝祭性が躁病親和的であると考えた

方がより自然であろう．というのは，祝祭的世界においては非日常と日常の差がかなりはっきりしていて，祝祭という人類普遍の発作的狂気が定期的に繰り返し出現するからである．大都会で躁病が減少してきているとすれば，非日常の日常化がおこっているために，非日常と日常の差がなくなってしまい，のっぺらぼうの世界になったのが原因しているのではないだろうか．

　もう一つの特徴である神経症うつ病が多いことは，スペイン国内で問題になっている．特にその大半を女性が占めている．受診前にすでに数カ月〜2年近くにわたってうつ病を病んでいる人が多いので，内因性あるいは反応性で始まって，それが遷延化して神経症化したものなのか，それとも神経症性うつ病として発症したのかを区別するのは非常に難しい．アーロソン・フェルナンデスは神経症性うつ病の患者は神経症性人格，すなわち多かれ少なかれ性格神経症的な側面をもっているので区別可能であるという．

　スペインでは双極性も単極性も内因性であると，ほとんど状況因を考慮しない傾向にある．特に双極性の場合は全く誘因のない場合が多い．それゆえ，双極性うつ病を文化・社会との関連で捉える場合は，パトプラスチックのレベルが問題となる．

II．躁病者を通して見たスペイン文化

　マドリッドのグレゴリオ・マラニョン病院に躁状態で入院したごく一般的な躁うつ病者を通して，その背景にあるスペインの文化・社会を見てみたい．症例を通しての考察は比較文化的でなく，かなりtransculturalな視点を入れたつもりである．

〈症例A〉 33歳　女性

　一人っ子としてマドリッド郊外で生まれ育つ．結婚し3歳の女児との3人暮らし．両親がすぐ近くに住んでいる．高校卒業後，工場で働いていたが，2年前から休んでいる．病前性格は陽気，社交的，お喋り好きである．責任感は強く，物事に熱中する．小説とか歴史書をよく読みロマンチックなところがある．

10年前から特別なきっかけなしに，不安，いらいら，不眠が出現し，多弁，攻撃的なため入院となった．最初の7年間に3回の入院歴があり，それ以後ずーっと外来通院を続けていた．その間，躁状態と抑うつ状態の繰り返しで，2回入院している．数週間前から不安，いらいらが高まり，攻撃的となって，両親や夫を馬鹿にするようになった．夜も眠らず騒いでいて，家族が困り果てていた．多幸気分であるが，急にいらいらして怒り出したりし，気分の動揺が激しい．観念奔逸もみられ，最初は夫の悪口を言っているが，だんだん横道に外れていってしまう．周りの患者に敏感になっていて，やや被害的になったり自己関係づけが見られる．面接中に急に泣き出したりもした．

　この症例は日本人の症例と何ら変わりはない．内因性である以上，どこの国においても類似の様態が出現して，決して不思議ではない．特に躁病の場合は内的葛藤が表現されることはほとんどなく，終始，現実次元との関わりの中での気分，思考，行動が問題となる．だが，たとえ発病状況や病像に違いが見られないにしても，それを通して，その背後に見えてくる文化・社会的背景はかなり違った様相を示すことが考えられる．

　次のことが言えるだろう．躁うつ病においては，現在の一瞬における現実との限りない融合や戦いを通して，自己を実現しようとしている．けれども，彼らの時間は過去も未来もほとんどない薄っぺらな現在になっており，彼らの空間も他者に向かって開かれておらず，自己空間になっていて，自己実現は失敗に終わっている．それゆえ，現実との表面的な関わりの中で触発され，生じてくる彼らの気分，思考，行動様式は比較的文化の表層，すなわち外面的な文化と関連をもって現われやすい．例えば日本において，短時間にいろいろな仕事を完成させようとする行為心迫の躁病者の背後に，仕事中毒としての日本の文化を感じとれるように．

　さて，スペインの躁病者の背後に見えてくるのは何なのであろうか？　まず夫や両親を罵倒する姿から傲慢さが見えてくるであろう．スペイン人はこの傲慢さ（orgullo）を最大の罪とみなしている．そしてこの傲慢さや，もう少し内発的な恥知らず（sinvergüenza）[6]をものすごく嫌う．逆に言えば，

外見を気にする文化である．ベネディクトは欧米の罪の文化に日本の恥の文化を対比させたが，スペインは外面的制裁を重んじる恥の文化であり，日本のそれにかなり近い．それゆえ，名誉や自尊心に繋がる恥じらいは高貴な美徳とされている．

次に，夜間の騒ぎや多幸気分からは祝祭性が見えてくる．祝祭は日常性の破壊であり，非日常，時間の停止した世界である．現在は一瞬，一瞬細切れになり，全く連続性をもたない．反秩序，刹那性，飛躍，興奮という空間で満たされ，一般的には祝祭は死の原理で支えられているという．しかし，祝祭が「死の原理」という見方は「論理的，合理的」なゲルマン的視点に立って初めて言えることではないだろうか．

スペインの祝祭，たとえばバレンシアの火祭り[7]をとってみても破壊よりも再生の生命力に力点が置かれているように思う．ガルシア・ロルカは「闘牛がスペインで最大の詩的な豊かさと生命力を誇るもの」と言う．すなわちスペイン的感性から見ると，祝祭はむしろ生の原理によって支えられており，その裏にある日常性，すなわちスペイン的無気力は死以外の何物でもないのではあるまいか．

ビンスワンガーは躁病者の世界の基本障害として観念奔逸を強調し，これが今的現在という形でその時間性を解体すると言う．一方，アーロンソ・フェルナンデス[8]は祝祭的あるいは刺激的気分高揚が時間性を解体し，極度に拡大した今的現在にしてしまうと言う．ここにおいても，躁病の基本病態の重点の置き方に対して，ドイツの「理性」，スペインの「感性」という対比的な視点が明白に現れていて興味深い．

〈症例B〉52歳　男性

6人兄弟の長男としてマドリッド郊外の小さな村に生まれ育った．若い時にマドリッドに移り住み，結婚し5人の子どもがいる．若い頃からよく酒を飲み，1日1リットルくらいを空けるのはざらであった．4人の子どもは独立し，Bは家族から半ば見放され，家族状況は非常に悪い．売れない画家として生計を立てていたが，じり貧の生活で社会からも疎外されていた．病前性格は社交的，世話好きで友達も多かった．活動的，情熱的で物事に熱中し

やすい，完全癖，頑固なところもあった．

　45歳の時に，躁状態，アルコール依存でK病院へ入院し，その後はアルコールもやめて外来通院していた．アルコールを飲んで暴力をふるったり，怒鳴ったりすることはあった．50歳の時に不眠，観念奔逸，誇大的言動，気分高揚などの躁状態で，自己中心的になり家族の言うことも聞かないため，当院に入院となった．3週間で退院になりデイケアーに通っていたが，今回は錯乱状態で入院した．

　アーロンソ・フェルナンデス[8]はスペインの躁病を祝祭的（festivo），刺激的（iracundo），脱自的（estatíco）に分けているが，症例Aは刺激的，症例Bは祝祭的躁病に当てはまる．この症例も特に変わった症例ではない．スペインの崩壊しかけた家族状況をよく表している．

　もともとメキシコのメスティーソ社会の伝統的価値観をマチスモ（男性優位）社会と呼んだが，この症例ではマチスモを見てとることができる．男性は大酒を飲めて，喧嘩が強いのが最も男らしく，女性は大変働き者で，家族をよく守るというのがマチスモ社会である．今でもフランコ政権（1936～75年）の時代を地方の村々で送った人たちはそういう家族が多い．

　1989年にノーベル文学賞に輝いた文豪カミロ・ホセ・セラの小説，『パスクアル・ドゥアルテの家族[9]』に出てくるこの家族には，マスチモ社会が上手く表現されており，現代のスペイン社会に通底するところがある．主人公，パスクアルは愛と嫉妬にからんで，友達，母を殺し，妻にも死なれてしまうのであるが，スペイン社会に存在する残虐性と血，醜悪への嗜好などスペイン人の心の奥に潜む問題を，かなりどぎつく描写している．

　話は症例に戻るが，酒が飲めて，暴力的に強くても，度を越せば家族や社会から邪魔者扱いされる．ここにスペイン社会の別の問題，排他主義，差別主義が浮上してくる．麻薬中毒者，アルコール依存者，犯罪者，ジプシーなどが社会から疎外された人々として集団を作っている．この現象はスペインだけに特徴的なことではないかもしれない．

　もう一つ見られるのは，スペイン人の自己中心性の問題であろう．ウナムーノは『スペイン的個人主義[10]』の中で「スペイン人は他人に対して自己を肯定するときの力，そして自分で教義を作り出してその中に閉じこもる時

のエネルギーが，彼らの内心の精神的な内容の豊かさに相応していない」という厳しい批判を加えている．何しろ彼らは自己主張が強く，自分が中心であって，他人の規範を意に介さない．だから何人か協働で一つの事を仕上げようとするのは非常に苦手である．

以上傲慢，祝祭，マチスモ，暴力，個人主義，排他主義という現実に現れるスペインの文化・社会の側面を見てきたが，次章ではうつ病者を通して，より深層にある文化・社会を考えていきたい．

III. うつ病者を通してみたスペイン文化

神経症では個人レベルの深層が，統合失調症では宇宙，地球レベルの深層が現われやすいのに対して，おそらくうつ病では文化レベルの深層が現われると推測される．なぜならうつ病が悪化すると，普通では意識に上がってこないような想像を絶する悩みが，突如として彼の心を覆ってしまったり，現在の生活とはほとんど無関係な主題で，文化レベルの罪責妄想や風土レベルの貧困妄想が出現することがあるからである[11]．

次の症例は日本に在住するスペイン人で約3年にわたって精神療法を続けた患者である．病的な次元として見えてきた部分と，その背後に見えてきたスペインの文化・社会のかなり深層と思われる部分があるが，ここでは後者に焦点をあてて考察を加えたい．

〈症例C〉27歳　女性

姉と弟との3人兄弟で，S市内で生まれ育つ．母は24歳の時にリウマチを患い，心臓弁膜症で通院している．父は3年前に脳梗塞を病み，左半身麻痺だが歩行は何とか可能である．大学の社会部を卒業後，父親の世話をしていたが，間もなく結婚した．性格は真面目，几帳面，完全主義，頑固だが，社交的，お喋り好き，世話好き，活動的である．

26歳の時に夫と共に来日したが，日本の生活様式や習慣に馴染めないのと，仕事のやり過ぎ，夫との葛藤から徐々に抑うつ状態になった．日本で投薬をうけるが軽快せず10カ月目に帰国した．スペインで治療をうけ，4カ月

後に再入国をした．最初は「自分自身がうまくやれるか不安」といつも語っていた．間もなく，約6カ月にわたって神父のカウンセリングを受けることになるが，陽性転移を起こし中止となった．しかしそれ以後も友達として会うようになり，肉体関係の一歩手前まで発展してしまう．それゆえ彼女の葛藤は神父に対する信頼と憎悪の念で二つに引き裂かれることになった．

気分は動揺し，不安，抑うつ，悲しみと憎悪，攻撃性が交互に繰り返されていたが，徐々に落ち着き，スペイン語の先生として働けるようになった．しかし夫は仕事をやめてしまい，家にいてビデオを見たりパソコンばかりしていて，夫婦の会話がほとんどなくなってしまった．夫に将来のことを相談すると「離婚する気か」と言われ動揺した時期があった．最近になり夫も英会話学校に勤めた．しかし家に戻って来ると，女性の話ばかりしていると言い，彼女はいつも嫉妬の念にかられている．神父に対する愛と憎しみは減りつつあるが続いている．友達はスペイン人か中南米の人たちで，今でも日本語はあまり喋ることができない．時々，夫や対人関係の問題で抑うつ的になると，自分は「うつ病」になったのではないかと心配する．うつ病の再発に対する不安が強い．

スペインでの診断は反応性に発症した遷延性うつ病である．病前性格や対人関係のあり方，症状の変遷などから見て，スペイン人としてはかなり典型的な神経症うつ病と考えられる．スペインの精神医学雑誌，Psicopatologia（精神病理学）で10年前にスペインの著名な哲学者「オルテガ・イ・ガセットの精神病理学に対する寄与」という特集をしたことがあった．その中でアーロンソ・フェスナンデス[12]は，彼の「歴史的危機（ヨーロッパの理性，科学万能主義に対する警鐘）」を端緒として，彼から受け継いだ"transhistoria（歴史を通して見る）"の概念の導入によって，今日の社会病理に光を当てることができ，神経性うつ病，心身症，集団ヒステリーなどのよりよい理解が可能になったという．

"transhistoria"の視点は患者をスペイン文化の流れの中で理解していこうとする方法に近い．ただかなり巨視的な視点なので個々の症例の特異な面ではなく，表面に現れてくる行動パターンの，その背後にある一般的な心的力動や対人関係を通してスペイン文化の深層を見ていきたい．この次元では

患者とのかなり長い関わりが必要である．

　抑うつ状態ではあっても「うつ病」では困るという強い恐怖は，おそらく「名誉」と関連していると考えられる．症例Aでも触れたが，この名誉はスペイン文化の鍵概念であり，ドン・キホーテにとっても「名誉」のために戦っていたようなものである．名誉とはスペイン人にとってのアイデンティティーであり，自分自身の行動の主観的基準である．彼女にとってうつ病になることは，社会的にどうということではなく，自分自身の行動の基準を失うことなのであり，同時にPasión（情熱）を失うことでもある．マダリアーガ[13]は名誉はパッションであるという．つまり名誉とはパッションのほとばしりの一つの形を成したものであり，自分自身の生の証であって，他人からの称賛は二の次なのである．

　彼女は大学の社会部を卒業しているにもかかわらず，日本の種々の文化にはあまり興味を示さない．友達はすべてスペイン語圏の人たちで，休日の付き合いも彼らだけである．日本に4年近くいるのに日本語もきちんと習おうとしない．他の国々の人たちも，自国以外にはあまり興味を示さないが，特にスペイン人はこの傾向が強いと言われている．個性は強いが内面は希薄というスペイン的個人主義とも関連していようが，自分と関係のない生活形態には全く無関心である．

　このことは，彼女の夫のビデオとパソコンだけにしか興味を示さず，働かなくてもいいさという態度にも繋がっている．この行動への無関心――無気力，受動性，諦観――は選択的なものであり，絶対的な意味での非活動ではない．なぜなら，スペイン人の根底には「生の流れの自由さ」があって，自発性をもっているが触発されないだけという．もし触発されれば，その全一的情熱は芸術や祭へと向うのである．

　カトリシズムについては，聖なるものへの信頼と内面への抑圧の歴史という愛と悲劇のテーマが流れている．この症例と神父の関係にもカトリシズムの暗い歴史が暗示されているように思えてならない．

　最後に嫉妬[13]の問題をとり上げたい．妬みもスペイン人の性格特有の欠点であるといわれている．妬みは愛において嫉妬と呼ばれる．彼女は夫が別の女性の話をしただけで嫉妬に燃える．この例をみても解るように，スペイ

ン人における嫉妬とは，肉欲的であると同時に純潔である．一般に嫉妬とは「自分の所有しているものを他人に奪われた時に起こる感情」である．しかしこの例ではむしろ逆で，愛される女性が愛する男性のあらゆる部分になっていないことに対する感情と推測される．スペインにおいては男性は積極的，所有的，女性は献身的，受身的という構図ができ上っており，女性側からみると献身的な自分が男性のすべてになり切れていないと嫉妬を感じるのであろう．これがパッションに通じていることは言うまでもない．

Ⅳ．スペイン文化とカスティーリャの大地[14]

スペイン人ほど自国のことを悪く言って，自国の歴史と未来に不安と憂鬱を投げかける民族はいないと思われる．「もしロシアのことを悪く言うのならそれはフランス人，スペインのことならスペイン人」という言葉があるという[15]．こういった不安をより深く追求した"98年世代"の文筆家たちは，彼らの拠り所をカスティーリャの大地に求めた．

林も小川もない，石ころだらけの荒涼としたむき出しの赤茶けた大地．激しく照りつける灼熱の太陽．時たま見かける単調な行列のオリーブや樫の木．——ウナムーノは言う[10]．

「ここの風景は生きる喜びといった心地よい感情を呼び覚ますことも，快適さとか気楽さといった魅惑的な感情を誘発することもない．……ここには人をひきつける大地のひだもないのである」．別の場所で彼は言う．「どうしてこの野が悲しみと醜さを有するのか．そしてこの広大で厳しく，また荘重な風景はあの緑なす渓谷に，人間によって置かれた赤いかわら屋根の小さな白い家よりも，もっと多くを私に語りかけてくれる」と．

この大地にヨーロッパ精神である合理的な理性よりも，人間的生の非合理的な感性[16]を求めたのである．祝祭，暴力，名誉，無気力……．スペイン文化のすべての源がここに存在する．すなわち，大地が最も根源的な生を多様化させ，表現させる契機となっているのである．

ここまでくると，和辻哲郎の名著『風土[17]』を思い出さずにはいられない．彼は「風土は主体的な人間存在が自分自身を客体化する契機である」と説い

ている．草木のない荒涼としたカスティーリャの風土は温帯湿潤，自然の恩恵に浴する日本の風土とは正反対である．それにもかかわらず，両者ともに自然を人間存在の構造的契機として捉えようとしていることは，驚嘆すべきことである．

スペイン文化を特徴づけるキーワードは二つの系列に分けることができる．「名誉，祝祭，嫉妬，個人主義……」「無関心，無気力，残虐……」である．その根底に「生の自由な流れ」，すなわち情熱が横溢する．灼熱の太陽の照りつけるカスティーリャの大地の中で，生を果敢に営もうとすれば，生の流れは前者の系列に流入する．一方，この大地になすすべもなく出会い，この太陽の下で焼け焦がれてしまう時には，これは後者の系列に流入する．

そしてスペインの文化の中に，前者の系列に属する精力性と後者の系列に属する弱力性という相反する性質が共存する．スペイン人は生れながらにしてカスティーリャの風土の中で，この両極の性質をもつことを余儀なくされている．風土を人間学的風土と考えれば，下部構造である風土が上部構造である文化を支えているのは言うまでもない．

V. スペイン文化と狂気

文化の表層に傲慢，祝祭，マチスモ，暴力，個人主義，排他主義を，深層に名誉，無関心，無気力，カトリシズム，嫉妬を取り上げた．しかし，あくまで便宜上二つに分けただけであって，両者は密接な関係をもっている．前者はどちらかというと，行動と結びついて，人間関係や社会の中に現われやすく，後者は精神と結びついて感情や思考の中に現われやすいと考えられる．そしてこれらを縦横無尽に結んでいるもの，すなわち，生の自由な流れとしてパッションが想定される．パッションには情念と情熱という多少ニュアンスの異なった二つの意味がある．中村[18]は情念を，「野性的なものや狂気を秘めた根源的な人間的自然」と定義しているが，この考え方を借りると情念とはポジティブな面だけでなく，ネガティブな側面ももち合わせていることになる．これに対し，情熱はポジティブな面だけであり，スペイン語のanimo[19]（意欲）にかなり近いといえる．

この生命の流れの自発性は創造性へ向えば芸術となる．激しい流れは全く個人的なものであり，即興的，感性的である．美的態度は自然で生得的であるから，そこにネガティブなものが含まれていれば，血，残酷，死という作品となる．例えばゴヤの絵を取り上げてみても魔女，殺害，死といったグロテスクなテーマが選ばれている．

　この流れが非日常に向かえば祝祭となる．それは風土の中で形成されてきた精力性と合併する．そもそもパッションそのものが過去，現在，未来をひっくるめ一瞬のうちに理解され感じられる全統一性であるので，常に祝祭に発展しうる．この祝祭性は躁病と類似しているが違ったものである．なぜなら，躁病はanimoの過剰な刺激であり，終わりのない祝祭であるから，ただ祝祭が躁病の誘発に関与することは，葬式躁病を考えてみても明らかである．

　この流れは常に非合理的であるから，そのままの流れに任せれば無関心，無気力となる．これも風土の中で形成されてきた弱力性と合併する．この流れに任せてしまうことは，恵まれない大地を前にした諦観だけでなく，歴史的な厳しく徹底した質素さとも結びついているだろう．しかしこの無関心や無気力は病気としての抑うつとは別なものである．うつ病は一般的にはanimoへの刺激の減弱と考えられている．それゆえ単に無関心，無気力だけでなく不安や焦燥を伴う．日本に比べて不安，焦燥を伴ううつ病や神経症性うつ病が多いのは，スペイン人がより感性的であることと関係しているのかも知れない．

　狂気と言えば統合失調症もある．しかし統合失調症は宇宙，地球次元との関連性が深く，文化次元で論じるのは困難である．それゆえここでは文化・風土次元と関係の深い躁うつ病とスペイン文化について考察した．この文化は躁うつの二極構造とかなり親和性をもつが，連続的移行はありえないことも述べた．

おわりに

　精神病患者を通してスペイン文化を見ることはかなりの冒険であった．だ

が患者のもつある部分に，その文化の一側面が強調されて出てくる場合があり，あえてその部分を通して文化を考えた．この強調された側面が必ずしも狂気と繋がっているわけではないが，スペイン文化の深層と関係していることは確かである．それらの根底に横溢する生の自由な流れ，それはパッションであり，スペインでは中央のカスティーリャの大地と結びついて，活発と無気力という二極の構造を形造っていることを示した．

　この最も根源的な生の流れが，スペイン人のうつ病者の病前性格の二極構造や文化の二極構造を通して，何らかの形で躁うつ病の発症や病像と結びついていると考えられる．直接的に関係づけられるほど単純な問題ではないだろう．

　スペイン人は一般的に陽気で，お喋り好き，お祭り好きと言われているが，それは一方の極の側面であって，スペイン人の本質，あるいはもう少し立ち入ってスペイン人の狂気を考える時には，むしろ他方の極——孤独，悲惨，無気力，無関心，残酷——をより根底に考える方が重要であると思われた．

【原本】
阿部　裕：スペイン文化の深層—躁うつ病者に対する比較文化的視点を通して—．特集文化摩擦．イマーゴ．5(1)：74-85，1994

【参考文献】
1）阿部　裕，宮本忠雄：精神医学的見地からみた文化摩擦．臨床精神医学．16(10)：1375-1382，1987
2）Abe, Y.：Comparación de la personalidad previa de los depresivos y de la prevención de sus recaídas entre Japón y España. Psycología al día Ⅱ(15)：1, 8, 1992
3）Wittkower, E. D. & Rin, H.：Transcultural psychiatry. Arch Gen Psychiat 13：387-394, 1965
4）Alonso-Fernández, F.：La depresion y su diagnóstico. Labor, Barcelona, 1988
5）平山正実：祭りと躁病．躁うつ病の精神病理4（木村　敏編）．弘文堂，東京，1981
6）Amando de Miguel：Los Españoles. Ediciones temas de Hoy, S. A. Madrid, 1990
7）阿部　裕：ドン・キホーテの夢—スペイン留学(8)．こころの臨床ア・ラ・カルト．12(3)：97-101，1993
8）Alonso-Fernández, F.：Perfiles temporoespaciales de los manfacos. Psicopatología Ⅰ(1)：31-40, 1981

9) Cela, C. J.：La familia de Pascual Duarte. Ediciones Destino, Barcelona, 1942（有本紀明訳：パスクアル・ドゥアルテの家族．講談社，東京，1989）
10) Miguel de Unamuno（ミゲル・デ・ウナムーノ）：スペインの本質．ウナムーノ著作集1（佐々木孝他訳）．法政大学出版局，東京，1972
11) 阿部　裕：うつ病の妄想—その日本的特質．臨床精神医学．23(1)：45-53，1994
12) Alonso-Fernández, F.：Constelación de pensamientos de Ortega primordiales para la psiquiatria transhistória. Psicopatologia 3(2)：179-190, 1983
13) Salvador de Madariaga：Ingleses, Franceses, españoles. 1928（佐々木孝訳：情熱の構造．れんが書房新社，東京，1985）
14) 阿部　裕：ドン・キホーテの夢—スペイン留学(3)．こころの臨床ア・ラ・カルト．11(2)：73-77，1992
15) 有本紀明：スペイン・聖と俗．NHKブックス430．日本放送出版協会，東京，1983
16) Miguel de Unamuno（ミゲル・デ・ウナムーノ）：生の悲劇的感情．ウナムーノ著作集3（神吉・佐々木訳）．法政大学出版局，東京，1975
17) 和辻哲郎：風土—人間学的考察．岩波書店，東京，1965
18) 中村雄二郎：制度と情念と．中央公論社，東京，1972
19) Garcia Rodríguez, F.：El sistema humano y su mente. Días de Santos, S. A. Madrid, 1992

ラテンアメリカ人の
精神科的診断と治療

はじめに

　日本に住む外国人のための多文化外来を開設してすでに6年近くが経過した．中でも外国人労働者として知られるラテンアメリカ人は，リーマンショックと東日本大震災によって減少したとはいえ，約30万人近くが日本に在住している．彼らは日系2世か3世，あるいはその配偶者か子ども，そして，配偶者が日本人であるラテンアメリカ人からなる．

　1990年6月に入管法が変わって自由に入国できるようになったため，初期の頃に来た人々は在住20年を超えている．彼らの一部は日本に定住する傾向がみられ，永住ビザをもつ者も多いため，精神障害を患えば，自立支援はもちろんのこと，障害年金や生活保護も受けることができる．そうした彼らの精神科的診断と治療について考察する．

I. 日本の移民政策と多文化共生社会[6]

　日系ラテンアメリカ人のこころの問題を考えるにあたって，移民政策の歴史的経緯について述べておく必要があるだろう．1980年代以前の日本では，在日コリアン，在日中国人，インドシナ難民，中国帰国者，農村の花嫁（山形県）などが中心であり，「日本人」の文化的同質性が自明の理とされ，彼らが日本の社会にうまく適応できるような同化政策が行われていた．

一方，ヨーロッパでは，第2次世界大戦後の経済復興，経済成長のために，外国人労働者が必要であった．そこで1960〜70代年にかけて，イギリス，ドイツ，フランスでは，労働移民を家族とともに受け入れたり，初期の移住者が家族を呼び寄せたりした．国によっても異なるが，同化政策はほとんど取られていなかった．

　日本でも，1990年になって，日系人を労働者として日本に呼び寄せ，派遣社員として工場で雇用するようになった．しかし，彼らは日本への永住を意図しているのではなく，従来の同化政策には馴染まなかった．日系人の定住が進むにつれて，医療や保健の問題，子どもの教育問題，地域での生活上の問題が表面化し，同化ではなく多文化共生社会の必要性が論じられるようになっていった．

　多文化共生社会とは「多様な文化を持った人々が相互に影響を及ぼしあってそこから，新しい文化を構築していくダイナミックな関係であり，国籍や民族などの異なる人々が互いの文化的違いを認め，対等な関係を築こうとしながら共に生きていく社会」(2005年，総務省)と定義されている．

　日本の目指す多文化共生社会が，カナダ，オーストラリアの多文化主義と異なる点は，異文化・異言語の維持と発展，マイノリティの社会参加や政治参加への促進を志向している点に加えて，日本的地域コミュニティの視点[5](従来からの村落共同体)が新たに加わっていることである．

Ⅱ．ラテンアメリカ人の受診概要

　ラテンアメリカ人は日本に30万人近く住むが，彼らの在住地域は特に愛知，静岡を中心とした中京地区と，関東地区に偏在している．約6年前に開設した外国人を専門的に診る多文化外来を持つ首都圏の1クリニックに受診した患者を対象に，いくつかの分析を試みた．

　2006年3月から2012年2月までの6年間に，都心に位置する多文化外来を初診したラテンアメリカ人は，ペルー人208人，ブラジル人159人，コロンビア人37人，その他メキシコ，アルゼンチン，ボリビア，パラグアイ，チリ，グアテマラ等，総勢462人に達している．

ラテンアメリカ人は，ブラジルのポルトガル語を除いて，ほぼ全てがスペイン語を使用するが，英語を話す人々と同様，日本語を積極的に学習しようとはしなかった．しかし，リーマンショック以来，派遣社員である彼らは，勤務先の工場でも日本語を話せる人が優先的に採用されるようになったため，最近では日本語を話す人も多くなっている．とはいうものの，自分の内面を表現するときには，母語を使うのが現状である．もちろん，幼少時に来日したり，日本生まれのラテンアメリカの子どもたちは，日本語が母語になっている．

　初診患者の居住地は，東京，神奈川，埼玉，千葉が多く，茨城，群馬，栃木の関東圏で9割を占めるが，ラテンアメリカ人が多く居住する，中京圏の静岡や愛知からの受診もみられる．

　発症誘因は，出来事，家庭，多文化，対人トラブル，職場等が多いが，誘因なしあるいは不明もかなりの数を占めている．診断は，神経症性障害や感情障害が多いが，最近では発達障害圏の増加もみられる．第二世代の子どもたち[2]は，学習言語として日本語を話すが，家庭では両親とコミュニケーションを取るために母語を用いていることがほとんどであり，主要言語がきちんと獲得できない状況も生じている．そうした中，言語や行動の発達の遅れの要因が，発達障害からきているのか，環境からきているのかを判断することが困難な症例も多い．

Ⅲ．ラテンアメリカ人（中米を含む）患者とラテンアメリカ以外の外国人患者との比較

　ラテンアメリカの初診患者は462人，それ以外の外国の初診患者は236人である．

1．受診経路

　表1のように，ラテンアメリカ人患者とその地域以外の外国人患者の来談経路について比較したところ，各来談経路の出現率において有意な差があった（$\chi^2=77.92$, df=5, $p<0.001$）．ラテンアメリカ人患者は「知人友人」や「家

族」「ネイティブカウンセラー」に紹介されて来談することが多く，一方，その地域以外の外国人患者は「ホームページ」を見ての来談が多かった．

このことは，ラテンアメリカ人がコミュニティを形成しているところまでは行かなくても，集住地域を持ち，同じ言語を持つ人たちの横のつながりが，他の国々よりも強いことを示しているといえよう．ラテンアメリカ人の集住地区には，母国の商品を買える店や母国のレストランがある．これに対しその他の地域出身の外国人患者は，国際結婚，留学生，難民，駐在員等で占められており，来談経路はかなり多様化しているが，多文化外来のホームページに簡単にアクセスできることで，ホームページ経由の来談が多くなっていると考えられる．

表1　来談経路の比較（%はラテンアメリカ，その他の地域の各群内における割合）

	知人友人	医療機関	ホームページ	家族	ネイティブカウンセラー	その他	合計
ラテンアメリカ	95	51	25	59	48	184	462
	20.6%	11.0%	5.4%	12.8%	10.4%	39.8%	100.0%
その他の地域	22	38	48	6	8	114	236
	9.3%	16.1%	20.3%	2.5%	3.4%	48.3%	100.0%
合計	117	89	73	65	56	298	698

2．年齢と性差

ラテンアメリカ人患者は20歳未満，特に男性が多いが，ラテンアメリカ人以外の外国人患者は20歳未満が少ない．このことは，日系ラテンアメリカ人が日本に自由に入国でき，就労することができるようになって20年以上が経過し，その間に結婚し，日本で生まれ育った第二世代の子どもたちが増加しているためと考えられる．

20歳代は両者とも，男女はほぼ同数に近いが，30，40，50歳代については，ラテンアメリカ人患者は女性が多く，ラテンアメリカ人以外の患者は男性が多いという全く逆の結果が得られている．前者は，出稼ぎ労働者として来日しているために，男女ともに就労していて，女性は就労の上にさらに家

事と育児を担っていて,男性よりも負担が大きいために,より精神障害にかかりやすいと推測される.後者は国際結婚カップル,難民や難民申請者,留学生,駐在員等いろいろな人たちが含まれているので,なぜ男性が多いかについては今後,詳細な検討が必要であろう.また両者ともに60歳以上は非常に少数である.

3. 居住県別患者数

ラテンアメリカ人患者は,神奈川,東京,埼玉,千葉,茨城県からが多いが,ラテンアメリカ人以外の外国人患者は有意に東京都内から受診している人が多い.ラテンアメリカ人患者は東京都内より,神奈川,埼玉,千葉,茨城県といった工場の存在する首都圏に多く在住している.それに対し,ラテンアメリカ人以外の外国人患者は,留学生,駐在員,難民等数多くの人たちが都内に在住している.ラテンアメリカ人が集住する中京圏である,静岡や愛知県からの受診もかなりみられる.

4. 発症誘因と診断
(1) 発症誘因

表2のように,ラテンアメリカ人患者とラテンアメリカ人以外の外国人患者の発症誘因について比較したところ,各発症誘因の出現率において有意な差があった($\chi^2=36.45$, df=5, p<0.001).ラテンアメリカ人患者は「家庭」や「職場」の要因によって発症することが多く,一方,ラテンアメリカ人以外の外国人患者は「出来事」や「多文化」の要因によって発症することが多かった.このことから,ラテンアメリカ人患者は,臨床場面で感じるのと同様,夫婦間の葛藤,親子の言語の違いからくるコミュニケーションの欠如や価値観の違いが,発症に関与していることが裏付けられた.また,ラテンアメリカ人は出稼ぎ労働者として来日しているため,一般的に父母ともに就労している.ほとんどが派遣労働者として就労し,派遣専門の通訳もいるが,言語及び文化・習慣の違いからトラブルが多く,そうしたことが,発症に関与していると推測される.

表2　発症誘因の比較(%はラテンアメリカ，その他の地域の各群内における割合)

	出来事	家庭	対人トラブル	多文化	職場	その他	合計
ラテンアメリカ	89 19.3%	67 14.5%	37 8.0%	35 7.6%	29 6.3%	205 44.4%	462 100.0%
その他の地域	75 31.8%	17 7.2%	16 6.8%	34 14.4%	2 0.8%	92 39.0%	236 100.0%
合計	164	84	53	69	31	297	698

　表3のように，ラテンアメリカ人男性患者と女性患者の発症誘因について比較したところ，各発症誘因の出現率において有意な差があった（$\chi^2=18.92$, df=5, p<0.01）．ラテンアメリ人女性患者は「出来事」や「家庭」の要因によって発症することが多かった．女性の発症誘因が，男性と比較し，より「出来事」や「家庭」と関連しているのは，女性が，就労だけでなく，育児，家事という三つの役割を担っていることが強く結びついているためと考えられる．

表3　発症誘因におけるラテンアメリカ出身患者の男女間比較
　　(%は男性，女性の各群内における割合)

	出来事	家庭	対人トラブル	多文化	職場	その他	合計
男性	26 14.8%	14 8.0%	14 8.0%	13 7.4%	12 6.8%	97 55.1%	176 100.0%
女性	63 22.0%	53 18.5%	23 8.0%	22 7.7%	17 5.9%	108 37.8%	286 100.0%
合計	89	67	37	35	29	205	462

　表4のように，ラテンアメリカ以外の男女間の比較では，発症誘因について比較したところ，各発症誘因の出現率において有意な差はなかった（$\chi^2=8.13$, df=5, n.s.）．このことは，ラテンアメリカ以外の男女間では，多文化ストレス等，種々のストレスについてほとんど差は見られないと考えられる．

表4 発症誘因におけるラテンアメリカ以外の出身患者の男女間比較
(%は男性, 女性の各群内における割合)

	出来事	家庭	対人トラブル	多文化	職場	その他	合計
男性	42 30.0%	7 5.0%	9 6.4%	20 14.3%	0 0.0%	62 44.3%	140 100.0%
女性	33 34.4%	10 10.4%	7 7.3%	14 14.6%	2 2.1%	30 31.3%	96 100.0%
合計	75	17	16	34	2	92	236

(2) 診断

表5のように, ラテンアメリカ人患者とラテンアメリカ人以外の外国人患者の診断について比較したところ, 各診断の出現率において有意な差があった (χ^2=17.46, df=5, p<.01). ラテンアメリカ人患者は「神経症性障害」と診断される割合がその他の地域出身の外国人患者と比べて高い. 同様に「気分障害」と診断される割合が低い.

表5. 診断の比較(%はラテンアメリカ, その他の地域の各群内における割合)

	統合失調症	気分障害	神経症性障害	発達障害	物質依存	その他	合計
ラテンアメリカ	39 8.4%	144 31.2%	229 49.6%	34 7.4%	10 2.2%	6 1.3%	462 100.0%
その他の地域	21 8.9%	100 42.4%	101 42.8%	6 2.5%	8 3.4%	0 0.0%	236 100.0%
合計	60	244	330	40	18	6	698

近年, 外国人の異文化ストレスと疾患の関連では, 気分障害との関連がいわれることが多い[4]. それゆえ, 在日ラテンアメリカ人患者の診断で, 「神経症性障害」が49.6%という高い確率でみられることは, かなり特徴的なことである. また, 表6より, ラテンアメリカ人患者とラテンアメリカ人以外の外国人患者のうち, 「神経症性障害」と診断された患者の男女差を比較したところ, 男女の出現率において有意な差があった (χ^2=13.57, df=1, p<0.001). ラテンアメリカ人患者は女性の方が「神経症性障害」と診断され

る割合が高く一方,ラテンアメリカ人以外の外国人患者は男性の方が「神経症性障害」と診断される割合が高かった.

　神経症性障害は一般的には,背後に持続的な葛藤が想定される.在日ラテンアメリカ人患者の場合,家庭では持続的な夫婦間葛藤や親子の世代間葛藤が見られ,職場では上司や同僚との間の持続的な対人葛藤が見られる.また,神経症性障害と診断されたうちの62.4%は女性であることから,こうした持続的葛藤は,家庭でも,職場でも女性の方により強く見られていると推測される.

表6　「神経症性障害」と診断された男女差の比較
(%はラテンアメリカ,その他の地域の各群内における割合)

	男性	女性	合計
ラテンアメリカ	86 37.6%	143 62.4%	229 100.0%
その他の地域	60 59.4%	41 40.6%	101 100.0%
合計	146	184	330

　表7のように,気分障害と診断された男女間の比較を見てみると,ラテンアメリカ人患者とラテンアメリカ人以外の外国人患者のうち,「気分障害」と診断された患者の男女差を比較したところ,男女の出現率において有意な差があった(χ^2=18.67, df=1, p<0.001).ラテンアメリカ人患者は女性の方が「気分障害」と診断される割合が高く,一方,ラテンアメリカ人以外の外国人患者は男性の方が「気分障害」と診断される割合が高かった.

表7　「気分障害」と診断された男女差の比較
(%はラテンアメリカ,その他の地域の各群内における割合)

	男性	女性	合計
ラテンアメリカ	41 28.5%	103 71.5%	144 100.0%
その他の地域	56 56.0%	44 44.0%	100 100.0%
合計	97	147	244

ラテンアメリカ人患者では，気分障害は，神経症性障害の次に多く見られる．女性に多く見られるのは，女性は仕事以外に子育てと家事を担っており，男性と比較し三重の負担を負っていると考えられる．そのため男性と比較し気分障害が，より女性に多く見られると考えられる．ラテンアメリカ以外の外国人患者は一様でなく，特に女性に負担がかかるという要因がないのではないかと推測される．

IV．ラテンアメリカ人（外国人）患者の精神科的診断，治療上の問題点

1．診断について[1]

　外国人を診療するにあたって心掛けておかなければならないことがいくつかある．

① こころの病を患うと，日本語能力は極端に落ちる．そもそも母語以外で自分の内面を語ることはかなり難しい．思考や行動の抑止がなくても，精神障害を患った患者は母語以外で会話しようとはしない．母語の能力も落ちるので注意を要する．

② 日本での滞在が長いからといって，必ずしも日本語を喋れるとは限らない．特に英語圏とスペイン語圏の患者は，英語やスペイン語を世界語と思っており，日本語を学ぼうとしない傾向にある．日系ラテンアメリカ人の多くは1990年代に来日しており，在日年数が10～20年になるが，日常会話ができない人もかなりいる．これまで彼らは，工場で派遣社員として働いていたため，派遣社員のバイリンガルのお世話係がいたので，日本語を使わなくても特別困ることもなかった．帰宅しても夫婦ともにラテンアメリカ人というパターンが多いので，やはり母語で問題なかった．

③ 言葉上分かり合えているように見えても，内面的に了解できているとは限らない．言葉は微妙なニュアンスを持っているため，言語が違うと齟齬を生じやすい．一度，齟齬が生じると共通言語を持たないために，その齟齬を埋めることはほとんど不可能である．

④ 民族，文化，社会的背景を考慮した診断が必要である．言葉は常に民族，文化，社会的背景の中で意味づけられるので，患者との会話には，患者の使う言葉にすでに民族，文化，社会的背景が入りこんでいる．それゆえ患者が生きてきた様々な背景を理解していないと患者のもつ症状が理解不能となることがある．

⑤ 患者がマイノリティの社会に属していることを考慮する．難民をはじめとして外国人は差別や偏見を受けていることが少なくない．常に患者が少数社会に属していることを意識しながら診療を行う．こうしたことから，特に外国人患者を診察する場合には，カテゴリー診断ではなく，文化のコンテクストに沿った診断が必要である．

2．治療について

① 文化のコンテクスト[3]に沿った治療的対応や精神療法が必要である．外国人を治療する場合，患者の生きてきた文化・社会的過去を抜きにして，診療するのは不可能である．妄想一つとってみても，母国の文化からみれば妄想でないこともある．

② 日本人以上に外国人患者とはインフォームド・コンセントが必要である．症状の説明から始まり，病名告知，薬物療法，薬効や副作用の説明，予後等，当然日本人にも行うべきことではあるが，外国人の場合はより詳細に説明することを求められる．

③ 外国人患者は日本人に比較して，治療の中断が起こりやすい．遠方からの受診という側面もあるが，日本の医療情報を得にくいので，ソーシャルサポートが受けにくいためと考えられる．家族，親戚，友人のサポートが受けられるよう治療に工夫が必要である．

④ 外国人の場合は，教会，外国人支援のNPO，国際交流協会，バイリンガル日本語教師等が，支援している場合も多いので，そうした外国人支援機関と協働することも必要であろう．

おわりに

在日ラテンアメリカ人患者の受診状況，診断，治療について考察してきたが，今後彼らの精神科的診療に必要なことは，バイリンガル医療通訳者との協働，ラテンアメリカ人精神科医療支援ネットワークの構築，インターネットを使用した遠隔地診療等と考えられる．

【原本】
阿部　裕：ラテンアメリカ人の精神科的診断と治療．第108回日本精神神経学会学術総会シンポジウム 文化を跨ぐ精神医学―多文化共生社会における精神医学の視点．精神神経学雑誌．115：ss152-159, 2013

【参考文献】
1) 阿部　裕：グローバリゼーションと在日外国人のこころの問題．日本社会精神医学会雑誌．18：259-265, 2009
2) 阿部　裕：日系外国人労働者への対応の注意点．精神科．18：190-196, 2011
3) 江口重幸：精神科臨床になぜエスノグラフィーが必要なのか．文化精神医学序説（酒井明夫，下地明友，宮西照夫，江口重幸編），19-43．金剛出版，東京，2001
4) Karasz, A., Dempsey, K. & Fallek, R.,：Cultural Differences in the experience of everyday symptoms: A comparative study of South Asian and European American women. Cult Med Psychiatry 31：473-497, 2007
5) 野田文隆：マイノリティの精神医学．大正大学出版会，東京，2009
6) 渡戸一郎：外国人政策から移民政策へ―新たな社会ビジョンとしての「多民族化社会・日本」．多民族化社会・日本（渡戸一郎，井沢泰樹編著），257-276．明石書店，東京，2010

第4部

多文化と医療

日本における外国人精神医療の動向

はじめに

　近年，精神科の外来を受診する外国人は徐々に増えつつある．しかしながら彼らは言葉の障壁や経済的理由から，かなり悪化しないと外来の門をくぐらない．すでに精神的障害を煩っている外国人に精神科的援助をするのはもちろんであるが，異文化ストレス[21]に晒されている外国人の精神保健についても，われわれ精神科医は配慮しなければならない時期にきているのではないかと思われる．

I．多様化する外国人の精神的諸問題

　日本に滞在する外国人といっても，渡航目的や動機，滞在期間などさまざまである．しかしこうした渡航条件の違いによって，精神的諸問題の発生の仕方が異なってくるので，ここでは日本に滞在する外国人を次の3群に分けてその問題点を考える．

1．短期滞在者群

　旅行者および短期の派遣社員などがここに入る．期間が短いために精神的諸問題や精神障害は限定されている．精神障害では異文化に接することによって，不安状態，幻覚妄想状態，錯乱状態などを示すいわゆる旅行精神

病[17]と，精神症状そのものが旅行を企図する病的旅が代表的なものである．前者は言語的孤立と不眠，過労などの身体的要因が関与した反応性精神障害であり，ジェット・ラグ（時差）が関与する例も報告されている[11]．後者では病的契機の放浪や逃避が旅行という形をとって現れ，渡航後に精神障害が顕在化する．いずれもそう多いものではないが，国際化が進み，来日する短期滞在者が増えれば，今後もこうした精神障害は増えていくと推測される．これらは精神科救急の事例となることが多い．

2．長期滞在者群

　留学生，外国企業の駐在員，語学教師，アジアやラテンアメリカの出稼ぎ労働者などがここに入る．母国へ戻ることを予定しているが，滞在期間の定まっていない人が多い．彼らのもつ文化同一性は基本的に母国にある．秋山ら[8]は一時的に日本に滞在している外国人を，大使館員や企業駐在員など本国から派遣される本国志向型，滞在国の組織に雇用される滞在国志向型，語学教師や自営業者など組織に属さない自発渡航型の3型に分類している．

　本国志向型は本人の自発的な渡航とは限らないが，日本での身分は安定していて，家族とともに来日していることが多い．現在も増加している出稼ぎ労働者は滞在国志向型に入るが，自発渡航的要素ももっている．いずれも日本で働くことが目的であり，仕事を遂行していくうえで困らない程度の語学力と日本文化の受け入れがあれば許される．留学生は基本的には自発渡航型に入る．留学・就学生の数は近年はやや減少しつつあるが，留学生のサポートシステムは徐々に整備されつつある[10]．国費留学の場合は成果を期待され，そのプレッシャーから精神障害に陥るケースがある[14]．また留学生は単に日本の生活に適応するというだけでなく，日本語で学問をしなければならず，より高度な語学力と日本人との親密な対人関係を要求される．それだけにより強い異文化ストレスを感じている可能性がある．

　このグループにおいては，本来，文化同一性は母国にあるわけであるが，日本での滞在が長くなるにつれ，将来，日本と母国とどちらを永住地として選択するのかという葛藤が生じ，同一性が揺らいでくる時期がある．個人差はあるが5年前後が危機といわれており，この時期にパニック障害が発生し

やすいという報告[5]もある．

3．移住者群

　移住者の精神障害についてはこれまで多くの研究がなされており，移住国での発症の危険因子として，言語や文化的な孤立，社会・経済的地位の低下，家族との別離，移住に先立つストレスなどがあげられている[19]．国際結婚のカップル，難民，中国帰国者，一般の移住者がここに入る．

　国際結婚のなかでも，1980年代末から始まった，簡単なお見合いで言葉の通じない農村社会に嫁ぐ「外国人花嫁」[15]が問題になっている．山形県を中心に東北から北陸の農村地帯に偏在するフィリピン，韓国，中国の花嫁は，異国における経時的ストレスとして，結婚後間もなくと半年，2年，5年後に精神的危機をもつという．

　難民は戦争の被災者として世界各地に広がっている．日本でも1970年代末からベトナム戦争と関係してインドシナ難民[29]が関東と関西を中心に移住している．戦争体験という精神的外傷をもちつつ否応なしに異国に適応せねばならず，言語や文化の摩擦から精神障害を被ると，社会復帰はなかなか困難といえる．今日では大村，姫路，大和にあった難民定住センターは閉鎖され，日本に定住した難民が呼び寄せる家族と，条約難民が来日するだけである．すでに定住難民は1万人を越えているが，もとの定住センターから近いところで生活している人が多い．

　中国帰国者[12]とは1972年の日中国交正常化以降，永住を目的に帰国した残留婦人と残留孤児とその家族であり，精神障害をきたしたケースでは，移住して2カ月が無症状期，3～6カ月が抑うつ反応好発期，7カ月以降が幻覚妄想の現れやすい時期であるという．一般的な移住者と同様に，中国の文化の維持と新たな日本の文化の習得の間で，民族同一性に混乱をきたす場合があるといわれている．

Ⅱ．外国人の精神障害

　1990年の入管法の改正の前後から急増した外国人は，1997年末で，1990年

末に比較して，約1.4倍の1,482,707人[13]を数えるが，増加の大部分は日系ラテンアメリカ労働者とアジアの労働者であり，なかでも日系人の増加が約半数を占めている．こうしたことから日系ラテンアメリカ労働者[2]の精神障害に焦点を当てながら，外国人精神障害の最近の傾向をみていくことにしたい．日系ラテンアメリカ労働者は，今日約30万人が工場の多い中京地区と関東地区を中心に居住している．

栃木県の南部に位置する自治医科大学精神科外来には，1990年4月〜1996年3月までの6年間に22人のラテンアメリカ人が受診している．22人のうち13人は文化摩擦が発症に直接関係していると考えられ，二つのグループに分けられる．残りのグループは文化摩擦は間接的にしか関与していないと考えられる症例である．診断についてであるが，文化・社会的な文脈に沿って症例を考察しなければならないため，DSM-ⅣやICD-10は用いず，従来診断にとどめた．

1．反応性精神障害

第1のグループは反応性精神障害（表1）である．いずれも精神科既往歴はみられていない．これらの症例の特徴は，江畑ら[12]が中国帰国者の適応過程で述べているのと同様に来日後2カ月間の無症状期があり，発症は来日3〜8カ月後にみられている．日本語を話すことができず人間関係や環境から孤立したり，ちょっとした対人関係の行き違いから被害的な症状を引き起こしている．不安，抑うつ型と幻覚妄想型の二つに分けることができる．抑うつ反応では異国での言語や生活の孤立や家族や友人との別離など，異国での孤立が発症の誘因と考えられる．いわゆるカルチュア・ショック[1]が昂じた状態と考えることができる．

幻覚妄想状態の3症例は，迫害的訴えが主で，不安・興奮が強かったが，入院治療に至ったのは症例Dだけで，3人とも短期間で軽快し帰国した．これら幻覚妄想状態は横断面的には統合失調症と区別がつかないが，薬物療法によって1，2週間で軽快した．こうした外国人症例は，各地の精神科救急を受診する患者の一群を形成している．日本に入国する外国人が増加している今日，こうした反応性精神障害の増加も当然と考えられる．移住後半年前

後に発症する反応性精神障害については，ドイツにおけるトルコ人のガストアルバイター[9]やフランスに北アフリカから出稼ぎに来ているマグレブ労働者[27]でも，指摘されている．急激な文化変容が引き起こした精神障害といえる．

表1 反応性精神障害

症例	性	年齢	国籍	日本語	同居家族	既往歴	来日から発症まで	誘因	主症状	診断	転帰
A	男	17	ブラジル	話せず	叔父	なし	3カ月	言語，生活での孤立	不安，頭痛，抑うつ	抑うつ反応	不明
B	女	17	ブラジル	話せず	なし	なし	7カ月	職場のトラブル	精神運動興奮，幻聴	幻覚妄想状態	軽快帰国
C	女	27	ブラジル	話せず	夫，子	なし	8カ月	環境の変化（孤独）	不安，抑うつ	抑うつ反応	不明
D	女	33	ペルー	話せず	妹，弟	なし	5カ月	環境の変化（孤独）	精神運動興奮，被害関係妄想，幻聴，拒食，緘黙	幻覚妄想状態	軽快帰国
E	男	50	ペルー	話せず	妻	なし	3カ月	対人トラブル	被害関係妄想，幻聴	幻覚妄想状態	軽快帰国

2．神経症性精神障害

　神経症性精神障害のグループ（表2）は来日1〜5年後に発症している．主症状に特徴があり精神症状には身体化症状や心身症的症状が加わっている．症例Gの左右誤認や数字・アルファベットの書き間違え，症例Hの交代性両眼前暗黒点，症例Kの物が遠くに見えるなどは比較的稀な訴えであるが，知覚や身体感覚の異常と考えられる．こうした知覚や身体感覚の異常や心身症的症状を訴える移住者の症例は，やはり移住後2〜5年のドイツのガストアルバイター[9]やフランスのマグレブ労働者[27]で詳細に報告されている．フランスでは擬ヒステリー症状と呼んでいる研究者もいる．

　このグループは，来日して数年経つのに日常会話の日本語がやっとで，子育てや周囲の人たちとの交流に苦労している人が多く見受けられる．特に仕事におけるコミュニケーションに限界があり，上司や同僚との言葉や感情の食い違いが起こったり，文化，生活様式の違いからくる職場での振る舞いや

行動が仕事上のトラブルに結びつく場合が多い．発症の要因としては，かなり長期にわたる持続的な異文化ストレスが関係していると推測される．日本での滞在が長くなるにつれパニック障害が増加していることも報告されている．パニック障害の発症に関しては将来への不安が発症に関係していることが想定されている[28]．

表2　神経症性精神障害

症例	性	年齢	国籍	日本語	同居家族	既往歴	来日から発症まで	誘因	主症状	診断	転帰
F	女	38	ブラジル	日常会話	なし	通院歴	1年6カ月	職場のトラブル	右顔面の痛み，過呼吸発作	身体化障害	軽快
G	女	34	アルゼンチン	話せず	なし	なし	2年	職場のトラブル	左偏頭痛，左右誤認，数字・アルファベットの書き間違え	身体化障害	軽快
H	女	44	ブラジル	話せず	夫，子	なし	1年1カ月	職場のトラブル	交代性両眼前暗黒点，頭痛，耳鳴り	身体化障害	不明
I	女	30	ブラジル	話せず	兄	なし	1年	交通事故	左顔面の違和感	身体化障害	軽快
J	女	32	ペルー	話せず	夫，子	なし	2年	家庭内トラブル	不安，抑うつ，不眠，体感異常	抑うつ状態	軽快
K	男	41	ペルー	話せず	なし	なし	3年5カ月	疲労	呼吸困難，頭痛，物が遠くに見える	身体化障害	軽快
L	男	32	ペルー	話せず	夫，兄弟	なし	3年7カ月	家庭内トラブル	不安発作，動悸，眩暈	不安神経症	軽快
M	女	36	ペルー	日常会話	夫，子	なし	5年7カ月	なし	不安発作，動悸，眩暈，耳鳴り	不安神経症	軽快

　こうした神経症圏の患者は精神科救急を受診することは稀である．それゆえこれまで外国人の精神障害としてはそれほど重要視されてこなかった．しかしラテンアメリカ労働者が増加するにつれ，神経症圏の患者がより多く受診するようになった[6, 22]．これまでもこうした軽症患者が潜在的に多数存在することは推定されていた[31]．彼らは，仕事をこなしていくうえで支障が出てくると，外来を受診する．彼らには身体的症状として自覚されているから，その訴えを聞いてもらえる精神科医が必要となる．つまり薬物療法だけでなく精神療法が求められている．

3．内因性精神障害

　第3のグループはいわゆる内因性精神障害（**表3**）である．統合失調症とうつ病が4例ずつになっているが，診断にてこずった症例がみられた．症例Nは母国で入院歴があるが詳細はわからず，受診時の病像も不十分な言語的コミュニケーションのために，躁状態なのか，統合失調症性の興奮状態なのか判別不能だった．兄を付き添わせ帰国させたが，やがて再入国し，約3年後に再び外来を受診したために統合失調症と診断がついた症例である．症例Oは横断的には統合失調症であったが母国へ帰るたびに全く症状が消失してしまうため，統合失調症の診断をためらっていた．経過を追ううちに，幻覚や妄想に左右された問題行動と，妄想の体系化が判明したため診断が明確になった．症例Uは症状論的には日内変動，精神運動抑止があるうつ層を繰り替えしたが，誘因があり，またかなり短期間で軽快してしまうため抑うつ反応との鑑別が困難であった．このように統合失調症，躁うつ病は横断面だけでなく経過を追わないと診断が難しい．また診断をつける場合，単に十分なコンタクトを取るというだけでなく，その患者のもつ文化社会的背景も十分考慮する必要がある．このグループの発症は来日後4カ月〜5年で，既往歴のある人は早期に再発しやすいといえる．一般的には移住10年前後に統合失調症が発症しやすいといわれている[9]ので，今後このグループが増加してくる可能性があると思われる．

表3　内因性精神障害

症例	性	年齢	国籍	日本語	同居家族	既往歴	来日から発症まで	誘因	主症状	診断	転帰
N	女	20	ペルー	話せず	兄弟	3回の入院歴	4カ月	異性問題	TV体験，被害妄想，憑依妄想	統合失調症	不変帰国
O	男	31	ブラジル	ほぼ完全	なし	なし	2年6カ月	対人トラブル	被害妄想，追跡妄想	統合失調症	軽快通院中
P	女	47	ブラジル	ほぼ完全	夫，子	なし	11カ月	職場の移動	抑うつ，頭痛	うつ病	転院
Q	女	39	ペルー	日常会話	夫，子	なし	3年6カ月	家庭内トラブル	不安，抑うつ，興奮，攻撃性	うつ病	軽快
R	男	19	ブラジル	話せず	父	なし	2年	職場のトラブル	興奮，被害関係妄想，異常行動	統合失調症	通院中

S	女	32	ペルー	日常会話	夫, 兄弟	なし	5年	家庭内トラブル	抑うつ, 焦燥, 抑止, 不眠	うつ病	不変帰国
T	男	49	ペルー	話せず	なし	通院歴	2年5カ月	なし	被害関係妄想, 幻聴	統合失調症	不変帰国
U	女	32	ペルー	日常会話	なし	なし	4年	異性問題	不安, 焦燥, 抑うつ, 抑止, 不眠	うつ病	軽快

Ⅲ. 外国人の精神障害と精神保健

1. 精神科救急症例と治療継続性

　症状の激しい幻覚妄想状態や錯乱状態はしばしば精神科救急外来を受診するため，これらの症状の特徴，症例のもつ問題点，対応の仕方などは数多く報告されている[11,25,31,32]．こうした報告例の過半数は外国人労働者であるが，これは労働者の数が他の目的で来日している外国人より相対的に多いということであって，特に労働者が急性発症しやすいというわけではない．

　反応性精神障害では種々の異文化ストレスが誘因になって反応性の状態が惹起されると考えられるが，誘因はさまざまである．言語，生活での孤立，環境の変化，職場内葛藤，不法滞在などがあげられる．一般的には来日して半年前後に発症の山があり，既往歴はなく，日本語はほとんど話せないことが多い．

　他方，救急外来をしばしば受診する内因性精神障害は異文化ストレスが間接にしか関与していないと考えられる．従来から移住と統合失調症の関連性については数多く論じられてきた[16]が，最近ではむしろ躁うつ病との関連性が強いとされている[23]．うつ病については移住後の早い時期に発症し，時間を経るに従って発症率は減少するといわれている[20]．だが，ここでいわれているうつ病は内因性だけでなく反応性のうつ状態も含んでおり，そのために移住後早期に発症の割合が高くなっていると考えられる．

　統合失調症や躁うつ病が疑われる外国人は，症状が悪化しないと精神科外来を受診しないため，精神科救急の受診が多くなると考えられる．しかし最近では家族や周りの人たちが精神障害をかなり理解するようになり，付き添われて一般外来を受診することも増えてきている．幻覚妄想状態や，軽度な

錯乱状態の場合には，帰国可能な母国があると，精神科を受診する前に，家族や友人が付き添って帰国してしまうことが多い．日本からブラジルへ帰国し，現地で治療を受けた日系人の76.1％は，統合失調症様症状あるいは妄想反応を示していたと報告されている[26]．

最近では，特に外国人労働者であるが，苦労して治療し，母国へ帰しても，母国で寛解すると再び入国する症例が多く，対応に苦慮している．日本にいるにしても母国へ帰るにしても，いかに継続治療を行えるかが治療の鍵を握るのはいうまでもないが，日本で治療をしている間にできるだけ治療者・患者関係をつくりあげておくことも必要であろう．そのためには，日本人以上に，治療の見立てやその必要性を説明するインフォームドコンセントをきちんと行い，家族や地域の援助，ソーシャルサポートの援助も必要であることを話しておくべきであろう．

こう考えてくると，精神障害になった外国人は母国へ帰して治療すればいいという時代は終わり，日本でも母国でも同じような継続した治療ができるようなシステムやネットワークづくりがなされなければならない時代になってきているということができる[4]．

2．神経症性精神障害と精神療法

このグループが今後の日本における外国人の精神保健を押し進めていくうえで最も重要になると思われる．このグループに属する外国人は日本で治療しながら生活し，働き，学問することを希望している．出稼ぎ労働者は働けることを希望し，外国人花嫁は嫁姑葛藤や家族内葛藤の解消を希望し，難民であればPTSD的側面を改善しつつ社会に適応することを望んでいるであろう．

今日，外国人花嫁，中国帰国者，インドシナ難民といった基本的には母国に戻らず，日本に適応していかなければならない外国人が一定数を占めるようになり，外国人労働者も急増したことから，日本で治療を求める神経症圏の外国人が数多くみられるようになったと考えられる．

急性の精神障害に対しては基本的には薬物療法で対処可能であるが，神経症圏の患者には否応なしに精神療法的な対応を迫られる[3]．精神療法的対応

において配慮すべき点を列挙したい．まず障壁になるのが言語の問題である．日本語のできる家族や知人などの通訳が同伴していない場合は，英語，あるいは母国語で対応しなければならない．その場合コミュニケーションの限界をお互いに了解することが必要である．とかく日本人治療者は治療者・患者関係において，できることとできないことをあいまいにしておく傾向があるので注意を要する．外国人患者を治療する場合は，常に両者の治療契約が基本にあることを銘記しておかなければならない．

次に治療者の見立てと診断である．情報に限界があることを了解したうえで，見立てと診断を考えねばならない．母国での治療歴の有無，異文化ストレスの病像への関与，民族同一性の障害の程度，また母国の平均的な人々のパーソナリティーや生活行動パターンも考慮しなければならない．第3に治療計画を立てることである．具体的には滞在ビザの有無，健康保険証の有無，単身なのか家族と来日しているのか，日本に援助者がいるのかいないのかなどを明確にする．治療の目標は症状の軽減だが，それには定期的に通院できるか否かが鍵となる．

第4に患者へのインフォームド・コンセントである．見立て，診断，治療計画など，患者の納得のいく病気の説明と治療の必要性を説明しなければならない．治療者がどういう見立てで，なにゆえに，どういう治療が必要なのかをきちんと説明することで患者はかなり安心する場合が多い．服薬に対する不安は強いので，副作用を含めた薬の効果を細かく説明する必要がある．

第5に精神療法を続けるにあたり，言葉が通じなくても耳を傾けることが大切である．熱心に話を聞いてくれる治療者であれば，たとえコミュニケーション不足があっても，悩みを語るだけでカタルシスになる場合がある．非言語的コミュニケーションも重要な役割を果たしている．第6に面接中，民族，文化，社会的背景が全く違うことを常に意識しておく必要がある．相手はマイノリティ社会に属するので，マイノリティの視点に立って患者を理解するよう努める．外国人の精神療法のポイントは，治療者と患者がお互いに文化や民族の同一性の違いを認めあうところにあると考えられる．

3．精神医療上の諸問題

　まず医療費未払いの問題がある．今日，入管の取り締まりが厳しくなったとはいえ，不法滞在者が20万人前後生活していると推定されている．1年以上の滞在ビザがあれば，厚生省通達で国民健康保険を取得できることになっている．しかし実際には，たとえビザをもっていても，市町村の窓口で拒否されたり，患者自身が保険料が高額だからといって保険に加入していなかったりする．それゆえ医療費未払いの問題が生じてくる．外来医療費未払いの場合はある一定額まで都道府県で補てんする制度がある．

　入院の場合は措置入院であれば国費であるから問題はないが，それ以外の場合は，保険未加入の外国人は，本人がすべて負担しなければならない．東京，神奈川，埼玉のように，状況により行路病人法を適用できる都道府県もある．この場合は定住地がないことが適用の用件になる．外国人に対する生活保護適用はかなり特殊ではあるが，最近でも適用されたケースはある．以上のように，保険，医療費の実体もさまざまなので，もし医療費が問題になる場合には，いろいろな角度から検討する余地はあるだろう．

　次に言葉の問題がある．患者はたとえ日本語ができても，精神障害になると，母国語しか話さなくなるので，通訳，特に医療通訳の助けが必要となる．最近では県や市町村の海外交流センターやボランティア団体が通訳を派遣してくれるところもあるが，本人の内面的な問題を扱わなければならないので，プライバシーの問題もあり，利用がなかなか難しい．

4．外国人の第二世代の精神医学的問題点

　日本での滞在が長期化すると，子世代に精神医学的な問題が引き起こされてくる．ラテンアメリカ労働者の子ども[7]であれば，親が母国で経験したのと類似の文化摩擦を経験する一方で，親と違って，永住ではなく，文化同一性を獲得していく時期に，自分の意志に関わりなく，両国間を移動しなければならない．それゆえ，両文化の狭間で，文化同一性の危機に晒される可能性が高い．

　親世代は2，3世であるからスペイン語かポルトガル語しか話さず，子世代は日本で教育を受けているので日本語しか話さない場合が多くなり，親子

のコミュニケーションさえ満足にとれなくなっている現実がある．地域によっては，子どもたちに対して母国語教室を開き，親子のコミュニケーションをとれるようにすると同時に，母国へ戻ったときの再適応に備えているところもある．

こうした第二世代の問題は，中国帰国者2世[24]やインドシナ難民の第二世代[30]についてもいえる．前者の適応過程をみると，若年で移住した第二世代に最も文化的同一性の脆弱さがみられるが，家族内の葛藤の状況が適応の良し悪しに影響を与えるという．後者では生活環境，家族内での使用言語や体験，日本社会における自我同一性の獲得の三つの要素が，彼らの精神的な側面に大きく影響を与えるという．

おわりに

外国人の精神障害とその対応について述べてきたが，結局は日本人が日本で精神障害になり，どのようにしたらよりよい治療や援助が受けられ，精神的な健康を保てるのかという問いと共通している点が多い．けれども外国人では，言葉が障壁になってコミュニケーション不足が生じ，まずはそれをいかにして克服するかが問題になる．

西澤[18]によるとスイスやアルゼンチンでは英，仏，西，イタリア語はしゃべれる人が多く精神医療上言葉はあまり問題にならないという．では外国人の問題がないかというとそうではない．おそらくそこについてまわっているのはマイノリティ社会の排除の問題であろう．今日，声高らかにノーマリゼーションが唱えられているが，それは外国人にとっても日本人と同じように平等な医療が受けられる国でなくてはならない．

まず日本人と同じ精神医療の情報が提供され，医療通訳や精神医療ネットワークを通して日本人と同じ医療サービスを受けられなければならない．それには精神医療ネットワークを整備していくと同時に，われわれの心の障壁を取り除いていく必要があるであろう．

【参考文献】

1) 阿部　裕，宮本忠雄：精神医学的見地からみた文化摩擦．臨床精神医学．16：1375-1382，1987
2) 阿部　裕：外国人労働者—その精神医学的概説．現代のエスプリ．335：19-28，1995
3) 阿部　裕：外国人への心理面接．精神療法マニュアル（阿部　裕，大西　守，篠木満他編）．203-207．朝倉書店，東京，1997
4) 阿部　裕：ラテンアメリカ援助—日系2世・3世に対する援助活動．多文化間精神医学の潮流（大西　守編），327-337．診療新社，大阪，1998
5) 阿部　裕，辻　恵介：日系ラテンアメリカ労働者のパニック・ディスオーダーについて．第18回日本社会精神医学会抄録集．92，1998
6) 阿部　裕：ラテンアメリカ人の心の病と心理療法．現代のエスプリ．377：188-197，1998
7) 阿部　裕：日系ラテンアメリカ出稼ぎ労働者の子供の問題．文化とこころ．3：62-67，1999
8) 秋山　剛，五味渕隆志：異文化間精神医学の展望．臨床精神病理．16：305-319，1995
9) Binder, J. & Simoes, M.：Sozialpsychiatrie der Gastarbeiter. Forschr Neurol Psychiat 46：342-359, 1978
10) 大東祥孝：留学生の精神保健とインターネット．現代のエスプリ．377：119-127，1998
11) 江畑敬介：精神科救急事例となった在日外国人の24自験例の臨床的検討—特に"病的旅"と"ジェト・ラグ精神病"について．社会精神医学．12：145-153，1989
12) 江畑敬介，曽　文星，箕口雅博：移住と適応．日本評論社，東京，1996
13) 法務省入国管理局（編）：平成10年版在留外国人統計．入管協会，東京，1998
14) 稲村　博：日本人の海外不適応．NHKブックス377．日本放送出版会，東京，1980
15) 桑山紀彦：国際結婚とストレス．明石書店，東京，1995
16) Malzberg, B.：Migration and mental disease among the white population of New York state, 1949-1951. Hum Biol 34：89-98, 1962
17) Nilsson, L.：Über"Reisepsychosen"．Der Nervenartz 37：310-313, 1966
18) 西澤　哲：諸外国における外国人精神障害者に対する対策．総合研究報告：異文化適応障害に対する精神保健医療システムに関する研究，87-90．病院精神医療研究会，1994
19) 野田文隆：移住と精神障害．日本社会精神医学会雑誌．4：53-57，1995
20) 野田文隆：多様化する多文化間ストレス．臨床精神医学講座23 多文化間精神医学，19-31．中山書店，東京，1998
21) 大西　守：異文化ストレス症候群．バベル・プレス，東京，1992

22) 大西　守：在日外国人のメンタルヘルスケア．多文化間精神医学の潮流（大西　守編），191-208．診療新社，大阪，1998
23) Pope, H.G.Jr., Ionescu Pioggia, M. & Yurgelum-Todd, D.：Migration and manic-depressive illness. Comprehensive Psychiatry 24：158-165, 1983
24) 斉藤正彦：中国残留孤児二世の異文化適応．文化とこころ．3：56-61，1999
25) 坂口正道，梅津　寛，藤森英之：分裂病類似の精神症状を呈した外国人の精神科救急症例．精神医学．30：1323-1332，1988
26) 白川一郎：日本から帰った日系ブラジル人の精神障害．文化とこころ．2：72-81，1998
27) Trouvé, J. et al.：Aspects sociologicques des troubles de l'identité dans la pathologie de la migration. Ann méd-psychol 141：1041-1062, 1983
28) 辻　恵介：日系ラテンアメリカ出稼ぎ労働者．こころの科学．77：75-78，1998
29) 植本雅治：神戸におけるインドシナ難民．日本社会精神医学会雑誌．4：63-66，1995
30) 植本雅治：インドシナ難民第二世代の精神医学的問題．文化とこころ．3：68-71，1999
31) 梅津　寛，木崎康夫，坂口正道他：最近の松沢病院における外国人症例—特にアジア国籍症例と"外国人労働者"について．精神医学．36：239-247，1994
32) 梅津　寛：外国人を対象とした精神科救急医療の現場から．多文化間精神医学の潮流（大西　守編），209-227．診療新社，大阪，1998

クリニックにおける
外国人のこころの支援

はじめに

　外国人のこころの支援においてクリニックの果たす役割はそれほど大きいものではない．しかし，情報の少なさや経済的問題から，精神的な病が悪化して初めて，ハードな精神科救急にかかる外国人も増えている．そうした状況のなか，筆者らは，平成2年末ごろからラテンアメリカ人がスペイン語かポルトガル語という母国語で，気楽に受診できるよう，ラテンアメリカ人の診療を始め，平成11年4月に日系人外来を開設し，週2回半日ずつ，ラテンアメリカ人のこころの支援を行ってきた．本稿では，受診したラテンアメリカ人の精神的諸問題を取り上げ，その対応とネットワーク支援について考えたい．

I．日系人外来

　平成11年4月から平成13年9月までの2年6カ月の間に，84人の在日ラテンアメリカ人が日系人外来を受診し，そのうち18歳未満の4人を除く80人について分析し，検討を加えた．

1．外来受診した在日ラテンアメリカ人の一般的特徴

　受診患者は男性が38人で平均年齢34.9歳，女性は42人で平均年齢33.2歳で

あり，年齢階層は10歳代から50歳代にわたっている．世代別でみると，2世が42％，3世が34％，4世が1％，純粋なラテンアメリカ人が23％であり，2世と3世で8割近くを占めている．教育程度は小学校卒が6％，中学校卒が29％，高校卒が37％，大学卒が24％，不明4％であり，ほとんどが工場で働く出稼ぎ労働者であるにもかかわらず，4分の1が大学卒の高学歴である．来日からの日本での居住年数は，3年未満が12人，3年以上6年未満が13人，6年以上9年未満が28人，9年以上11年未満が24人，12年以上が3人であり，約7割は6年を超えている．

平成12年1月1日の時点で，在日ブラジル人は22万4000人，ペルー人は4万3000人であり，それ以外の国々は，4,000人以下である．外来患者の出身国は，図1のように，ほぼ在日人口に比例している．男女ともにブラジルが多く，次いでペルーであり，ほとんどは日系人であった．コロンビアは女性だけで，日系人はいなかった．

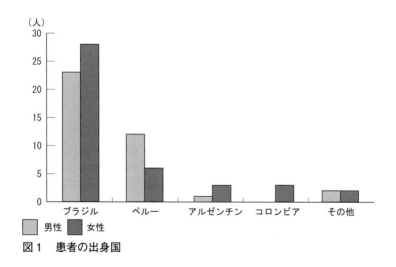

図1　患者の出身国

2．発病の契機について

誘因は一つとは限らず，複合的誘因が関与している症例もみられた．誘因のうちで最も多い多文化間葛藤は17人にみられ，夫婦間葛藤が15人，職場葛

藤が12人，失恋が6人，対人葛藤が4人，家族間葛藤が2人，交通事故が2人にそれぞれみられた（図2）．

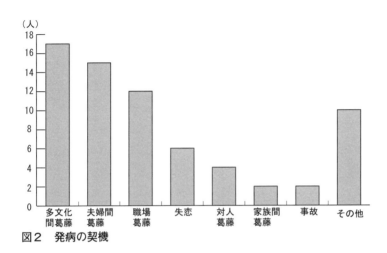

図2　発病の契機

多文化間葛藤の代表例をいくつか取り上げたい．まず言語による相互理解が不十分で，行き違いが葛藤になっている症例が多くみられた．次に，夫婦のどちらかが日本人で，ラテンアメリカの文化や習慣をほとんど知らずに結婚し，葛藤となっている例があり，3番目に，家族で来日したことにより，それぞれの日本における適応の程度や速さが違うために家族間で葛藤になっている例がみられた．4番目に，日本の文化になじめず日本社会から孤立してしまった症例，5番目に親と子どもの主要言語が異なっているために，コミュニケーション欠如が葛藤となっている例がみられた．

夫婦間葛藤については，かなりの症例で，多文化間葛藤を伴っていた．たとえば一見夫婦間葛藤のかたちをとっているが，根底は夫婦の日本文化・社会への適応の速さの違いが両者の葛藤になっていて，来日しなければ，夫婦間葛藤は起こらなかったであろうと推測される症例がみられた．ほかには，ラテンアメリカの妻と日本人の夫との感情表現や行動表現の違いが葛藤となっている症例，また共働きで，夫は夜勤，妻は昼働いているため，時間的なすれ違いが多く，そのことが葛藤になっている症例がみられた．

職場葛藤については，言語的コミュニケーションの不足からくる上司との葛藤，同じ職場において，同じ言語を話す外国人同士の妬みや恨みを含んだ葛藤，解雇をめぐる職場での葛藤などが多く見受けられた．

3．症状および診断

Lopez-Ibor[12]は最近の論文で，文化の問題が絡んだ症例にDSM-IVによる診断をくだすのは馴染まないとしながらも，あまりに文化の特殊性を強調しすぎると，病気の本質を見失うおそれがあると述べ，今日さかんに論じられている医療人類学的視点から患者をみることに批判的立場をとっている．そうした議論を考慮したうえで，今回はDSM-IVに従って診断した．

図3にみられるように，男性では，38人中，気分障害が10人と最も多く，続いて統合失調症および他の精神病性障害が9人，不安障害が8人，物質関連障害4人，身体表現性障害が2人となっている．女性では，42人中，気分障害が27人と圧倒的に多く，続いて統合失調症および他の精神病性障害が6人，不安障害が4人，物質関連障害はなく，身体表現性障害が1人となっている．

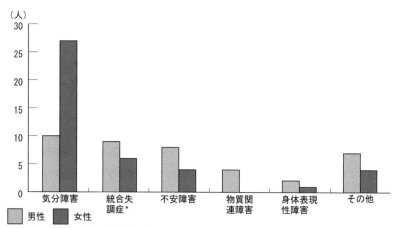

＊統合失調症および他の精神病性障害
図3　診断名

ここでは，女性の気分障害が際立っている．気分障害の人数が多い要因のひとつとして，次のことが考えられる．女性は仕事と家事を両立させなければならないため，その両者の重圧がストレスとなり気分障害の発症に関与していると推測される．27人中7人が子育てをし，そのほとんどは，夫婦間葛藤か家庭内葛藤を抱えていた．言語や習慣等，移住国における子育ての困難さを示しているといえよう．

移住に際して多いといわれている幻覚・妄想状態を示し，統合失調症と区別される急性精神病状態は6人おり，他の精神病性障害に分類されている．この病態についてはのちに事例を取り上げて検討する．

不安障害のうち，パニック障害と診断できるのは5例であった．多文化間葛藤が関連した症例は，1例のみであるが，最近では，パニック障害の誘因についても，持続的な多文化間葛藤や，移住国における将来の不安との関連が論じられている[19]．物質関連障害の4例中3例はアルコール依存症であるが，男性だけにみられるのが特徴的である．

症状に関しては，移住者に比較的よくみられるといわれている身体症状[5]が，在日ラテンアメリカ人にもみられた．たとえば，頭痛，肩こり，吐き気，しびれ感などの身体症状がうつ病や神経症に比較的多く伴っていた．

4．治療経過と転帰

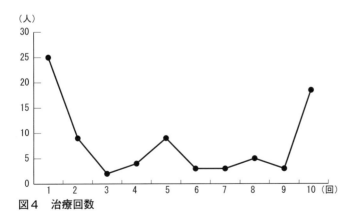

図4　治療回数

来院患者80人中，初診のみで中断した患者は25人（31.3％）であった（図4）．初診のみで中断した理由の詳細は不明であるが，そのうち8人は，広島，島根，愛知，静岡，長野，山梨という遠方からの受診であり，5人は栃木，茨城，埼玉という北関東からの受診であった．静岡県からの患者が66回，長野県からの患者が18回，群馬県からの患者が11回継続して来院している例もあることから，通院距離が中断の決定的な要素とはいえない．初診のみの中断例の疾患はうつ病が半数で，ほかはさまざまであり，初診のみの中断例と疾患との関連はなさそうである．

中断の要因としては，決定的ではないにしても，通院距離が長いこと，2番目に，月曜から土曜まで終日働いていて，受診日に職場を休めないこと，3番目に，周囲のサポートが少ないこと，4番目に，健康保険証をもっていないことが考えられる．図4から分かるように，中断については初回と2回が多く，その後は，ほぼ五月雨式に減少していくが，10回以上継続した患者も18人みられる．

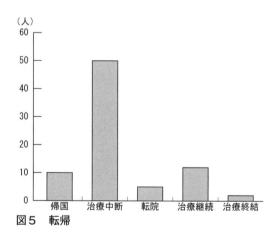

図5　転帰

転帰については，初診から2～4年6カ月後の，平成15年9月30日現在の結果である（図5）．帰国が10人，中断が52人，転院が5人，通院中が12人，治療終結1人である．帰国した患者は，気分障害4人，統合失調症および他

の精神病性障害3人，不安障害2人，アルコール依存症が1人であったが，重症例がほとんどであった．転院については，3人が遠方のため近医へ，1人は性機能障害専門の病院へ，残りの1人は精神病院への転院であった．

II．日系人外来の特殊性

1．地理的分布

　ラテンアメリカ人約28万人は，工業団地の配置の関係から，首都圏と中京地区に集住している．平成13年1月1日現在，首都圏在住が約9万人，中京圏在住が約12万人である．そうした首都圏の中心，東京の下町に日系人外来は位置している．外来患者は東京，神奈川，千葉，埼玉で約7割を占めている．この日系人外来以外に，ラテンアメリカ人を積極的に診療している精神科医療機関は，筆者の知る限り，浜松と和歌山にあるくらいである．ごく最近，彼らの人口は30万人を超える状況にあり，首都圏や中京地区における精神科医療機関への需要はかなり多いものと推測される．

2．時間の観念

　アメリカのヒスパニックのメンタルヘルスサービス利用の問題点として，Luiz[16]は，時間の観念の違いから，彼らが，予約時間を守らず，遅れてくることを指摘している．在住ラテンアメリカ人についても同様なことがいえ，外来初診の予約において3人のうち2人は来院せず，また来院する場合であっても遅れてくることが多い．こうした彼らの文化・社会の内部における時間の観念が日本人社会と異なる場合，両者の概念にどう適合性をもたせるかが問題となろう．

3．日系人の特殊性

　欧米の各国においては，移住者と難民が同列に論じられることが多い[17]．しかし日本におけるラテンアメリカ出稼ぎ労働者は，難民と区別して考えなければならない．一つはそれほど外傷体験を経験していないこと，もう一つは自分の意思で母国へ帰ることが選択できることである．しかし逆に，将来

の在住場所を日本に求めるのか，母国に求めるのかがむしろ葛藤となり，精神障害を起こす症例もみられる[19]．

以前は精神障害が生じた場合，母国へ戻って治療することが一般的であったが，最近では，日本で治療しながら働き，生活することを希望するラテンアメリカ人が増加している[1]．また，発症に文化的要素が関係している患者は，母国へ戻って治療し回復しても，来日すると再発する傾向にある．そのようなリピーター型の精神障害者をどのようにケアしていくのかということもこれからの課題であろう．

Ⅲ．多文化事例—診断の困難さ—

文化が絡んだ症例の誤診については，以前から論じられている．とくに妄想を中心とした幻覚・妄想状態を呈する症例を統合失調症と誤診する例が多いといわれている[7]．こうした症例はハードな救急事例となりやすいが，次に提示するペルー人のように外来を訪れることもある．

〈症例〉45歳　男性　ペルー人　日系2世

平成2年に来日し，地方都市に4年ごとに移り住んだ．受診3カ月前までは家族3人で住んでいたが，娘が錯乱状態になり，また妻との関係も悪化したため，娘と妻はペルーへ帰国してしまった．10日前から突然，妻とある男性の命令する声が聞こえるようになった．仕事場で休憩のあと，目がまわり，気分が悪くなり，仕事の途中で帰宅した．翌日，声に従って家の中から洋服，絨毯，バックや家庭用品などいろいろなものを捨てた．

翌々日，目を覚まして電車に乗り東京へ向かった．命令されるとおりに教会を目指して行ったが，なかなか見つからなかった．4，5時間歩かされ十字架が見えやっと教会に着いたが，今度は入り口が見つからず，何回も探した．やっと見つけて中に入ると，教会の中の飾りものをすべて壊せと命令された．しかし一方でやめろと言われ，どうしてよいか困っていると，近くの女性が助けてくれ，飛び跳ねながら家に帰った．それから呪いをかけられた．自分の動作がおかしいのか，2人が不思議そうに自分を見ていた．駅か

ら乗ったタクシーからやっと降り，車の横で排尿した．自動販売機でコーヒーを買うと，機械が返事をした．

　帰宅してから初診当日まで，手足を硬くして目をつぶって震えており，呼びかけにも答えなかった．

　平成11年12月初診．ハロペリドール５ミリグラムを服薬した．その後１週間は体の中に妻が入ったり子どもが入ったりしていて，独言もあった．治療３週間後は「ジー」という音は聞こえるが，声はなくなった．３カ月後，いま振り返ると，夢を見ていた感じがすると述べた．その後も，思い出すことはあるが過去のものとして忘れるようにしているといい，病的体験はない．約半年後，仕事につき，耳鳴りはするものの日常生活は普通に送っている．月一度通院し，本人が都合の悪いときは姉が薬を受け取りに来ている．

　この症例を検討すると，横断的には統合失調症様症状であるが，幻覚や妄想の持続期間が短いことや錯乱の様態などを考慮すると，すぐに統合失調症という診断をくだすことはむずかしい．なぜなら，従来から海外留学生や移住者で統合失調症の様態は示すが，帰国するとまったく治癒してしまい再発しない例が数多く報告されているからである[18]．

　そこで移住者の病理で，以前から取り上げられてきたフランス語圏のbouffée délirante（ブフェ・デリランテ）の概念について再考したい．もともと1880年にマニャンによって提出された概念[14]で，突然始まり，多形成妄想や幻覚をもち，情動の不安定を伴った意識混濁があり，身体症状は欠如し，急速に寛解するといわれている．

　この診断は移住者の初回入院時によくつけられる[11]．のちにマニャンタイプと反応性タイプの二つに分けられ，反応性タイプのbouffée déliranteは発症に文化社会的なファクターや病前性格が関与しているといわれている[14]．また半数以上が経過を追うと統合失調症に移行するともいわれている．bouffée déliranteはDSM-Ⅳでは統合失調症様障害か短期精神病性障害にはいり，日本の従来診断ではほぼ非定型精神病にはいる[8]．bouffée déliranteは診断的に用いるということではなくても，こうした視点をもつことによって，単に急性精神病状態や統合失調症という診断をくだすことで，抜け落ち

てしまう文化・社会的ファクターをうまく拾える可能性があり[4]，それを治療や支援に有効に生かすことができるのではないかと考える．

多文化の患者の診断・治療の困難さについて，Haasen[7] は，精神病性抑うつ症候群の67％が統合失調症と診断されていて，これは抑うつ障害が統合失調症に誤診されているためであるという．またCharalabaki[6] らは非定型の精神病症状をもつ移住者も高い割合で誤診されやすいという．こうしたことから，文化の異なった患者を診断する場合，とくに幻覚・妄想を伴った精神病やうつ病に関しては，bouffée délirante的概念を常に念頭におきながら，診断を考える必要があると思われる．

一方，ヒスパニックの移住者の研究[13] では，ヒスパニック系患者にバイリンガルの精神医療専門家が，病歴をスペイン語で聞くときと，英語で聞くときでは診断が変わる場合があるといわれている．とくに精神医療専門家と患者の間の社会文化的な距離が，遠ければ遠いほど誤診しやすいという．

Ⅳ．治療継続の困難性

初診から2〜4年6カ月後の，平成15年9月1日現在，通院継続中の患者は80人中12人である．一般的には，外国人の通院継続はかなり困難であるといわれている．そこで，この12人について通院が継続している要因を分析し，検討してみたい．

表のように，性別，年齢，国籍，学歴に特徴はみられない．自宅から病院までの距離については，長野，静岡，群馬など，かなり遠方からの通院がみられる．通院継続が長くなるとほとんどの患者が月に1度程度の通院となるため，遠方であることが治療中断の大きな要素とはなっていないようである．

治療継続のための大きな要素の一つに家族のサポートの有無が考えられる[10]．同居家族のいない人が3人いる．症例Rは1人暮らしであるが，両親が埼玉県に住んでいて，密接な交流があり，両親によって精神的にサポートされている．症例Yも1人暮らしであるが，千葉県在住の姉が時々自分の受診にあわせて本人の薬を受け取りに来ている．症例Tも1人暮らしである

が，兄弟が日本に住んでいて，精神的支えになっているようである．なかには初診後2〜4年6カ月経つために，同居家族も変化している例がみられる．3人以外は同居家族がいて，治療に対して家族は協力的である．Ruiz[16]はヒスパニック系患者の退院後の治療について，家族のサポートを継続治療が行われるための重要な用件としてあげているが，在住ラテンアメリカ人についても同様なことがいえるであろう．

表　通院継続中の症例

症例	性別	年齢	国籍	県名	学歴	結婚	同居家族	既往歴	誘因	病名	予後
S	男性	37	ブラジル	群馬	高校	未婚	兄	なし	異文化	統合失調症	軽快
H	女性	57	ブラジル	埼玉	中学	既婚	夫	なし	夫婦葛藤	解離性障害	軽快
R	女性	29	ブラジル	静岡	高校	未婚	なし		うつ	気分障害	軽快
M	男性	23	ペルー	千葉	中学	未婚	父	なし		統合失調症	軽快
N	男性	36	アルゼンチン	神奈川	大学	既婚	夫，妻，子	なし	夫婦葛藤，異文化	適応障害	軽快
Y	男性	49	ペルー	千葉	中学	既婚	なし	なし	異文化	統合失調症様障害	軽快
A	女性	40	ペルー	千葉	高校	既婚	夫，子	なし	夫婦葛藤	気分障害	軽快
T	女性	41	ブラジル	埼玉	大学	未婚	なし	うつ	借金	気分障害	軽快
O	女性	58	ブラジル	神奈川	小学校	既婚	長男夫婦	躁うつ		気分障害	軽快
U	男性	39	ペルー	埼玉	高校	未婚	弟，妹	なし		統合失調症	軽快
V	男性	25	ブラジル	群馬	中学	既婚	妻，子	なし		気分障害	軽快
E	男性	47	ペルー	長野	大学	既婚	妻，子1	なし	職場葛藤	気分障害	軽快

治療継続のもう一つの大きな要因として，経済的な問題がある．月1度程度の通院にしても，交通費を加えるとかなりの個人負担になる．12人のうち4人は健康保険に加入していない．その理由としては，国民健康保険にはいると高額な掛け金を支払わなくてはならないからと，加入させてもらえないの2通りがあった．12人のほぼ全員が仕事をもっているとともに通院公費負担制度を利用しており，経済的側面の保証が治療の継続に多大な影響を与えていると推測された．

また全例で，波はあるものの全体的に，経過はほぼ軽快して就労を維持で

きており，この良好な経過も本人に治療を継続させている重要な要因と考えられた．なぜなら在日ラテンアメリカ人の目的のほとんどは出稼ぎであり，たいていは就労ができることを最優先に考えているからである．

V. クリニックの役割と将来への展望

ここでは日系人外来が，外国人支援ネットワークのなかで果たしている役割について考えてみたい．クリニックへの受診経路は，口コミや広報誌，ボランティア団体，日系人カウンセラー，カトリック教会，国際交流協会，医療情報センター，電話相談センター，医療機関などからの紹介があげられる．

たとえば，ある日系人がこころの問題で悩むとき，最も本人に近い家族や

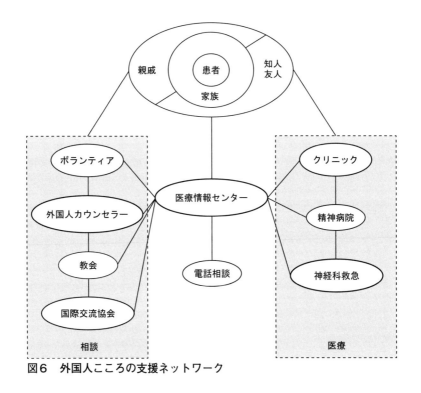

図6 外国人こころの支援ネットワーク

友人が支援の受け皿になる（**図6**）．さらに支援が必要になった場合は，いろいろな次元にニーズが求められる．ボランティアの次元，教会の次元，国際交流協会の次元，電話相談の次元，あるいは医療情報センター等の介在を経て，医療機関へと広がっていく．その医療機関の一つとして，スペイン語あるいはポルトガル語の精神科医療サービスができる日系人外来がある．

　医療次元に属するクリニックを含めて，こころの支援システムは，このように多重的に構成されている．そして，精神医療の次元には，ハードな救急，ソフトな救急，日常診療があり，ハードな救急は，外国人といえどもすでに公的な機関がその役割をになっている．それゆえクリニック次元では外国人のソフトな救急や日常診療の役割を受け持つことになる．

　日本における外国人の精神科医療サービスは，西欧の国々に比較して，はなはだしく遅れている．日本で精神科領域での外国人医療が問題になるのは1980年代にはいってからであり，日系人の移住にかかわる問題については，1990年に入管法の改正が行われたあとである[3]．いまや移住先進国といわれているカナダ，アメリカ，イギリス，オーストラリアなどでは，精神科医療サービスでバイリンガルによる専門家の母国語サービスを受けられるのは当然のこととなっている[13]．それに比べて，日本の精神科医療サービスでは英語サービスを受けることさえ困難な状況にある．

　こうしたなか，外国人のソフトな救急や日常診療の役割をになわなければならないクリニックは，さまざまな次元で他のグループとの連携が必要になる．受診した患者により正確な診断ができ，より適切な治療が継続的になされるよう，改善すべき問題点をあげ，検討したい．

　まず情報の共有であろう．それぞれの次元で，こころの相談や精神科医療のための有益な情報を，母国語で利用できるようにする必要がある．すなわち，こころの相談や精神科医療にかかわる母国語サービス情報を，受益者はもちろんのこと，それぞれの次元で相互に利用できるようにしておくことが重要であろう．

　次に，言語の共有である．国際交流協会を中心とした次元において，精神科医療サービスを提供できるバイリンガルを養成して，それを各次元で共有できるようにすることである．すでに西欧諸国では，バイリンガルの精神医

療専門家による母語サービスが日常化していることから，日本においても早急に養成を試みる必要があろう．

　3番目に，文化の共有である[15]．精神科医療サービスをするときに，精神科医療専門家と患者の間の文化的共有が少なければ少ないほど誤診が生まれやすい[13]．そうしたことから単に言語の共有ということだけでなく，患者の背景にある文化や社会をできる限り共有することが必要であろう．

　4番目にサポートシステムの共有であろう[2]．支援のさまざまな次元において，サポートする内実は異なっているが，サポートシステムそのものは共有されなければならない．家族，友人，相談者，医療者などそれぞれの次元で支援できる点は異なるが，サポートしている人たちが，同じような問題意識のもとにサポートシステムにかかわって初めて，サポートネットワークが機能すると思われる．

おわりに

　こころの支援を求める外国人が確実に増えつつある今日でも，外国人こころの支援ネットワークを構築していくのは並大抵のことではない．一方，欧米諸国では，バイリンガルの精神科医療専門家による母語サービスがあるにもかかわらず，その利用はあまり多くなく，入院に至ってしまう患者が多い．また，退院してもそのサービスを利用することがあまり多くないという[9]．そうした状況を考慮すると，単にバイリンガルの精神科医療専門家がサービスを提供するということではなく，彼らもその一員であるネットワークシステムが有効に機能して初めて，バイリンガルの専門家サービスが意味をもつことになる．以上のことから，外国人の精神科医療を行うクリニックはネットワークシステムのなかに正確に位置づけられなければならないし，そのなかで協働していくことが求められているのである．

【原本】
阿部　裕，比賀晴美：クリニックにおける外国人のこころの支援．特集 多文化こころの支援システムの協働．こころと文化．3(1)：27-35，2004

【参考文献】
1) 阿部　裕：外国人精神障害の最近の動向. 臨床精神医学. 28：483-490, 1999
2) 阿部　裕：神奈川県における外国人支援ネットワークの現状と展望. 文化とこころ. 4：44-51, 2000
3) 阿部　裕：多文化間メンタルヘルスの動向と実践. スポーツ健康科学紀要. 5：1-7, 2001
4) Allodi, F.：Acute Paranoid Reaction（Bouffée Délirante）in Canada. Can J Psychiatry 27：366-373, 1982
5) Binder, J., Simoes, M.：Sozialpsychiatrie der Gastarbeiter. Forschr Neurol Psychiat 46：342-359, 1978
6) Charalabaki, E., Bauwens, F., Stefos, G., Madisnos, M.G. et al.：Immigration and psychopathology; a clinical study. Eur Psychiatry 10：237-244, 1995
7) Haasen, C., Lambert, M., Mass, R. & Krausz, M.：Impact ethnicity on the prevalence of psychiatric disorders among migrants in Germany. Ethnicity & Health 3：159-165, 1998
8) Hatotani, N.：The concept of "atypical psychoses"; Special reference to its development in Japan. Psychiatry and Clinical Neurosciences 50：1-10, 1996
9) Hough, R.L., Hazen, A.L., Soriano, F.I., Wood, P. et al.：Mental health services for latino adolescents with psychiatric disorders. Psychiatric Services 53：1556-1563, 2002
10) Jerrell, J.M. & Wilson, J.L.：The utility of dual diagnosis services for consumers from nonwhite ethnic groups. Psychiatric Services 47：1256-1258, 1996
11) Johnson-Sabine, E.C., Mann, A.H., Jacoby, R.J., Wood, K.H. et al.：Bouffée délirante; an examination of its current status. Psychological Medicine 13：771-778, 1983
12) Lopez-Ibor Jr., J.J.：Cultural adaptations of current psychiatric classifications; Are they the solution? Psychopathology 36：114-119, 2003
13) Malgady, R.G. & Zayas, L.H.：Cultural and Linguistic Considerations in Psychodiagnosis with Hispanics; The need for an empirically informed process model. Social Work 46：39-49, 2001
14) Pichot, P.：The concept of "bouffée délirante" with special reference to the Scandinavian concept of reactive psychosis. Psychopathology 19：35-43, 1986
15) Rodriguez, O., Lessinger, J. & Guaranaccia, P.：The societal and organizational contexts of culturally sensitive mental health services; Findings from a evaluation of bilingual/bicultural psychiatric programs. The Journal of Mental Health Administration 19：213-223, 1992
16) Ruiz, P.：Assessing, diagnosing and treating culturally diverse individuals; A Hispanic perspective. Psychiatric Quarterly 66：329-341, 1995
17) Sih, H.：Somatisation among Asian refugees and immigrants as a culturally-shaped illness

behaviour. Annals Academy of Medicine 28：841-845, 1995
18) 島崎敏樹，高橋　良：海外留学生の精神医学的問題(その１)．精神医学. 9：564-571．1967
19) Tsuji, K., Miyasaka, L., Otsuka, K., Honda, G. et al.：Panic disorders cases in Japanese-Brazilians in Japan; Their ethnic and cultural confusion. Psychiatry and Clinical Neurosciences 55：127-130, 2001

グローバリゼーションと
在日外国人のこころの問題

はじめに

　今日，グローバリゼーションの広がりは世界中を埋め尽くしてしまった感があるが，われわれは，それによって効率性や便利性を獲得した反面，そのマイナス面も受け入れざるを得なかった．IT革命によって，IT業界の仕事量は超膨大化し，それぞれのシステムエンジニアの仕事量が，各個人のもつ能力の限界を超え始め，その過重労働によりうつ病を患う人が急増し，自殺問題にまで発展した．ここ10年近く自殺者は3万人を超え，増加したかなりの部分は，30代，40代の働き盛りの男性である．
　一方，グローバリゼーション化により，多国間移動が容易になり，頻繁に移動が行われるようになったが，相手国に移るのに，その国の言語を話せるとは限らないため，異文化，異言語に伴うコミュニケーションの摩擦が引き起こされ，多文化間葛藤が増大した．また，情報過多によるストレスや多国間移動による母国アイデンティティの拡散も起こりつつある．そうした中，日本に在住する外国人の心の問題を明らかにし，支援策を見出していきたい．

Ⅰ. 在日外国人の現状

現在，日本に在住する外国人は短期滞在者を除くと，長期滞在者と移住者に分けることができる[1]．前者には，出稼ぎ労働者（ラテンアメリカ，東南アジア等）及びその子どもたち，外国人就労者（多国籍企業駐在員，外国人教師等），留学生が入り，後者には，国際結婚（含農村の花嫁），難民，中国帰国者，在日韓国／中国人が入る．20007年末現在では，中国人と韓国／朝鮮人がほぼ60万人前後在住していて，次いで，ブラジル，フィリピン，ペルー人となっていて，合計で約215万人である．

ここ数年の外国人在住者数の変動は，国の外国人雇用対策の影響を受けている．単純労働可能な外国人労働者より，技術，技能または知識の習得を目的とした研修生をより受け入れていこうとする傾向が見られ，それが最近の在住中国人の増加を後押ししている．また，リーマンショック以来の経済不況により，外国人の派遣切りが行われ，その派遣労働者の多くが日系ブラジル人であったために，ブラジル人が集住している，愛知，静岡，群馬などでは，失業者が続出している．一部のブラジル人は国の帰国費支援によって母国に帰りつつあるが，ほとんどは失業保険をもらって，求職中である．

Ⅱ. 多国間移動によるストレスと精神障害

今日までに，多国間を移動することによって，様々な異文化間ストレスが言われている[5]．従来から，個人が自分で身につけてきた生活様式，規範，人間観，価値観が異なる文化と接触した時に，違和感や被拒絶感などのために新たな文化に適応するのに苦しんでいる状態を，カルチュア・ショックと呼んできた．

また文化にうまく適応できずに発症する疾患として，海外を旅行中に，孤立と不安や過労など身体的要因が引き金となって，不安，せん妄，幻覚妄想状態などを示す，いわゆる旅行精神病，病的契機の放浪や逃避が旅行となって現れ，渡航後に発症する病的旅などが言われている．病的旅は，パリに憧

れて渡仏し現地で発症する，パリ症候群[6]の中にも記載されてきた．また，移住者の病理で以前から取り上げられてきたフランス語圏の，意識混濁をもった幻覚妄想状態を現すbouffée délirante（ブフェ・デリランテ）も，発症に文化社会的なファクターや病前性格が関与していると言われてきた．

移住に伴う精神障害発症の危険因子[5]としてすでに以下のことが言われている．まず，移住に伴う社会・経済的地位の低下である．出稼ぎ労働者を見てみても，母国では，医師，弁護士，大学教授だった人々が，日本の工場で単純労働に就いている．2番目に，移住国の言葉が話せずコミュニケーションが取れない．そのために，孤立したり被害的になったりしやすい．3番目に，同じ文化圏の人々と交流ができず情報交換ができにくい．同文化感情の共有ができず，有効な情報を利用しにくい．4番目に家族の離散，もしくは家族からの離散が起き，根こそぎ体験に陥りやすい．5番目に，移住に先立って外傷体験や持続的なストレスを持っている場合が多い．6番目に，思春期世代および老年期の世代である．思春期世代は，ただでさえ自我同一性の獲得にあたり混乱する時期であり，また老齢期はすでに，身体的，精神的に衰えを感じており，異国に適応しにくい．

表 外国人のこころの問題－異文化ストレス
①異文化，異言語の中での葛藤や混乱
②異なる習慣や生活様式からくる不適応
③対人コミュニケーションにおける葛藤
④コミュニケーション不足による職場でのトラブル
⑤失業や経済的悩み
⑥親子間のコミュニケーションギャップ
⑦学校における子どもの悩み
⑧家族の病気に対する悩み
⑨母国に残してきた家族の心配
⑩将来に対する悩み

そうした危険因子を移住前に抱えながら日本にやってくる．異国に移住することによって生ずる異文化ストレスは**表**のとおりである．特にこれらの中でも，昨今では，リーマンショック以来の経済不況により，外国人労働者の

派遣切りが起こり，失業，あるいは母国への帰国を余儀なくされている問題，また90年代に来日した外国人労働者の第二世代の子どもたちの，学校への不適応が社会問題化している．

III. 多文化外来における外国人の特徴と受診経路

今日の日本においては，外国人の精神障害者の治療を積極的に引き受ける病院や診療所はほぼ皆無である．そこで，平成18年3月に設立された多文化外来を主とした，東京にあるAクリニックを初診した外国人についての分析を行った．初診患者は，平成18年3月1日から平成20年8月末日の2年6カ月の間に受診した外国人355名である．性別は，男性153名，女性202名で，女性に多く，年齢別では，30代が105人，40代が80人，20代が79人と働き盛りの人たちが多い．出身国は，図1のように，ペルー人とブラジル人が100人を超えて際立って多い．彼らは日系人かその配偶者，そしてその子どもたちである．在住外国人数からみるとブラジル人が32万人，ペルー人が6万人であるが，首都圏は中京圏に比較しペルー人の居住率が高いことと，医師がスペイン語を解することが，ペルー人の受診割合を高くしていると考えられ

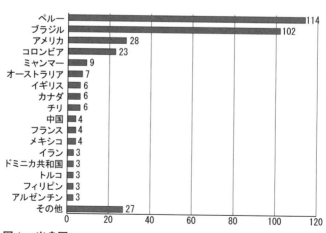

図1　出身国

る．アメリカ人は国際結婚と留学生，コロンビア人は国際結婚が多い．ミャンマー，イラン，トルコなどは難民である．居住地は，図2のように，東京が124人と多く，ついで東京の隣接県である神奈川，埼玉，千葉が多い．静岡，長野，愛知といった日系人が多く住む遠方の県からの受診者もみられる．

　受診経路（図3）は，医療相談機関が71人と多いが，その約8割は，筆者が以前勤務していたクリニックの患者を引き継いで診ているケースである．電話相談では，ブラジルの領事館が行っている医療相談や，ラテンアメリカいのちの電話からの紹介が多い．続いて家族，友人，知人からの相談が多く，最近ではホームページやスペイン語新聞といったメディアを利用しての受診も多い．また市町村の外国人相談窓口，外国人支援ボランティア団体，教会，学校のバイリンガル教員からの紹介もみられる．

　外国人支援については，県，市町村の国際交流協会や外国人相談窓口，外国語による電話相談，難民事業本部，外国人支援NPO，カトリック教会，国際医療情報センター等さまざまな団体で外国人に対する支援がなされている．しかし，ほとんどの団体が生活，教育や医療を受けるための情報提供か，教育，生活支援に限定されており，医療支援までを射程にいれた支援団

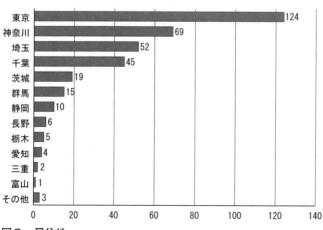

図2　居住地

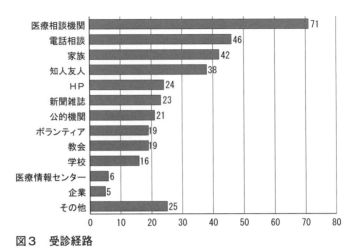

図3 受診経路

体はほぼ皆無である．また，それぞれの団体は献身的に支援をしているが，横の連携，すなわちネットワークがほとんどなされていないのが現状である．

Ⅳ．初診患者の発症誘因

図4によると，誘因なしが約27％みられるが，統合失調症と発達障害，一部のうつ病がここに入る．誘因ありでは，家庭内要因が最も多い．日本人と比較し，幼少期からの家庭環境は概して良くない．来日後，家族構成員それぞれの日本への適応の程度や速さ，内容が異なるため，本来であれば生じなかったであろう家庭内葛藤が顕在化してくる場合が多い．第一世代は母国語を話し，第二世代は日本語を話すため，親子にコミュニケーション障害が生じている日系ラテンアメリカ人の場合はその典型であろう．また，来日し日本に適応していく過程で，家族成員間の価値観や生き方の違いが明確になり，葛藤となり析出したり，子どもの養育に関する夫婦間葛藤もみられる．

多文化的要因は，言語による孤立，日本の習慣や生活様式にうまく適応できない，生活環境が良くないなどがあげられる．言語や日本文化の問題は，単に日本に長く住めば解決するという問題ではない．日本に10年以上住む外

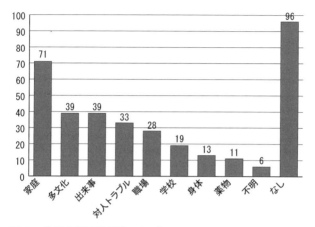

図4　発症の誘因分類（N=355）

国人であっても，日常会話もおぼつかない人がいる．ここ数年，地域に日本語教室を開設したり，多文化社会コーディネーターを配置するなど，外国人に配慮した多文化共生社会が形成されつつあるが，まだ途についたばかりである．

　出来事については，母国で起きた心配ごと，交通事故，軽犯罪などがみられ，些細なことであっても，うつや不安障害の引き金になる．対人トラブルは外国人同士のトラブルと近隣とのトラブルに分けることができる．同言語文化圏の人たちは意外と友人や知人を介して繋がっており，噂的問題で対人的なトラブルに巻き込まれることが多い．近隣とのトラブルは，ゴミの出し方から始まって，些細な騒音の問題まで，内容はさまざまである．

　職場は，上司とのトラブル，これは両者の間に誤解を生ずると，解決を仲立ちする共通言語をもたないために，誤解を修正するのはなかなか困難になる．また職場で働いている外国人同士のトラブルも多い．同じ職場にいろいろな国の外国人が働いている場合，習慣や生活様式が異なるため，職場においても外国人同士でいろいろな摩擦を生ずる．

　最近では学校における問題が大きい．第二世代の子どもたちは学校で日本語を習い，家庭では両親と母語で話している．そのため学校で習った言葉が日常生活の中で生かされず，家庭の中に根づかない．そのため，日本生ま

れ，あるいは幼少期に来日した子どもであっても，自分自身の感情を表現する言語や学校における学習理解言語の習得となると，困難な子も多い．学校での問題は，子どもが不登校になったり，学校でトラブルを起こしたときに，生ずることが多い．問題が生じても，本来ならば両親が学校の先生と話し合いを持つことによって解決していくが，両親が日本語を喋れないため，子どもの問題を共有し解決することが難しい．そのために両親に葛藤が生じたり，子どもが行動化や身体化を起こすケースが増加している．

身体要因とは，自分自身の体調不良や身体的な病気に対する心配である．異国で病気になると，たとえ通訳付きであっても母語で診察を受けられる病院を探すことがなかなか困難である．薬物要因については，アルコールと麻薬である．特に麻薬については，母国で比較的自由に使用できていた国もあり，文化社会的背景を考慮する必要がある．

V．初診患者の診断

図5にみられるように，初診外国人患者をICD-10によって分類すると，統合失調症，失調型障害および妄想性障害（F2）が35名，感情障害（F3）が119名，神経症性障害，ストレス関連障害および身体表現性障害（F4）171名，心理的発達の障害と行動及び情緒の障害（F8, 9）18名，精神作用物質使用による精神及び行動の障害（F1）9名，その他3名となっている．

異文化ストレスが直接発症に影響を与えると考えられる，神経症性障害と感情障害が顕著に多い．統合失調症はある一定の割合で常にみられている．第二世代の子どもたちが増加するに従って，発達障害の子どもたちの受診も増えている．

F2では典型的な統合失調症以外に，意識混濁を伴った急性精神病状態を示した bouffée délirante[2]，近隣に対する被害関係妄想の持続する妄想性障害も含まれている．男女比はほぼ同じであり，一部はすでに母国で発症していて，日本で継続的にケアしているケースである．

F3では，男性と比較し女性が，男性の約1.8倍である．感情障害の約8割がラテンアメリカの出稼ぎ労働者であり，彼らは家族で来日している．男性

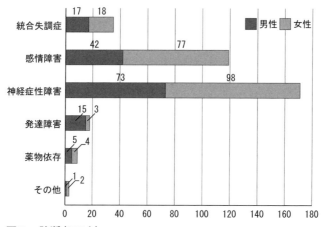

図5　診断(355人)

は仕事のみであるが，女性は仕事の他に家事と育児をしなければならず，女性の方に荷重がかかりすぎるために，うつ病が発症しやすくなっていると考えられる．しかし，中国の大都市である北京に，山村部から移住してくる人たちでは，女性と比較して男性の方が，うつ病の発病率が高いという報告がある[7]．その理由として，中国では，男性のみが一家の家計を支えるという考えが根強く残っており，そのために男性に精神的，身体的に大きな負担がかかるため，うつ病を発病しやすいと考えられている．また，オランダへ移住したモロッコの労働者についても，うつ病は男性に多いという報告がなされている[4]．躁病エピソードや軽躁エピソードをもつ双極性感情障害は2割程度みられる．

F4では，不安障害が最も多く，その4割程度にパニック障害がみられる．思春期青年期症例に解離性同一性障害（多重人格）が3例みられるが，家族関係はかなり複雑であり，幼小児期に虐待がみられる．また，マジックリンで手を洗わないと気がすまない，激しい洗浄強迫をもつ強迫性障害やしびれ，だるさ，頭痛等身体症状を伴う身体表現性障害もみられる．難民を中心とした精神障害ではPTSDがみられるとともに，Achoteguiのいうユリシーズ症候群[3]（抑うつ的ではあるが，生きることに強い望みを抱いている移住者群）がみられる．

F8, 9には広汎性発達障害とADHDなどが入っている．この18人はすべて日系ラテンアメリカ人の第二世代の子どもたちで，日本生まれあるいは幼少期に来日した子どもたちである．保育園や学校に適応できないという形で，両親が困って子どもを連れて来院する．保育園や学校に適応できないのが，自閉傾向によるコミュニケーションの障害から来ているのか，それとも，日本語と母語という言葉の発達の問題が関係して，コミュニケーションに問題が出てきているのか判別不可能な場合もある．両親は日本語が不自由で，日本の教育システムを全く知らない場合がほとんどなので，保育園や学校で自分の子どもが，どう処遇され，どういう支援がされているか分からず，不安になっていることが多い．

F1では家庭内暴力の絡んだアルコール依存症と，持続的な麻薬や覚せい剤使用後に起きてくる，幻聴や妄想を伴った遅発性精神病性障害である．ラテンアメリカでは日本ほど麻薬に対する取り締まりが厳しくないため，すでに母国で使用していて，来日後も続け，止めてしばらくして幻覚や妄想が出現してくる症例が多い．

外国人の初診患者の診断の特徴をまとめてみると，①来日目的の違いにかかわらず，神経症性障害（F4）と感情障害（F3）が多い．②出稼ぎ労働者であっても，企業や公的機関の駐在員であっても，診断に違いはみられない．③難民には感情障害よりも，PTSDを含んだ神経症性障害の方が多くみられた．④Achoteguiはモロッコからスペインに移住する出稼ぎ労働者に，ユリシーズ症候群が多くみられるというが，日本では出稼ぎ労働者の1例にみられたのみで，むしろ難民にこの症候群が見出された．

Ⅵ．外国人初診患者の転帰について

一般的に，日本人に比べて外国人患者の受診継続率は，経済的側面と，通院時間的側面から考えて，より低いだろうと考えられている．そこで，Aクリニックに平成18年3月初め〜20年2月末の2年間に初診した外国人患者291人の転帰について，調査し，考察した．平成21年2月中旬の調査であるので，最も短い人で初診後約1年を経過している．調査時点で3カ月間以上

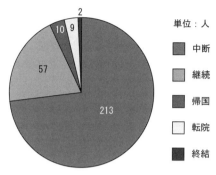

図6　初診してからのその後……(291人)

来院していない患者は中断とした．

　図6にみられるように，継続：19.6％，中断：73.2％，帰国：3.4％，転院：3.1％，終結：0.7％と，継続は約2割に過ぎず，中断が7割以上に及んでいる．初診後，何回くらいで中断が多いのかを調べたところ約30％が1回のみ，約60％が5回以内に中断していることが分かった．

　経済的側面の比較は調査が困難なため，通院時間（距離）的側面から調査，分析を行った．図7にみられるように，都内23区，都下，近隣県（神奈川，埼玉，千葉），関東圏（東京都＋近隣県＋北関東），関東以外の県と，東京から遠ざかるに従って，通院継続率が落ちていることが分かった．また疾患別の調査では，統合失調症患者が神経症性障害に比べて通院継続率が高いことが分かった．

　外国人は在住地の近くに診療を引き受けてもらえる病院の精神科やクリニックがほとんどないため，かなり遠方からAクリニックに通院をしている．それゆえ，距離的に長く時間がかかるという側面だけでなく，交通費に多額な料金がかかるという両側面の負担を強いられていると考えられる．医療費は同じだとしても，交通費が高額なだけで，経済的にはかなりの負担になる．関東以外から継続して通院しているのは，静岡県の1例のみであるが，群馬県の高崎市，太田市，茨城県の常総市，神奈川県の茅ケ崎市，厚木市といった遠方からも継続的に通院している人がいる．

　通院患者の継続性を考えると，経済的側面は自立支援医療費の導入によっ

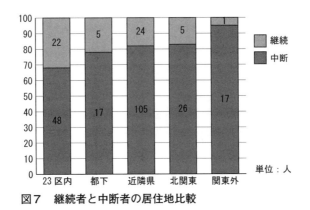

図7　継続者と中断者の居住地比較

て，医療費は低く抑えられるが，交通費は自己負担にならざるを得ない．距離的側面については，多くのクリニックに外国人医療を引き受けてもらう以外にない．3番目に，家族のサポートの側面である．家族と住んでいる外国人は，日本人と比較しても，家族の支え合いがしっかりしているので，家族のサポートは受けやすい．そのため家族の支えが強固であれば，通院は継続しやすい．

おわりに

今日の世界は，グローバリゼーション化を抜きにしては考えられないが，グローバリゼーションの負の側面を考えると，負の影響を最も受けやすい人たちが外国人といえる．そうした外国人のメンタルヘルスを考えることは，同時に日本人のグローバリゼーション化の負の側面に対処することでもある．早期発見，早期治療の前に，外国人が多く住む地域での，こころのケアを含めた外国人支援を考えねばならないだろう．特に異文化，異言語によるコミュニケーションの障害が多文化間葛藤を引き起こし，外国人の精神障害の発症に関与していることをⅣで述べた．こうしたコミュニケーションの障壁を乗り越えるための手段として，将来に向けて，外国人こころの支援ネットワークの構築，同国人による自助グループの育成，バイリンガル医療通訳

者の養成の三つを提案したい．

【原本】
阿部　裕：グローバリゼーションと在日外国人のこころの問題．第28回日本社会精神医学会シンポジウムV　グローバル化の時代における多文化間葛藤と対応．日本社会精神医学雑誌．18：259-265, 2009

【参考文献】
1) 阿部　裕：外国人精神障害の最近の動向．臨床精神医学．28：483-490, 1999
2) 阿部　裕, 比賀晴美：クリニックにおける外国人のこころの支援．こころと文化．3 (1)：27-31, 2004
3) Achotegui, J.：Cómo evaluar el estrés y el duelo migratorio. El mundo de la mente, Girona, 2008
4) de Wit, M., Tuinebereijer, W., Dekker, J. et al.：Depressive and anxiety disorders in different ethnic groups. Soc Psychiatry Psychiatr Epidemiol 43：905-912, 2008
5) 野田文隆：マイノリティの精神医学．大正大学出版会，東京，2009
6) 太田博昭：パリ症候群．トラベルジャーナル，東京，1991
7) Wong, D. F., He, X., Leung, G. et al.：Mental health of migrant workers in China: prevalence and correlates. Soc Psychiatry Psychiatr Epidemiol 43：483-489, 2008

精神医療における
コミュニティ通訳の必要性

はじめに

　医療通訳は,コミュニティ通訳の中でも,司法や教育と並んで,重要な位置を占めている.一般医療の現場で求められる医療通訳は,主に身体疾患にかかわる通訳である.その場合に必要なのは,医学的な知識が中心であるが,精神医療における通訳は,身体医療における通訳とは異なっている.精神医療の通訳者においては,精神疾患の症状,診断名や精神医療制度の知識を持っているのはもちろんであるが,同時に精神科医と患者のこころを繋ぐ理解者として位置づけられねばならず,語学力以外に文化の理解や,患者の擁護が求められる.

I. 日本において精神医療を必要とする人々

　精神医療を必要としている人たちは,**表**のように,およそ七つのジャンルに分類される.外国人花嫁,難民,在日韓国/中国人は移民として,外国人労働者や第二世代の子どもたちは長期滞在者として,駐在員,留学生,旅行者は主に短期滞在者として位置づけられる.
　精神医療は,一般的な外来,入院医療と救急医療に分けられ,特に精神科救急医療では自傷他害の恐れのある措置入院における医療通訳が求められる.外来精神医療や入院精神医療であれば,数回あるいは長期にわたっての

通訳が必要であるが，精神科救急医療であれば1回きりのことが多い．しかし措置入院では，患者が混乱していることが多いため，通訳は極度に骨の折れる仕事である．

表　精神医療を必要とする外国人

①	出稼ぎ労働者	ラテンアメリカ，東南アジア
②	外国人就労者	多国籍企業/外国人教師
③	国際結婚	外国人花嫁
④	難民	国際紛争
⑤	留学生	「留学生30万人計画」
⑥	子ども（家族）	第二世代の子どもたち
⑦	その他	在日韓国／中国人，旅行者など

　精神科の外来通院は別として，入院治療となると精神保健福祉法に従った入院形態，すなわち，任意入院，医療保護入院，措置入院のどれかになることが多いため，日本の精神医療制度を習得しておく必要がある．とりわけ，強制入院である措置入院となる可能性が高い．緊急措置鑑定では，精神的に混乱した患者と精神科医の間に立って通訳をしなければならず，身の危険さえ感ずることがあるので，それなりの覚悟が必要である．

　また，外国人の緊急措置入院，措置入院，医療保護入院では，それぞれ病名を告知し，入院の必要性，自分の意思だけでは入退院できないこと，場合によっては，自由を奪われ，保護室に隔離されたり，身体的拘束を受ける可能性があることを伝えるのも医療通訳者の役割である．

　入院治療や自由を拘束されることについての告知文は，公的な英文としては文章化されていないが，一応翻訳された英文は用意されている．しかし，中国語，スペイン語といった言語は，ごく限られた一部の医療福祉機関が保持しているに過ぎない．最も強制力の強い措置入院の患者の入退院は，患者の意思に関わらず，精神保健指定医2名の判断によって決定されてしまうため，通訳は公的に保障されていいはずだが，残念ながら日本ではまだ国の制度として確立されていない．

さらに，池田小学校児童殺傷事件をきっかけにして，2005年に施行された医療観察法でもって入院処遇がなされる場合もあり，この場合も外国人では医療通訳が必要となる．この法律は，心神喪失等の状態で重大な他害行為（殺人，重大な傷害，強盗，強姦，放火）を行った者に対し，その適切な処遇を決定するための手続き等を定めることにより，継続的かつ適正な医療を受け，再発を防止することに目的がおかれている．

以上のように，精神医療の通訳といえども，ごく一般的な精神科のクリニックや病院における通訳から，ハードな措置入院や医療観察法による入院までかなり幅が広い．どの範囲の精神医療の通訳をするにしても，日本の精神医療制度を理解していなければ，通訳は困難である．最低限，1987年に施行された精神保健福祉法の基本事項は頭に入れておくべきであろう．ここでは，高度な知識や技術を要する措置入院等は横に置き，ごく一般的な精神科外来における医療通訳について論じたい．

II．コミュニティ通訳における医療通訳

リーマンショックに続いて東日本大震災が起こったことにより，在日外国人の数が減少したとはいえ，暮らしの中の外国人のニーズに対応する通訳は複雑な世の中になればなるほど必要となり，来日する外国人国籍の数の増加による言語の多様化も相まって，より多くの通訳が必要となっていることも確かである．こうした状況の中で，地域に生活する外国人の医療通訳に対する需要は増加している．

コミュニティ通訳は，地域密着型の通訳であり，その地域に住む外国人のための通訳である．精神医療における通訳は，医療通訳といえども単に医学的専門知識を持つということだけでなく，通訳を必要としている人の生活や社会的背景を知っている必要がある．そういう意味において，コミュニティ通訳は，一般的，身体的な医療通訳と比較して，より精神医療における医療通訳に適しているといえる．

司法通訳は中立でなければならないと言われているが，医療通訳は医師と患者のつなぎ役として両者から信頼関係を得ること，患者の社会文化的背景

を理解し，説明しなければならないこと，および患者の擁護という立場からより患者側にシフトしていると言えよう．

　特に精神医療における通訳は，患者のこころの問題を通訳するのであるから，単に精神科医が言った言葉や患者が訴えた言葉を通訳するのではなく，精神科医が伝えたい意図と内容や患者が伝えたいこころの訴えが，相互に正確に伝わる通訳でなければならない．精神科医の側からみると，通訳者は，単に中立性が要請されるのではなく，精神科医の伝えたい内容を，患者の社会文化的な文脈に照らし合わせて，マイノリティである患者のこころに寄り添いながら伝えることを求めている．

　逆に患者の訴えや悩みを精神科医に通訳するときには，患者の思いをより的確な言葉で精神科医に翻訳し，伝えることになる．その場合，患者が混乱していて何を訴えたいのか意味不明なこともあるかもしれないし，幻覚妄想状態の中で精神科医を非難している場合もあるかもしれない．あるいは患者の不遇な状況に感情移入し過ぎて，通訳者が自分の感情をコントロールできなくなっているかもしれない．それゆえ，コミュニティ通訳者が医療通訳を行う場合には，そうした事態に対処できるよう，精神医療の中において精神科の医療通訳の学習と経験を積んでおくことが必要とされる．

Ⅲ．精神医療における通訳

　精神医療における通訳は，行動や振る舞いという非言語的コミュニケーションと，認知機能やコミュニケーション能力という言語的コミュニケーションの二つを観察，理解した上で行わなければならない．Turner Gによると，精神科の通訳では，「構文」「語順」「語彙の整合性」「言葉の脱落」「文化や宗教との整合性」「母語での言語能力」という六つを重要視する必要があるという．

　たとえば統合失調症の幻覚妄想状態の患者をイメージしてみよう．統合失調症患者の最も重要な障害は思考障害である．精神科医が患者の訴えを聴いても，思考に論理の飛躍があるため，話の脈絡がうまくつかめず，理解不能であったり，自分自身で新しい言葉を作るという言語新作があったりする．

そのような時には，構文や語順の崩れはもちろんのこと，語彙の整合性の不具合や言葉の脱落や新作がみられる．文化と宗教との問題は複雑な絡みがあり，日本人にとっては妄想と映ることが，患者の母国であれば当然な考え方であったりする．

ただ，最近では，統合失調症の患者よりも，躁うつ病，神経症，人格障害や発達障害を患った患者の受診の方が多い．彼らのもつ症状が重要であることは間違いないが，それに加えて，家族，友人，職場，学校における多文化問題や対人葛藤という，より内面的な苦悩に焦点を当てた通訳をしなければならないことが多くなっている．

母語の言語能力の程度を測ることは非常に困難である．患者の母語能力は，精神疾患を患えば当然低下するので，通訳時の患者の言語能力が，精神疾患によって制限されているのか，それとも生来言語能力が低いのか，判別は不能のことが多い．

実際の精神医療の通訳においては，事前の打ち合わせ，診察室での通訳，事後の対応の三つに分けられる．

1．事前の患者との打ち合わせ

診察室に入る前に，通訳者は患者と事前の打ち合わせが必要である．もちろん緊急措置入院のような場合はこの事前打ち合わせは不可能である．診察室で患者も通訳者もできるだけ診察がスムーズに進むよう，まず，患者の医療受診に至った背景を聞き取っておく必要がある．どのようなことを聞き取るかは，精神科のクリニックや病院の問診票を参考にするといい．たとえば，どういう家庭や社会で育ち，いつ来日し，来日後の生活はどのようなものかという患者の生活史，どのようなことがきっかけで，いつ頃から精神的問題を抱え，現在どんな葛藤や症状があるのかという現病歴，母国での精神疾患の既往歴，家族歴，身体疾患の既往歴，性格，嗜好品等，あらかじめ聞いておくといい．

そして，特に精神科医に伝えたい部分はどこなのか，また触れてほしくない部分があるのかどうか，医療機関に希望することは何なのか等，要は言葉を通訳することではなく，患者のこころを適切な表現でもって通訳すること

が必要とされる．
　そうした葛藤や症状の訴えとは別に，患者の文化社会的背景を考慮するための聞き取りも必要である．精神科医が患者の文化社会的背景に対する知識を持っていることは，一般的には期待できない．だとすると，患者が属していた文化におけるタブーや政治的背景も，葛藤や症状と同時に翻訳しながら説明しなければならない．特に紛争地から逃れてきた難民については，こうした配慮が必要である．以上のことからも，文化社会的背景について事前聞き取りと打ち合わせをしておき，精神科医との文化摩擦を最小限にとどめるべき準備が必要であることが明らかである．
　また，医療通訳者が診察室でいかなる役割を担うのかは，患者と通訳者の間で十分了解しておくべきことである．患者が精神科を受診することに対して抵抗感を持っていたり，精神科医そのものに不信感を抱いている場合もある．重要なことは，通訳者がいかなるときにも患者の味方である，という患者との信頼感を事前に築くと同時に，患者から聞いたことの秘密は診察室以外では絶対に漏らさないという約束をしておくべきであろう．

２．診察室での通訳

　診察室に入室して，患者と通訳者がどの位置に座るかは重要なことである．一般的には，患者が精神科医の斜め右か左に座り，通訳者は患者の左右どちらかの隣に座る．そして，「どんなことでお困りですか？」という精神科医の言葉で診察は開始される．外国人患者の診察の場合は，初めから言語的な制約があることは分かっているので，特に非言語的なコミュニケーションと問診票を大切にする．
　精神科医としては，できるだけ信頼関係を獲得し，意思の疎通性が取れるよう面接を進め，患者の精神症状を把握すべく努力をする．患者は自分自身の葛藤や秘密について話すわけであるから，患者と精神科医，通訳との間に信頼関係がある程度構築されていなければ，重要なことは話さない可能性が高い．
　精神科医の質問に対して，せきを切ったように話し出す患者もいれば，一言も喋らず沈黙を保っている患者もいる．喋りすぎる患者に対しては，途中

で制止し，それを通訳しなければならない．内容に取り止めがなければ，取り止めのない内容であることを精神科医に告げ，その内容を要約して喋ることになる．患者の話しが長く，かつ質問に直接答えない場合，質問に応えていないことを告げたうえで，その内容を要約して伝えることになろう．

　精神科医にしても患者にしても，患者が喋った会話に対して，通訳者の会話量が少なすぎる場合には，患者の話した内容が本当に通じているのかどうか不安になる．短くしすぎて大事な情報を省いてしまう危険性があることも認識しておくべきである．逆も同様であって，精神科医が説明した重要な内容，たとえば，病名告知，症状の説明，治療の必要性，薬物の効用と副作用，通院継続の必要性，予後等の通訳が短すぎる場合には，正確に伝わっていないのではないかと疑問を抱く．

　精神科医は症状や診断の把握のために，多くのことを質問する．患者に多くのことを聞きすぎることは，患者のもつ病的な，患者にとって不快や恐怖の側面を聞き出すことでもある．時に患者は動揺し，涙を流したり，大声を出したりするかもしれない．そうした患者の不安状態を見て，通訳者は知らないうちに感情移入し，取り乱してしまう可能性もある．通訳者は患者の味方ではあるが，感情的には患者と適正な距離を保つことが常に求められる．

　これ以上患者に質問をすると，患者が感情のコントロールを失ってしまいそうな時や，通訳者自身が辛くなり，自分の感情のコントロールを維持できそうにない時は，その旨を精神科医に伝えることも重要なことである．

3．初回診察終了後の対応

　外国人の患者で最も重要なことは治療を継続することである．そのためにも，同じ通訳者が継続的に通訳することが望ましい．同一通訳者が継続的に通訳すると関係が親しくなりすぎ好ましくないという考え方もあるが，精神医療の通訳は，通訳内容が患者，通訳者，精神科医の信頼関係のもとにやり取りされることが前提となっているため，同一通訳者が継続的に通訳支援を行うべきである．

　また，初回のみの診察で，病名告知，症状，治療から予後までを患者に話すことは不可能である．一回の診察は限られた時間，およそ30分〜1時間の

中で行われるため，とりあえずは症状，病名，使用薬物を決められればよい．特に通訳を介して行う診療は，単純に考えて2倍の時間を要するので，日本人に対する診療であると，半分の15分～30分と同等の診療時間になる．

同一通訳者であれば，2回目からは，ある程度患者の状態も分かっていて，かなり信頼関係もできていると考えられるため，初回で聞くことのできなかった内容に入っていくことができ，より進んだ診療が可能になると考えられる．また患者のコミュニケーションの仕方や対人関係のもち方，精神科医の患者に対する関わり方も分かっており，通訳者としてもより安心して三者関係に入っていけると考えられる．

たとえば多文化外来を持つ精神科クリニックの場合は，一言語の医療通訳は週1度とはいえ，同じ通訳者が常駐しており，継続的な通訳支援をすることが可能である．また初診患者であっても，診察前に通訳者に予備診療として生活史や病歴を取ってもらっているため，通訳をする時はすでに，葛藤や症状，患者の社会文化的背景に対する知識を持っており，患者，通訳者，精神科医の三者が安心して診療ができる枠組みとなっている．守秘義務の問題は，クリニックのスタッフということで担保されており，また通訳者は，日本あるいは母国で，医師，臨床心理士等の資格を持っており，もともと医療の専門家の知識を兼ね備えている．

継続的な通訳によって，患者と通訳者がより親密な関係になってしまう危険性に触れておかねばならないだろう．患者の葛藤や苦悩をより深く知るに従って，感情移入は増していき，両者の関係は親密になっていく．通訳者には，同じ仲間なのだから何とか助けてあげたいという気持ちがわき起こってくる．時には助けられるのは自分だけであると感じ，自分だけで抱え込んでしまう危険性もある．そして，場合によっては医療機関外で接触するという危険性もはらんでいる．

こうした親密な関係になっていくことをいかに防ぎうるかである．なぜこうした関係が進行するかというと，一つは，外国で精神的な病を患って大丈夫なのだろうかという通訳者の不安，もう一つはそうした患者を助けてあげたいという通訳者の気持ちであろう．精神科医は援助者である通訳者の精神状態についても敏感でなければならない．通訳者は，患者の病理が深ければ

深いほど，患者同様に深い傷を負っている．一般的に言われる被災者救援者の二次被災者と同じである．そうした通訳者が，患者に必要以上に寄り添わないために，精神科医は医療においては素人である通訳者のこころのケアもしなければない．通訳者に対するこころのケアがなされれば，通訳者は患者と適切な距離を置き，継続的に通訳支援をしていくことが可能になると思われる．

4．精神医療の通訳者に期待されるもの

　医療通訳には，高度な専門用語の通訳と医療支援サポートの通訳の2種類があると言われている．精神医療における通訳は，この二つを分けることができず，両者を兼ね備える必要があるのが特徴といえる．だが，中心となるのは，症状，病名，治療，精神医療制度に関する専門的知識を持ち，それらを駆使しながら，精神科医の診察に関与し，通訳することであり，同時に診察室内に限定した精神面での医療的視点に立ったサポートを行うことが要求される．

　もし，後者である医療支援サポートの通訳となると，医療費や診察室外でのサポートも行わざるを得なくなる．そうなると，守秘義務の問題や親密な関係になるという危険性を回避できない恐れが出てくる．それゆえ，精神科医療通訳をする時には，実践的な医療支援サポートは避けるべきであろう．

　医療通訳に要求される中立性，個人の尊重，守秘義務，正確な訳語，明確な境界役割，適正能力，文化感受性はできるだけ担保されるべきであろう．しかし精神医療における通訳においてより重要なことは，個人の尊重や正確な訳語はもちろんであるが，前述したように，守秘義務，明確な境界役割，文化感受性であろう．

　精神医療の通訳者に求められる専門性とは，精神疾患の病名とその疾患の概念，精神症状，診断方法，治療法，薬物の効用と副作用，治療経過，予後と日本における精神医療制度の知識を習得し，診察室で患者と精神科医をつなぐ通訳者として，自分の感情をできるだけ排除し，習得した知識を用いて両者の橋渡しができることであろう．

　そのためには，両者の表情に気を配り，患者の苦悩や文化社会的背景を理

解し，それぞれの感情と会話を正確な訳語で適切に伝え，患者と精神科医が通訳内容に対して同じ解釈をしているかを見抜いて，両者の繋がりに揺るぎなく位置することが求められる．

だがしかし，通訳者も普通の人間である．動揺することもあれば，感情的に行き詰ることもあるであろう．時には患者の内面的な苦しみを，自分に置き換えて通訳してしまうこともあるであろう．そういう経験は，一人前の精神医療の通訳者に育っていく経過の中で通らねばならない道と考えられる．

おわりに

残念ながら，現在の日本においては，医療通訳はその基準もできていないし，ボランティアベースである．アメリカやオーストラリアでは国家資格化されていて，報酬もきちんと位置づけられていると聞く．日本でも法廷通訳は法的に整備されつつある．それに比較し医療通訳の整備は，ほんの一部の県や市町村レベルに留まっている．精神医療の通訳者となるとほぼ皆無である．私情をさしはさむことが許されない法廷通訳が最も左端に位置するとすれば，精神医療の通訳は最も右端に位置すると言っても過言ではない．最もエビデンスの少ない目に見えないこころを扱う通訳の養成を，千葉外国人こころの支援ネットワークでは，全国に先駆け，細々とではあるが10年前から行っている．こうした精神科医療通訳者の養成が全国規模で行われるようになり，彼らが早くいろいろな人たちに認知されるようになることを願ってやまない．

【原本】
阿部　裕：精神医療におけるコミュニティ通訳の必要性．シリーズ多言語・多文化協働実践研究16「相談通訳」におけるコミュニティ通訳の役割と専門性．東京外国語大学多言語・多文化教育研究センター，東京，2013

【参考文献】
阿部　裕：グローバリゼーションと在日外国人のこころの問題．日本社会精神医学会雑誌．18(2)：259-265，2009

長尾ひろみ：医療通訳の職業倫理規定．医療通訳入門，29-46．松柏社，東京，2007
押味貴之：精神医療における医療通訳．こころと文化．8(2)：108-113，2009

第5部
多文化とレジリエンス

多文化共生社会における
こころの問題とその予防

はじめに

　昨今，多文化共生社会という言葉が聞かれるようになったが，日本全体からみれば，外国籍の人びとはまだ人口の2パーセント足らずであり，それほど浸透していない．しかし，限定された地域，たとえば新宿区の大久保周辺や群馬県の大泉町のようなところでは，15パーセント以上の住民が外国籍である．そうした地域にとっては，いろいろな国の人たちと助け合って生活することが当たり前になっている．今回は入管法改正の1990年前後から激増したラテンアメリカ人を中心に取り上げ，共生を阻まれてきた人びとのこころの問題とその予防について考えていきたい．

I．多文化共生社会[9]

　多文化共生社会とは多様な文化が共に息づく社会である．昔から単一の民族と考えられてきた日本においては，こうした発想は全く欠如していたといっても過言ではない．日本に30万人近くが在住するブラジル人の祖国では，日系ブラジル人，韓国系ブラジル人，ドイツ系ブラジル人，イタリア系ブラジル人という言い方をごく普通に使用する．もともと移民の国，ブラジルでは，ほとんどの住民が何々系ということになり，それぞれが祖国から自分の文化を携えて移住をしている．

それゆえ，いろいろな文化や社会が混在している多文化共生社会は当然ということになる．日本では外国人がこころの問題で困り，医療機関を受診したとき，まず言葉が問題になる．南米アルゼンチンでは，外国人が医療機関を受診しても，たいていはスタッフの誰かが通訳してくれるので，言葉で困ることはほとんどないという．公用語はスペイン語であっても，ポルトガル語や英語はもちろんのこと，仏語，ドイツ語，イタリア語も誰か喋れる人がいるという．
　ただ，多文化共生社会で重要なことは，単に言葉の問題ではない．そこに住む人々がそれぞれお互いの文化を尊重し，理解し合い，助け合える社会を構成していることであろう．そのためにはエスニック集団間の利害の対立をできるだけ減らし，マジョリティ集団がマイノリティ文化を維持しつつ，そこにかかわりをもつという立場が必要であろう．
　共生[5]は三つの側面に分けられる．まず，制度や行政面における「システム共生」である．人間の生活は公的制度や，行政に大きく影響を受けている．マイノリティ集団にも制度や行政ができるだけ公平に行き渡らなければならない．そのためにも共生のシステムが必要である．次に，労働や生活面では，「生活共生」と呼ばれる．今日，ラテンアメリカ人が多く居住する市町村の外国人相談窓口へ行けば，スペイン語やポルトガル語の冊子を手に入れることができる．そこには行政の制度，生活や教育についての必要な内容が簡単に書かれている．
　3番目に「心理的共生」がある．マイノリティ集団は，行政や生活次元の共生があっても，精神的部分での共生がなければ，立ち行かない．心理的共生はマイノリティのもつ文化アイデンティティと深く関係している．自文化の同一性を保ちつつ，ホスト文化に適応していくには，心理的共生が重要な役割を果たすと考えられる．

Ⅱ．多文化共生を阻むもの

　多文化社会を実現していくためには，言語，情報，生活，差別や偏見，教育，職場，地域，サポートネットワークなど，さまざまな問題が山積してい

る．ラテンアメリカ人を例に取ると，まず言語によって共生が危ぶまれる．多文化共生社会の中で生きていくためには，コミュニケーションのとれることが大前提である．たとえ日本語ができなくても，行政の窓口，学校，病院，店などで特に困らなければ問題はない．しかし現状は，外国人が利用できるようなシステムはほとんど整備されておらず，混乱は日常茶飯事である．情報に関しては，インターネットの発達によって，さまざまな情報を得られるようになったが，日本の医療情報に関する入手はかなり難しい[2]．

　生活に関しては，日本語がほとんどできなくても，それほど苦労はしない．ラテンアメリカ人が集住する地域には，ラテンアメリカの店やレストランがあり，彼らの交流の場所にもなっている．文化や習慣からくる差別や偏見がみられることもある．外見は日本人であるにもかかわらず，日本語を上手く喋れないことに対する軽蔑があるという．

　今日，日本の各地でラテンアメリカ人の第二世代子どもたちの教育が問題になっている[2]．彼らは学校で日本語を習い，家では母語を話す両親とコミュニケーションをとるという，困難な作業をしながら異国での生活を送っている．彼らのうちのかなりに不登校や非行がみられる．本来，教育は平等に受けられるのが原則であるが，外国人の場合は親が子どもに教育を受けさせる義務はない．彼らの問題は日常生活上での言語には困らないのに，自分の感情を表現したり，授業を理解していく言語は十分でない点である．これに対する支援として日本語指導教室があるが，地域的に限定されており，現実には教育体制が共生の阻害要因になっている．

　職場で起こる異文化対人ストレスは，上司とコミュニケーションが上手く取れなくて起こる場合もあれば，同じ会社に働くラテンアメリカ人同士に生ずる場合もある．地域で時々トラブルになるのはごみ出しの問題である．こうした職場や地域でのトラブルも常に共生の阻害要因になっている．

　日本に住むラテンアメリカ人の多くは，集住しているが，散在的な居住の仕方である．その点は華僑[8]が密集的に集住する中華街とは一線を画している．辻ら[13]は日系ラテンアメリカ人にみられる散在的な居住区では，適度に移住先の社会・文化への同化が促進され，適度に民族的な環境が保護的に作用し，移住先への適応が順調に進むことを指摘している．

多文化共生社会を考える場合には，自国のアイデンティティの保護と，ホスト先の文化の取入れが平行してなされる必要があり，そういう意味からすると，日系ラテンアメリカ人は多文化共生社会のモデルになる可能性を秘めている．言語，情報，生活，差別や偏見，教育，職場，地域といったものが，多文化共生社会で障壁とならず，共生に有効に作用するためには，サポートネットワーク[1]を介在させる必要があるだろう．

Ⅲ．症例の検討

前述したような種々の要因によって，精神障害が引き起こされた事例を紹介し，多文化共生社会的にみると，どういう問題があるのかを検討する．

〈症例Ⅰ〉 初診時42歳　女性　ペルー

X-6年に夫と伴に来日し，2年後に一人娘も来日した．もともと気分には波があった．1年前にペルーへ戻り，足にうろこ状のものができ医者へ行ったところ，ストレス性のものだと言われ心理療法家を紹介された．治療は受けたり受けなかったりであった．3カ月前頃より気力がなくなり，仕事ができなくなってしまった．

3週前頃より，夜になると両隣の家の子どもの声が聞こえるようになった．話し声が自分に向かってくるので，答えてしまう．最初は日本語で話しかけられるので無意識に日本語で答えていた．意味は全然わからない．そのうちに両隣の子どもたちに，姪や甥が加わるようになって，スペイン語で聞こえるようになった．最近ではスペイン語で答えている．部屋にいる時で，しかも夜間だけ聞こえる．夫や娘に話しかけていると聞こえないので，話をしていたら，二晩眠れなかった．

自分の性格は声が聞こえるようになって変わってしまった．今までは強い性格だったが，声が聞こえるようになって弱くなった．気分的には昼は気分が落ち込み，何もやる気がなく，ＴＶを見て過ごしている．前の会社にいたときもストレスがたまりやすかった方で，今回もストレスが関係していると思う．外へ出る気にならないし，人と話をする気にもならない．夜は独りで

ブツブツ言ったり，笑ったりしている．夫は自分が原因で寝られないから，出て行くと言ったりする．叫び声も聞こえてくる．アルコールは飲まない．タバコは40本．落ち着かないのでコーヒーを数え切れないほど飲む．

　X年，クリニックを初診．上記の症状が続くため，少量のハロペリドールと抗うつ薬を処方した．声は聞こえなくなったが，気力はなく，気分的な落ち込みも激しかった．その後，毎月通院するが，抑うつは強弱を繰り返し，抑うつが強くなると声も出現した．娘が結婚し，孫ができたため，孫の面倒を見るのがⅠの役目になった．孫を散歩に連れていったり，食事をさせたり忙しい毎日だが，何とかこなしていた．数カ月間の周期で，抑うつが強くなったり，改善して楽になったりし，X+6年，初診から6年が経過するが，月1度規則正しく通院している．孫の面倒は娘がみることになり，Ⅰは数カ月前から働き始めているが長続きはしない．抑うつ状態が持続しているときと，改善しているときがあり，声は消失しズーという雑音だけが時に聞こえる程度である．

　日系2世のⅠは，比較的日系人が多く住む関東南部の小都市に在住している．ペルー北部の都市で生まれ育ち，会社員として働いていた．受診時には，在日6年を経ていたが，日本語はあまり上手ではなく，簡単な日常会話しか話せなかった．もともと真面目，几帳面，完全主義的なところがあり，来日後も近くの工場で働いて，特別なトラブルはなかった．近隣とはつき合いがなく，トラブルがあったわけではないが，両隣の家の子どもの幻聴という形で発症し，それが姪や甥へと発展している．

　診断的には幻聴以外，統合失調症を疑う所見はなく，環境からの孤立が大きく関係した反応性のうつ病と考えられた．従来から移住者の精神病理として，うつ病には幻聴が伴いやすく，そのために統合失調症に誤診されるケースがかなり多いと指摘されている[6]．異文化ストレス症候群[11]はいくつかに分類されるが，症例Ⅰは職場，友人，家庭内の対人葛藤や特定の生活上の文化摩擦が関係しているというよりは，異文化の中で何のよりどころもない根無し草的存在として，うつ状態を表現していると考えられる．

　Ⅰは日本への定住を予定しているが，隣人の日本人と交流をもつ会話能力

は保持していない．一般的なラテンアメリカの出稼ぎ労働者がアイデンティティを感じている仕事の役割もなく，母国への仕送りという役割もない．また趣味もなければ家族内における役割もない．孫の子守という役割を背負っていた時期もあるが，Ｉにとっては孫の面倒を見ているという実感はなく，仕方なしの養育であった．

〈症例Ｓ〉 初診時17歳　女性　ブラジル

　Ｏ市で生まれた日系３世．３歳のときから３年間日本に在住し，12歳のときに再来日．中学３年のときに日本語指導の男性教師からセクシュアル・ハラスメントを受けたため，学校へ相談に行ったが，両親も日系２世で，日本語で文句を言えず，誠意ある対応をしてもらえなかった．その後から，息苦しさ，頭痛，肩こり，後頭部のしびれ，扁桃腺炎等の身体症状を訴えるようになった．しかし内科や整形外科ではストレス性だろうと相手にされないため，徐々に気分が沈むようになった．３カ月前には，車に飛び込もうという自殺企図，２週間前には包丁で手首を自傷し，その後も自己破壊衝動が続き，18歳までに死ぬと家族を困らせたため，Ｘ年，クリニックへ受診となった．本人の日本語能力は，社会生活言語には苦労しなかったが，学習思考言語においては不十分であった．

　通院中も，抑うつ，不眠，希死念慮が強く，また土，日曜日になると，繁華街へ出かけ，アルコールと薬物に手を出すなど，問題行動が続出したため，Ａ病院へ医療保護入院となった．退院後，バイリンガルの日本語指導教師に仲裁役として入ってもらい，問題解決に向けて話し合いをもったが，本人と家族の意見が，食い違いなかなか進展しなかった．また本人と家族の主張は多分にブラジル的発想であり，言語的なギャップも手伝って，当事者の男性と同じ土俵で話し合うのは困難であった．やがてＳは性的逸脱，人工妊娠中絶，自傷行為，器物損壊を繰り返し，両親に対する暴力も激しくなったため，日本で治療することは困難と判断し，母国へ帰国し治療を受けることになった．

　症例Ｓは，セクシュアル・ハラスメントをきっかけに身体表現性障害を引

き起こし，さらに日本という異文化の中で，周りの人たちの上手いサポートがなかったために，自傷行為，社会的逸脱等を繰り返し，境界例病像を呈した．セクシュアル・ハラスメントという外傷体験が日本人というホスト国の人との間で生じたこと，また，その外傷体験に対する解決とこころのケアを，異文化社会においてなされねばならなかったことがこの症例の特徴である．

日系ラテンアメリカ人が集住する中京や関東地区では，教育現場で第二世代の子どもたちの不登校，非行といったさまざまな問題が浮上している．そうしたケースの中で精神障害に至った症例と考えていいだろう．外国人の子どもたちの教育は，日本では義務ではない．そのため本来，平等に受けられるべき教育は，外国人であるがゆえに置き去りにされている．そうしたそもそも不平等な中で起こった事件をきっかけに身体症状が出現している．

さらにS本人が，問題を解決し，克服しようということに対する，サポート機能がほとんど存在しなかったといっていいであろう．Sの両親が日本の教育制度を全く知らないために，どこにどう話を持っていけばいいのか分からず，Sのいらいらは募っていった．Sへの実際的なサポートがなかったと同時に，精神的なケアも全くなされなかったといっていい．そのため，Sは身体表現性障害から自己破壊的な行動を伴った境界例的病像へと変化していったと推測される．

精神疾患にかかるとホスト国で獲得された言語能力は低下するといわれている[3]が，症例Sは，受診時間中全く日本語を使わず，通訳を介しての診察となった．家族は両親と姉が1人いたが，両親は不安が先にたち，まとまりに欠け，家族の支援をえることはかなり困難であった．最終的には日本での治療をあきらめ半年間の治療の後，ブラジルへ帰国して治療を受けることになった．言語の問題と本人および家族を支える支援ネットワークの欠如が，ブラジルへ帰国させたといってよい．

〈症例M〉初診時40歳　女性　ペルー

9年前に来日．夫と小学校2年の息子，夫の弟との4人暮らし．来日後早い時期から，本人は昼間働いていて夫は夜勤のため，すれ違いの毎日が続い

ていた．息子は日本語を使うが，本人と夫はスペイン語を話すので，息子とのコミュニケーションはかなり困難であった．学校からもってくる手紙を読むことができず，学校とのコミュニケーションもほとんどはかれなかった．手をかけて息子の世話をしていたが，息子はいつも反抗的であった．息子の面倒は本人に任せきりで，夫は息子についての相談にも乗ってくれなかった．息子は勝手にお金を使ったり，外に遊びに行ったりするが，夫は注意もしなかった．最近，姉も居候するようになり，家の中で夫と言い争うことが多くなった．1週間前からイライラし涙もろくなり，気分的にも落ち込んできた．仕事はやっとできているが，不安，抑うつ，不眠が強まったため，X年6月クリニックを初診した．

　日本語は簡単な日常会話がやっとで，日本人と普通のコミュニケーションをとることは不可能であった．1～2カ月に1度通院していたが，不安，いらいら，抑うつは持続していた．息子の行動は変わらず，ときに不登校になるが通学はしていた．昼に仕事の母と夜勤の父との狭間で，家に一人で残されることが多く，孤独な毎日を送っていたことから，肥満になり5年生にもかかわらず70kgを超えてしまった．

　X+3年の4月，首に腫瘍ができ精密検査の結果結核であることがわかり，息子と二人で帰国して治療を受けることになった．翌年，帰国して再受診するが，家族内葛藤は続いており，不安いらいらは継続していた．

　この症例は本人，夫，息子，夫の弟，本人の姉がばらばらの生活しており，家族的にまとまりがない．特に，息子をめぐる夫婦間の葛藤，および息子とのコミュニケーション不足からくるストレスにより，軽度の抑うつを伴った不安障害を発症している．Mの家族内葛藤は，強迫的な本人の性格とラテン気質でいい加減な夫との，息子をめぐる葛藤という構図を取っている．X+1年には夫が抑うつ状態で初診し，現在は本人と夫が通院中である．

　この家族は内部的まとまりをもたないと同時に，外へ向かって開かれておらず，近隣との交流は全くない．本人は工場へ勤めているが，そこで働く日系人との間に大きなストレスを抱えている．息子をめぐる家族内葛藤が中心であるが，その解決方法として，学校と連携して息子をサポートすること

も，言語の問題から閉ざされている．将来はペルーに帰国する予定であるが，はっきりと決まっていない．

家族内葛藤[10] が誘引になって発症した軽うつを伴った不安障害であるが，職場葛藤も不安を強めている．日本の多文化社会に共に住むという意味での共生からみると，症例Mは多文化共生社会に生きていない．息子は学校で日本の社会につながっているが，Mは学校とのコミュニケーションはほとんどない．職場では日系ラテンアメリカ人だけとの交流しかなく，日本人との交流はない．日本滞在は一時的なものであり，日本の文化を吸収し，日本社会に適応しようとは考えていない．

IV. 考察

多文化共生とは，ホスト国の人々と交流があって初めて成立する概念である．日系ラテンアメリカ出稼ぎ労働者の場合，一般的に，就職先は日系人専用の派遣会社が世話をし，職場でトラブルが起きても派遣会社の社員が処理してくれるため，日本語ができなくても，また，日本の社会システムを知らなくてもあまり困らない状況になっている．症例Ｉの場合，本人からホスト国の文化や社会あるいは人間関係に積極的にかかわろうとせず，しかも将来的に母国へ戻る予定もない．

こうした人々が今日，日本にある一定数存在する．彼らは日本において，人間関係，社会，文化にほとんどコミットすることがないという点において，共生を阻まれていると考えていいであろう．しかし，難民や中国帰国者[4] のように共生が強制的に阻まれてきたわけではない．彼らは日本の中で共生することを好まなければ母国へ帰ることができる．だが母国にも帰れるし，日本にも居られるというあいまいな選択可能性が，返って根無し草的状態を引き起こしているとも言える．

こうした根無し草的存在から発症したうつ病は，Bürger-prinz, H. が記載した根こぎ抑うつ[12] に近い状態と考えられる．根こぎ抑うつの例として，迫害により家族や故郷を失った，ナチに迫害されたユダヤが引き合いに出されるが，症例Ｉのように，共同体や故郷の喪失を契機として発症したうつ病

も，根こぎ抑うつと呼んでいいと思われる．根こぎ抑うつは，反応的経過をとるが，やがて慢性的な経過を示し，回復しにくいといわれている．

　症例Sは教育現場における差別と阻害から精神障害が引き起こされている．本来，教育は平等に施されなければならないはずである．ここでいう教育とは，単に学校で学ぶということだけでなく，子どもを取り巻く環境や家族との連携などもそこに包含された意味合いである．日系人が多く住む地域では，通知表や連絡用プリントがスペイン語やポルトガル語に翻訳されるようになってきている．問題はSのように学校現場で問題が生じたときの対応であろう．実際に問題解決に至るか至らないかは別にして，問題解決を母語でサポートするシステムがあることが，共生社会なのだと考えられる．Sの場合は，葛藤を解決するための母語による話し合いがもてず，精神症状は悪化していった．

　多文化共生という視点から考えると，共生の条件として，日本語であろうが，母国語であろうが，どちらを選択するにしても教育が受けられる環境が整っていなければならない．症例Sの場合は，狭い閉鎖空間での取り出しの日本語教育の授業において起こった事件であり，本来は起こりえるはずのない教育現場で起こっている．そこに差別や偏見がかかわっていたかどうかは明確でないが，共生という視点の入った教育現場であれば，Sと家族に対する対応の仕方が変わっていたと考えられる．

　症例Mは息子をめぐる家族間葛藤と職場における人間関係からくる対人葛藤がストレスになっている．日系人は，出稼ぎで来日している場合が多いため，ほとんどの夫婦は両者が働いている．しかし，Mのように時間的にはすれ違いになっている場合が多い．そうした中で子どもの養育が問題になる．両親はスペイン語，子どもは日本語を使う家庭では，なかなか親子のコミュニケーションが取れない．子どもは家庭ではスペイン語，学校では日本語であるから，学習思考言語のレベルまで習得するのはかなり困難である．さらに子どもの養育に無関心な父親．Mの場合は，息子を上手く養育できないストレス，夫婦間葛藤，職場の対人葛藤等が複合的に影響を与え，不安障害の発症へ至ったと考えられる．言語に由来する息子とのコミュニケーション不足，夫婦間葛藤，職場ではラテンアメリカ人同士の葛藤のどれも，どちらか

といえば多文化共生の問題に至る以前の次元で発生していると考えられる．

しかし，子どもに対する母語による日本語教育の指導や父母に対する日本語教室等がきめ細かくなされれば，親子のコミュニケーションギャップは埋まっていくと考えられ，また夫婦間葛藤や職場における葛藤も，就業形態そのものが変化すれば，葛藤も減少すると考えられる．

多文化共生社会は，日本に移住した人だけでなく，一時的に滞在している人に対しても開かれていなければならないであろう．出稼ぎ労働者は長期にわたることはあるが，そもそも一時滞在であり，日本社会に溶け込むことを意図していない場合も多い．それゆえ，日本語や日本の文化を積極的に学ぼうとしない．しかし，子どもが学校に行き，日本の会社に勤めれば，父母も日本の社会に無関心ではいられない．一時滞在者であっても，多文化共生社会に参加していくには，自文化のアイデンティティを保ちながら，日本語や日本の文化も学ばなくてはならないだろう．

おわりに

多文化共生社会への道のりはまだまだ厳しい．しかし，少子高齢化の急迫によって，日本も外国人に就職の門戸を開放しなければ立ち行かない時期になりつつある．こころの問題に限定して言えば，外国人のメンタルヘルスと医療受診システムを早急に確立していかなければならない．移住の先進国では，すでに母語による精神保健医療サービスを受けられるようになっている[7]．10年後，20年後を読んで推し進める作業は，多文化間精神医学に期待されるところが大きい．

【原本】
阿部　裕：共生を阻まれてきた人びとのこころの問題とその予防．特集 多文化社会におけるこころとコミュニティ．こころと文化．5(1)：16-22, 2006

【参考文献】
1) 阿部　裕：神奈川県における外国人支援ネットワークの現状と展望．文化とこころ．4：44-51, 2000

2) 阿部　裕, 比賀晴美：クリニックにおける外国人のこころの支援. こころと文化. 3：27-35, 2004
3) 阿部　裕：在日外国人への危機介入. 外来精神医療. 4：22-27, 2005
4) 江畑敬介, 曽　文星, 箕口雅博：移住と適応. 日本評論社, 東京, 1996
5) 江成　幸：「定住化」と「共生」をめぐる課題. 国際化のなかの移民政策の課題(駒井洋編), 131-159. 明石書店, 東京, 2002
6) Hassen, C., Lambert, M., Mass, R. & Krausz, M.：Impact Ethnicity on the prevalence of psychiatric disorders among migrants in Germany. Ethnicity & Health 3：159-165, 1998
7) Hough, R.L., Hazen, A.L., Soriano,F.I., Wood, P. et al.：Mental health services for latino adolescents with psychiatric disorders. Psychiatric Services 53：1556-1563, 2002
8) 湖海正尋, 大原一幸, 三和千徳, 守田嘉男：華僑にみられた「家庭内多文化葛藤」について. 精神医学. 43：203-209, 2001
9) 駒井　洋：多文化社会をどう建設するか. 多文化社会への道(駒井　洋編), 19-41. 明石書店, 東京, 2003
10) 桑山紀彦：国際結婚とストレス. 明石書店, 東京, 1995
12) 大西　守：異文化ストレス症候群. バベル・プレス, 東京, 1992
12) Tellenbach, H.：Melancholie. Springer-Verlag, Berlin, 1976（木村　敏訳：メランコリー. みすず書房, 東京, 1978）
13) 辻　恵介, 宮坂リンカーン, 大塚公一郎, 本田　曉他：在日日系ブラジル人における移住後の年月の経過と適応の関係について. 日本社会精神医学会雑誌. 10：253-259, 2002

こころのグローバル化
―外来精神科医療の視点から―

はじめに

2020年の東京オリンピック・パラリンピックに向かって,日本はグローバル化が進んでいるようにみえる.しかし,イギリスのEU離脱,西欧諸国の移民・難民の排斥,アメリカのトランプ大統領の出現は,世界のグローバル化にブレーキをかけている.そうした世界情勢の中で,増加しつつある外国人に対して,日本の精神医療はいかなる道を進むべきなのか,外来精神医療を通してこころのグローバル化について考えていきたい.

I. 精神医療におけるグローバル化とは

グローバル化,またはグローバリゼーションという概念は1961年に初めてWebster's dictionaryの中に登場した[9].それ以来,幾人もの学者が数えることのできないほど多くの定義づけをしてきたが,Al-Rodhan & Stoudmann[1]は,これまでの膨大な定義を踏まえ,グローバリゼーションとは"人や人以外の活動の,国境や文化を超越した統合によってもたらされる原因,過程,結果を取り巻くプロセス"であると定義している.

このようにさまざま解釈が可能なグローバル化という言葉であるが,その現象自体は,一般的にイメージされるように,利点ばかりを備えているわけではない.伊予谷[7]は,例えば環境問題などは,一国家規模で解決できない

問題に発展しているという意味で，グローバル・イシューとして扱っている．また，国境を越える活動の拡大・深化に伴い，技術が人間の制御しうる限界を超えて，予見不可能な結果をもたらしうるような時代になった，とグローバル化のダウンサイドを考察している．では，外来精神医療という一分野においてのグローバル化の現状と，その利点やダウンサイドはどのような点であろうか．外来精神医療ももちろん"人の活動"であるから，"国境や文化を超越した統合によって，さまざまな原因，過程，結果"が生じているはずである．

1．北米での外来精神医療のグローバル化

　北米の民族的多様性は日本のそれと比較すべくもなく豊かであり，その背景に即した国内のグローバリズムが進んできた．カナダでは，1971年に多言語主義や多文化教育という言葉や概念を最も早く用いて，公共政策の一つの施行理念としている．アメリカでも80年代後半から，多文化や多言語について各分野で盛んに議論をされるようになった．いずれの国も移民を基盤として創られており，移民や外国人に対して開かれた国，すなわち移民をよく受け入れ，帰化がし易い国々であるということがいえる．

　北米でグローバリゼーションという言葉が初めて登場するのは1960年代であると言われるが，社会学者のRobertsonが1985年に初めて著書のタイトルにその言葉を用い[6]，徐々にその概念が広がったと言われている．奇しくも多言語主義や多文化教育が北米に広がったのと同時期であり，北米でのグローバリゼーションは多文化主義と切り離せない概念であるといえる．Robertson[15]はグローバリズムを，世界を縮小する明示的な過程であると説明し，1992年にはグローバリズムを"世界の圧縮であり，世界を全体として把握する意識の強化"であると述べている．

　そのような理解の中，精神医療の中でもグローバル化の波は確実に起こっていたようである．多文化主義の概念の広まりとともに，精神医療の中でも白人中心的な考え方から，マイノリティを対象とした精神医療の臨床や研究が多く進められていった．

　まずさまざまな研究者が，マジョリティに対してマイノリティへの精神医

療サービスの質の低さを指摘し，文化的なコンピテンスを深める教育やトレーニングを開発してきた．さらに，言語的な壁が外来精神医療を遠ざける現実を受け止め，外来での多言語サービスの向上を目指し，通訳，遠隔地通訳（電話，オンラインを含む）の質と量の確保に努めた[3]．アメリカでは英語を母語とせず，英語でのコミュニケーションに不自由のある人に対しても，同等の医療サービスが出来るようにしたため，病院負担で通訳を用いることになっている．

民族的に多様な北米では，精神科医師が複数の言語を話すケースも多い．北米の精神科医・心理学者検索サイト「Psychology Today」では，英語の他に34の言語を条件に，ニューヨーク市の精神科医・心理学者をエリア別に検索することが可能である．一都市を例にしてみても，ニューヨーク市内で48人のスペイン語対応，26人のフランス語対応の精神科医・心理学者が登録されている（2016年3月現在）．このように，精神医療の文化的コンピテンスの向上が目指されてから，言語的なサービスは飛躍的に向上している．北米のグローバル化の国内でのニーズに答えた一つの形であろう．

さらにDSMをはじめとする欧米的な操作診断を浸透させたことは，精神医療の"グローバル化"であると指摘されている．文化的なバイアスが強いと批判されることも多いDSMであるが，APA（American Psychiatric Association）によると現在18の言語に訳され，世界中の精神医療で広く利用されている．北米の外来精神医療のグローバル化とは，国内の多文化主義的概念の浸透と，北米的な精神医療の世界への輸出の二面性を孕んでいるといえる．

2．イギリスでの外来精神医療のグローバル化

イギリスは移民を送り出した国であるが，同時に多くの欧米諸国と同じく移民を受け入れた国であるともいえる．歴史的に見てもアイルランド，連邦諸国（特にインド，アフリカ系）からの移民は，イギリスの社会に多大な影響を与えてきた．ヨーロッパの他の国々と比較してもイギリスの移民・難民受け入れと帰化の割合は高く，"開かれた"国であるといえよう．

しかしイギリスにおいての多文化主義は，北米などの多文化主義とは異

なった概念を持っている．すでに破綻しているとも言われるイギリスの多文化主義ではあるが，急速な社会情勢の流れとともに再注目を集めている．移民の集まりからスタートしたアメリカなどと比較すると，イギリス人の中に移民が混じる形でスタートしたイギリスのグローバリズムは，マイノリティの権利の主張，平等についての戦いの歴史だった[14]．

そういった背景を持つイギリスであるが，その外来精神医療にもグローバリズムは強い影響を与えている．イギリス国内での貧富の差，社会経済的格差，人種差別や言語などの問題から起こる不平等は深刻で，1948年からイギリスのナショナルヘルスサービスの中心的な取り組みとして，ヘルスサービスへの平等的なアクセスが目指されてきた．特に80年代後半からの反人種差別教育（Anti-Racist-Education）の流れを受け，メンタルヘルスと人種差別の関係に注目が集まった．精神医療の分野でも，反人種差別の教育がなされ，メンタルヘルスケアの現場で起こる人種差別に対する取り組みに注目が集まった[5]．

マイノリティへの精神医療を含めた専門的サービスは，主にイギリスのNPOに相当する民間非営利部門であるボランタリーセクター（Voluntary Sector）で盛んに提供されている[4]．Kirmayer[8]はイギリスにおける精神科医療のグローバリズムを代表するものとは，北米の精神病理の概念と薬物療法の輸入，そして移住，亡命の影響であると指摘している．特に移住によって誘発される不適応や不安障害，さらに過酷な環境や貧困の影響などによって起こるPTSDなどの問題が移住者の中で増加した．

3．オーストラリアでの外来精神医療のグローバル化

オーストラリアの公用語は英語であるが，その背景は非常に多言語的であった．言語以外にも，民族的に非常に多様であるオーストラリアは紛れもなく多文化社会である．移民や難民の受け入れにも"開かれた"国であり，ゴールドラッシュによる中国系，南太平洋諸島人などの有色人種の流入，70年代以降の白豪主義との決別に伴うアジア系移民の増加などの歴史は，1950年代からオーストラリアに次々と異文化をもたらし，移民政策の変遷を促した．

そのような背景を持つオーストラリアは，北米やヨーロッパ諸国と同じように多文化主義的概念をその政策に取り入れてきた．しかし，オーストラリアの多文化主義は，まずオーストラリア社会の利益と未来を優先させて考えられており，それらに対し全てのオーストラリア人は責務を持つことを前提に組み立てられているなど，北米やイギリスの多文化主義とは異なった視点が基盤となっている．

　そのような国の中で，グローバル化とは一体どのような意味を持っているのだろうか．移り変わる国内の多様性に対し，オーストラリアはまず移民の定住化を目標にさまざまな取り組みを行った．言語や文化の多様性を認めながらも，全てのオーストラリア人が英語を話せることを目指し，成人の移民に対し，日常生活と就労に必要な英語の習得を目指した学習機会を最大で510時間保証した[11]．このような多文化社会の未来を見据えた政策や，反人種差別を訴える教育や活動の政府の推進などの成果か，"オーストラリアは多文化主義が比較的成功した国である"と称されることもあるようだ．

　また，政府が主体となった通訳・翻訳のサービスも充実している．Translating and Interpreting Service (TIS) はオーストラリア全土から利用可能な通訳・翻訳サービスであり，毎日24時間，130の言語や方言に対応している[10]．サービスの利用は原則有料であるものの，公的機関の住民との対話での利用や，緊急時の住民の公的機関へのアクセスなどの利用は無料となっており，緊急時の医療サービスにも広く用いられている．

4．日本での精神医療のグローバル化

　前述してきたような，アメリカ，イギリス，オーストラリアに対応するような日本における精神医療のグローバル化はほとんどなされていない．しかし，精神医療のグローバル化とは，単に病院やクリニックで精神疾患を持つ外国人患者を診療できればいいということではない．精神医療のグローバル化は同時に患者のこころのグローバル化も伴っているはずである．こころのグローバル化とはいかなることなのであろうか．また，こころのグローバル化をうまく達成できない人，あるいは達成できなかった人に対して，精神医療はどう支援が可能なのか，ここでは日本に移住している人たちを取り上げ

考えてみたい．移住とは必ずしも永住を意味していない．

今日，例えば，日本に在住するラテンアメリカの人たちは，1990年に入国管理法が変わり，自由に就労が可能になってから来日した日系人であり，日系ラテンアメリカ人2世か3世，および彼らの子どもたちである．それゆえ，来日後，10～20年を経過していることが多く，定住化しつつあるとはいえ，いまだに将来，日本に住み続けるのか帰国するのか決まっていない人もいる．多文化社会の中で生活する人たちでも，第一世代と第二世代の移民では，心の悩みは異なっている．

Ⅱ．精神医療におけるこころのグローバル化

外国人のこころのグローバル化を精神医療という視点からみると，おのずから対象はこころのグローバル化をうまく達成できない人，あるいは達成できなかった人になる．多文化外来を受診する外国人患者をみると，およそ三つのタイプに分かれる．①移民第一世代の精神障害②自我アイデンティティと文化アイデンティティの問題を同時に抱え込む移民第二世代の若者③自我アイデンティティを確立する前の移民第二世代の子どもである．以下，それぞれ事例を取り上げ説明していきたい．

1．移民第一世代の精神障害

彼らはすでに自我アイデンティティを確立してから来日している人たちであるが，時には文化アイデンティティの揺るぎから，自我アイデンティティの危機に影響が及ぶ場合もある．以前に紹介した例であるが，興味深いので簡略化して取り上げる[1]．

〈事例A〉49歳　男性　南米A国　日系2世

幼少の頃から両親の仲は悪く，争いごとの多かった日系家庭に2世として育った．家庭では両親同士は日本語で話していたが，家族の会話は母語だった．中学卒業後，電気関係の仕事に就いていた．女性とつきあうのは苦手で，今も独身を通しているという．両親が生まれ育った日本にあこがれ，42歳で来日する．2，3年後に眩暈症状が発現，耳鼻科に通院したが治らな

かった．工場での仕事はできたが，周りの日本的な雰囲気はしっくりこなかった．

　数カ月前から悪夢をみるようになり熟眠できない．ナイフで刺される夢や蛇に襲われる夢．頭痛が激しい．子どもの頃の両親の大喧嘩や両親のセックスの場面を思い出す．中学生の頃，ある男性にセックスを強要されたが，それは親戚の男性の指示だった．そうした状況が生き生きと甦ってくる．何とか仕事はできるが疲れやすく，気持ちが不安定である．言葉の問題もあり，だれも相談できる人がいない．以上のように，初回から児童，思春期に起こった外傷体験を積極的に語った．

　回を重ねるごとに，「恐ろしくて話もできないような父だった．それでA国へは帰りたくない．父の恐ろしさが甦ってきて辛い」と父親との確執を語るようになった．6，7回後の面接では，徐々に悪夢をみたり，過去のいやな体験を思い出すのは減ってきたという．父親への恐怖や男性からの性的外傷体験から，男性としてのアイデンティティがうまく確立されていないことが推測された．数カ月経った面接後に，「人間関係はそう簡単には治りませんね．悪夢を見るのもある程度は仕方ないですよね．でも前ほど辛くないので，もう独りでやれると思います．みな昔のことだからね」と述べ，「ビザを切り替えた．自分が住んでいた母国は危ないので，今後はずっと日本に住もうと思う」と言い残し，治療を終結した．

　面接中，話し方は，弱々しく，父の故郷である日本へやってきたが，日本に根を下ろすのは不安そうであった．そうかといって，過去の外傷体験をもつ，危険な母国に戻ることは全く考えておらず，自分が安心して生活できる場はどこにもなさそうにみえた．ただ，最後の面接では，自分なりの居場所を探し当てたようにみえた．

　来日後，約7年が経過している事例であるが，父の故郷である日本の文化には馴染めず，文化アイデンティティの危機と同時に自我アイデンティティの危機が現われているといえよう．最初の頃は夢を母語で見ていたが，後半では夢を日本語でみること，A国での嫌な体験を思い出すことが減ったこと，日本に永住しようと決意したことなどから，父親との葛藤を乗り越え，自我アイデンティティが安定する方向に向かい，同時に象徴的父親，すなわ

ち日本の文化に同一化する形で文化アイデンティティを取り込もうとしていることが窺われた．また，父親が日本人であることから，日本に永住することは，父親への同一化という意味合いも含まれていると推測された．

　こうした事例のように，一定の自我アイデンティティを獲得後に来日し，日本に馴染めない，あるいは日本文化への不適応によって，自我アイデンティティに揺らぎが出てくる場合がみられる．症状は，幻覚妄想状態や抑うつ状態の場合が多い．国境を超えるというグローバル化の中で顕在化してきた事例であるが，こころのグローバル化が経済や社会のグローバル化に後れを取り，適応できなかった一例であると考えられる．

　こうした事例は比較的多くみられ，フランスのbouffée délirante（急性錯乱）もこの中の一つに位置づけられるであろう．外来精神医療における具体的支援については，精神病性のものは，抗精神病薬が比較的功を奏し，3，4日で寛解に至ることが多い．うつ病から適応障害の領域については，多文化的視点をもち両文化の社会・文化的背景に詳しい精神療法家の対応が必要と考えられるが，決まった対応の仕方は確立されていない．

2．自我アイデンティティと文化アイデンティティの問題を同時に抱え込む移民第二世代の若者

　自我そのものが国境や民族を超えて形成される可能性があり，それをインターナショナル・アイデンティティあるいはディアスポラ・アイデンティティ[18]と呼んでいる．しかし第二世代の若者が，必ずしもそうしたアイデンティティを獲得できるわけではない．事例Bのように，あたかも自我アイデンティティを獲得していたかにみえていたが，文化アイデンティティの揺るぎによって，自我アイデンティティの拡散が顕著に現れる場合もある．以下に示す事例はそうした自我アイデンティティの危機から，一過性の混乱状態に陥っている．

〈事例B〉24歳　女性　日本　母が南米S国人

　S国で生まれ，家政婦のいる裕福な家庭に育った．3人姉妹の長子であり，10歳の時に来日した．来日後，5人で暮らしていたが，17歳の時に母との関係が悪くなり家を出て，知り合いの家や叔母の家に身を寄せ，スナック

で働いたりしていた．その間，売春をさせられたり，詐欺にあったりし，かなり過酷な思春期・青年期を過ごしてきた．20歳の時に人生をやり直そうと決意し，自宅に戻り飲食店でアルバイトをしていた．22歳の時に，通訳として会社に雇用され寮住まいとなる．

外資系の会社だったので，通訳として，会社で話すときはS国のやり方で，日本人と話すときは日本的にしなければならず，緊張の連続であった．3カ月くらい前から，周りの人の目が気になり，吐き気がするようになる．1週間前にどう振舞っていいか解らなくなり，パニック状態になった．会社を飛び出し，両親のところに戻る．上司からの見捨てられを感じ，思春期の苦しかった思い出が突然甦り，何もできない自分を責め，生きていることに価値を感じられず，急に泣き出し，死を意識するようになった．

「私は日本人になるために和を大切にし，いつも周りの人に気を使って生きてきた．3カ月前から，人のちょっとしたしぐさが気になるようになった．2週間前に祖母が死んだ．これまで素顔を出せなかった．今までは自分の内面を殺して生きてきた．もう外に合わせるのは疲れた．心の内と外にものすごいギャップがある．日本のやり方は馬鹿らしいと思う」と話し，自分の心はS国にあり，もう日本人のようにおもてなしの心で生きたくないという．

この事例は，外向きの顔で生きてきたが，思春期の頃から，内と外の自分の違いに葛藤を感じている．だが17歳から22歳までは，そのギャップが文化に関連する形で顕在化することはなかった．22歳で通訳をすることになり，日本とS国の言語や文化との違いを意識するようになり，徐々に両文化の中で引き裂かれていく．自分とは一体何なのか，そうした疑問に答えられないまま，混乱し，パニック状態になりクリニックを受診することとなった．

幼小児期をS国で過ごし，来日後も家庭では母語，学校では日本語を使い成長していく．Bは両親との関係は悪く，17歳の時に家出をし，売春，虐待，貧困，詐欺にあうという状況の中で，否定的自己アイデンティティを形成していかざるを得なかった．そして常に人間の無力的存在を受け入れ，その無力を埋めるために他者の依存，Bの場合は叔母や知人へ依存して生きざるを得なかった．

22歳には通訳として，日本人ではない会社の社長に経済的にも精神的にも依存していくが，社長との関係が悪化することによって，Bの否定的自我アイデンティティが露呈し，日本人として生きてきた文化アイデンティティも破綻していく．自分は一体誰なのか，S国人それとも日本人なのと，自分自身の根無し草的存在に気づく．
　ディアスポラ・アイデンティティとは，エスニシティを超え，個人として文化・社会関係を持つことができることであり，従来の排除の原理の上に立つナショナリティを脱構築して出来上がったということができる．しかし，Bは残念ながら，S国と日本という二項対立を超えた地平線に達することができていない．
　さてこうした人を精神医療はどう支援することができるのだろうか．フランスではこうした人たちをグループで支援する[13]．そしてグループの一員に必ずバイリンガルのスタッフを入れる．今の日本ではほぼ不可能であるが，今後そうしたバイリンガルの入った多職種グループによる支援が，外来精神医療の領域でもできれば理想的であろう．

3．自我アイデンティティを確立する前の移民第二世代の子ども

　彼らは家の中では母語を話し，学校では日本語を教わり，友達とは日本語で話すため，日常用語は母語で，学習言語は日本語で習得することが多い．そのためどちらも中途半端になり，自分自身の言語を習得できない．さらにそのままで行くと，思春期・青年期になって適切な自我アイデンティや文化アイデンティティを獲得できない可能性が生じる．以下，事例を提示したい．

〈事例C〉11歳　男児　南米C国　日系3世

　日本生まれ，日本育ちで両親とはスペイン語，兄とは日本語を使って会話をする．日常会話は日本語で不自由はしない．小学校3年の終わりに学校の担任から，落ち着きがないと言われた．また，不注意が多く，授業にもついていけないとのことで，小児医療センターで知能テストを受けたところ，全検査IQ69といわれ，4年生から特別支援学級に通っている．父親は特別支援学級に通っていることに疑問を持っており，中学校入学に当たって，再

度，発達の状態や程度の精査を希望し，クリニックを受診した．

病歴を聴き，学校の成績表を参考にしたうえで，日本語とスペイン語のバイリンガル心理士がWISC-Ⅳを施行したところ，全検査IQ90であった．3年の終わりから6年の半ばまでに知能の急速な発達があったとは考えにくい．一般的には，家庭で覚える日常用語と，学校で習う学習理解言語とは異なっている場合が多くあり，Cの場合も，日本語の知能検査のみでは，家庭で覚えたスペイン語で獲得している知能を，正確に検査に反映できなかったと考えるのが妥当であろう．こうしたCのように，日常用語は母語，学習理解言語は日本語のため，日本語のみで知能テストを施行すると，知能指数が低く出てしまう可能性が高いので注意が必要である（**図**）．

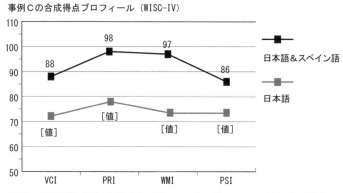

図　WISCの比較

このような子どもたちをどう査定し，どう治療するかを，日本で考えることはほぼ不可能である．Siefenら[17]によると，ドイツの小児精神科クリニックの医師100人に聞いたところ，移民の子どもたちに対応できる精神科のクリニックは全体の1/8しかないこと，多文化的対応をするクリニックでも，通訳の手配が困難で通訳費用も負担しなければならないとのことである．また受診を受け付けない理由としては，両親の病気に対する理解を得るのが困難，言語の壁，多文化の子どもの臨床的知識の不足があげられており，文化

や言語の問題のハードルがいかに高いかが示されている．

1960年代にガストアルバイターとしてトルコやユーゴスラビア移民を受け入れ，今なお200万人のシリア難民の受け入れを宣言しているドイツにおいてさえ，外国人の子どもの精神医学的問題を引き受け，治療は上記のように困難であるので，どこの国においても小児精神科における外国人の子どものケアは非常に難しい問題であると推測される．

一方，フランスでは，移民精神医学の領域で，「移住することは，数世代でゆっくり作り上げ伝達してきたことを，数年間で新しい空間の中で，一人で再構築することである」という考えのもとに，二つの文化と二つの言語を支援し，バイリンガルの入った多言語チームで，子どもやその家族の支援を行う試みがなされている[13]．

Ⅲ．外来精神医療におけるこころのグローバル化の課題と展望

日本にやってきた移住者は，家族問題，異文化問題，職場や学校での問題に直面し，精神障害の発症に至ることがある．1990年後半から2000年初めにかけては，移民第一世代の問題であったが，2000年後半から現在にかけては，移民第一世代とともに，第二世代の若者や子どもたちもこころの問題をもつようになった．移民第一世代の精神的悩みは，まさに社会のグローバル化と自らのこころのグローバル化が同時に進行していく過程であり，ここでは，すでに内面化されている母文化に沿った思考，感情，行動，価値観が異文化の新たな外部に存在する社会制度，生活習慣など文化的構築物と出会い，個々の混乱が生じる．新たに生きていかなければならない世界は，これまで自分が生きてきた習慣や行動規範が，役立たない異文化であり，その中のどれを受け入れどれを排除するのかを選択しながら適応していかなければならない．

移民第二世代の思春期・青年期の課題は，自我アイデンティティと文化アイデンティティの二つを同時に獲得していかなければならないプロセスの存在であろう．第二世代の若者がアイデンティティをもつということは，文化変容をしている二つの集団に帰属するという社会的過程ということができ

る．グローバル化が統合化・均一化に依拠しながらも文化的な差異を生み出し，またその差異の中から統合や均一化の可能性を生み出す[19]とすると，アイデンティティ獲得のプロセスは，二つの集団に帰属できる可能性を増加させていると考えられる．

しかし，こころの文化・社会的プロセス，すなわちアイデンティティ獲得のプロセスにおいて，文化的差異の繰り返しの再生産が可能かどうかは，その人個人の資質や環境によるところが大きいであろう．二つの文化を行きつ戻りつしながらディアスポラ・アイデンティティを獲得し，国を超越して生きていくことのできる人は，今は特異な存在なのかもしれない．しかし，今後グローバル化が進展し，その中で生きていかなければならないとすれば，ディアスポラ的生き方がスタンダードになる可能性もある．

こうした移民第一世代や第二世代の人たちのこころの問題に対して，外来精神医療は何ができるのか？ Nathan[12]は文化の異なった人たちには，現代精神医療に限らず，シャーマニズムのような代替医療も含めて，可能な手法は何でも使うのがよいという．Sandhuら[16]は，コミュニティの中で，母語を使いながら治療を進めるのがよいという．それは同時に治療グループの文化的コンピテンスが高まることを意味している．

それでは日本においていかなることが可能なのか？ 日本のようにほとんどマイノリティコミュニティーが形成されていないような国では，コミュニティを利用して治療をすることは困難である．そうだとすれば，治療グループの中にバイリンガルを組み入れるか医療通訳を使用することであろう．前者は，前述したように，パリで行われているが，患者一人につき，10人の多文化スタッフが関わるため，同様なことを日本で行うとすればマンパワー不足でとても無理であろう．後者の通訳医療の使用はいろいろな地域で行われているが，患者の症状や文化社会的背景を知るために，通訳は必要不可欠であることを，スイスの精神医学者も述べている．

日本でも2020年の東京オリンピック・パラリンピックに向けて，2014年12月から厚生労働省の外国人患者受け入れ環境整備事業の一環で医療通訳の養成が始められている．それとは別に民間レベルではあるが，インターネットを使った，遠隔地医療通訳システムも整備されつつある．通訳使用時の守秘

義務の問題や患者との距離の取り方など難しい面もあるが，今後ますます通訳を利用した外来精神医療が進んでいくと思われる．

　移民第二世代の子どもたちのこころの問題に対しては，さしあたり心理査定が必要であり，また教育現場を巻き込んだチーム医療が必要と思われるので，バイリンガルの臨床心理士の養成が求められているであろう．今日取りざたされているグローバル化の考えは，外へ向けての国境の乗り越えであり，すでに日本に在住する外国人のグローバル化についてはほとんど触れられることがない．こころのグローバル化については，まず，すでに日本に在住する子どもたちの支援システムを構築していき，それと同時に世界に出ていった帰国子女のような子どもたちへの支援も必要であろう．

おわりに

　日本における外国人の精神医療にとっても，グローバル化に功罪があることは確かである．しかし，グローバル化を国境を超えて活動するプロセスと考えれば，バイリンガルの専門家を増やすことや医療通訳養成はごく自然な成り行きである．そう考えると，グローバル化は内なる国際化といわれている日本に在住する外国人にも逆照射され，本来外来精神医療におけるこころのグローバル化にも大きく貢献しているはずである．しかし実際には，技能実習生，留学生，観光や医療ツーリズムのために来日する外国人に焦点が当てられ，すでに日本に住んでいる外国人に対するこころの支援の施策はほとんどなされていないのが現状といえよう．

【原本】
阿部　裕，湯浅　紋：こころのグローバル化―外来精神科医療の視点から．特集 日本から発信する心のグローバル化と多文化間精神医学　第2部 グローバル化の実践．こころと文化．16(1)：42-50, 2017

【参考文献】
1)　阿部　裕：「在日外国人」というポジションと精神病理．多民族化社会・日本(渡戸一郎，井沢泰樹編)，167-189．明石書店，東京，2010

2) Al-Rodhan, N.R. & Stoudmann, G.：Definitions of globalization: A comprehensive overview and a proposed definition. Program on the Geopolitical Implications of Globalization and Transnational Security. 2006
3) Bauer, A.M. & Alegría, M.：Impact of patient language proficiency and interpreter service use on the quality of psychiatric care: a systematic review. Psychiatric Services 61(8)：765-773, 2010
4) Bhui, K. & Sashidharan, S.P.：Should there be separate psychiatric services for ethnic minority groups?. The British Journal of Psychiatry 182(1)：10-12, 2003
5) Corneau, S. & Stergiopoulos, V.：More than being against it: Anti-racism and anti-oppression in mental health services. Transcultural psychiatry 49(2)：261-282, 2012
6) Currie, J.K. & Newson, J.(Eds.)：Universities and globalization: Critical perspectives. Sage publications, 1998
7) 伊豫谷登士翁(編)：思想読本8グローバリゼーション．作品社，東京，2002
8) Kirmayer, L.J.：Beyond the "new cross-cultural psychiatry"：cultural biology, discursive psychology and the ironies of globalization. Transcultural Psychiatry 43(1)：126-144, 2006
9) Kilminster, R.：Globalization as an emergent concept. The limits of globalization: Cases and arguments (ed. by Alan Scott), 257-283. Routledge, London, 1997
10) Lo Bianco, J.：National Policy on Languages. Australian Review of Applied Linguistics 10(2)：23-32, 1987
11) Murray, D.E. & Wigglesworth, G.：First language support in adult ESL in Australia. National Centre for English Language Teaching and Research for the AMEP Research Centre, Sydney, 2005
12) Nathan, T.：La Folie des autres. Dunod, Paris, 2001(松葉祥一，椎名亮輔，植本雅治，向井智子訳：他者の狂気．みすず書房，東京，2005)
13) 大島一成，阿部又一郎：移民の子どものレジスタンス．レジリアンス文化創造(加藤敏編)，93-116．金原出版，東京，2012．
14) Rex, J.：Multiculturalism in Europe and North America. Ethnic Minorities in the Modern Nation State. 114-131．Palgrave Macmillan, UK, 1996
15) Robertson, R.：Globalization: Social theory and global culture(Vol. 16). Sage, 1992
16) Sandhu, S., Bjerre, N.V., Dauvrin, M., Dias, S., Gaddini, A. et al.：Experiences with treating immigrants: a qualitative study in mental health services across 16 European countries. Soc Psychiatry Psychiatr Epidemiol 48(1)：105-16, 2013
17) Siefen, G., Kirkcaldy, B., Adam, H. und Schepker, R.：Anforderungen an die Behandlung von Migrantenkindern aus Sicht niedergelassener und leitender Ärzte für Kinder- und Jugendpsychiatrie. Z Kinder Jugendpsychiatr 43：115-122, 2015
18) 戴　エイカ：多文化主義とディアスポラ．明石書店，東京，1999．

19) 矢野秀武：タイ都市部の仏教運動における自己と社会関係の再構築．グローバル化とアイデンティティ・クライシス（宮永國子編），77-112．明石書店，東京，2002

移民・難民の臨床的視点から見た
多文化共生社会の在り方

はじめに

　移民・難民は世界中で増加し6,000万人を超えている．それに対して日本では，国策として原則，移民・難民は受け入れていないため，特に難民の認定は年間10〜20人程度である．しかし，少子高齢化で労働力を必要とする日本は，中国，ベトナム，フィリピン，インドネシア，タイなどのアジアの地域から，外国人技能実習生，約21万人強を受け入れている．その他の資格も含めると，日本で就労している外国人労働者は，108万人を超えている．それ以外にも，コンビニエンスストアでよく見かける，週28時間まで就労可能な留学生がおり，それらを含めれば，外国人労働者の数は大幅に増加するであろう．そうした多くの移民・難民がメンタルヘルス的に，現在の日本でどのような状況にあるのかを見ておくことは重要である．実際の外国人患者を通して，臨床現場から多文化共生社会の在り方を考える．

I．移民・難民政策とメンタルヘルス

　WHOによる移民の定義は，1年以上異国に在住し続けることとしているが，日本ではその定義を，永住外国人としている．その差に包含されている問題は，移民であれば，単に労働者としてだけでなく生活者としての支援もしなければならないことである．今日の日本における外国人労働者の問題

は，3〜5年間日本で働く労働者であっても，技能実習生はあくまで技術の習得に来ているのであるから，地域での隣人としての受け入れや生活支援は不必要であるという発想であり，また28時間労働を許可されている留学生も，留学生であり数年で帰国するのであるから，地域での生活支援は積極的に行わないということであろう．

だが，国策と違って，技能実習生や留学生が生活基盤をおく地域においては，彼らを地域における生活者として引き受けざるを得ない．主にラテンアメリカ人が集住する地域では，生活支援が重要であることが認識され，多文化コーディネーターやコミュニティー通訳の配置がなされているところもある．外国人を生活者としてみれば，当然，医療や健康は基本的人権にかかわる部分であり，健康を維持できるような配慮をしていかなければならない．

その担い手を行政や支援機関だけに任せるのは無理があるだろう．ここ数年，技能実習生を引き受けた企業のある地方の地域に，突然，外国人が数百人単位で押し寄せるという現象が出現している．技能実習生を生活者としてみるならば，当然彼らを引き受けた企業も，言語，保健，医療といった生活全般の支援をする責任を負うべきであろうと考えられる．

ここで移民の歴史を少し振り返ってみたい．いわゆるニューカマーと呼ばれた人たちは，1970年代後半から1980年代後半に日本へ移民し，地域の中に入っていった．ベトナム戦争によって難民となって日本へやって来た，ボートピープルといわれるインドシナ難民，第2次世界大戦終結後，旧満州国に留まらざるを得なかった残留婦人や残留孤児たちが，日本に帰国した中国帰国者，主に山形県の農村地帯で，長男の嫁として農村部に嫁いだフィリピン，中国，韓国の外国人花嫁である．しかし当時は，日本の社会にうまく適応できるような同化政策，すなわち「日本人」との文化的同質性が自明の理とされた．

ところが1990年に入国管理法が改正され，日系ラテンアメリカ人の2世3世が，日本に自由に入国し，単純労働に就けるようになった．彼らのほとんどは，労働者として日本に呼び寄せられ，派遣社員として工場の仕事に従事した．初期の頃は，ペルーやブラジルのハイクラスの人たち，医師，弁護士，大学教授等も出稼ぎ労働者として来日していた．しかし，日系人は日本

への永住を意図しているのではなく，いつでも好きな時の母国に帰還することができるため，従来の同化政策には馴染まなかった．

　現実には，集住都市が出現し，日系人の定住化が進むにつれて，保険や医療の問題，子どもの教育問題，地域での生活上の問題（例えばゴミ問題等）が浮上していった．そこで，2005年に総務省は，これからの日本が進むべき道として多文化共生社会を概念化し，「多様な文化を持った人々が相互に影響を及ぼしあい，そこから，新しい文化を構築していくダイナミックな関係社会」と定義した．

　今日では，中国，フィリピン，ベトナム，ネパール，台湾，タイ，インドネシア人等アジアの人たちの入国が急増しており，そのほとんどは外国人技能実習生や留学生である．ごく最近になり，技能実習生の場合，入国後，3カ月程度の日本語教育支援を受けられるようになったが，残念ながら，生活者支援の視点にはなっていない．それは留学生に対しても同様である．両者ともに健康保険を取得することはできるが，日本語ができないと医療機関の受診は難しく，特に精神科の医療機関への受診は困難といえる．

II．多文化クリニックの現状

　2006年3月1日〜2016年2月末までの10年間に都心のAクリニックを初診した患者数は1,189人である．ペルー人が328人と最も多く，次いで，ブラジル人，アメリカ人，コロンビア人，ミャンマー人の順である（図1）．スペイン語圏とポルトガル語圏の初診患者が多いのは，筆者がスペイン語で診察可能なのと，ポルトガル語の通訳者がクリニックに土曜日だけではあるが常駐しているためと考えられる．

　ラテンアメリカ人の多くは，日系人2世あるいは3世およびその配偶者や子どもである．彼らは，1990年6月の入国管理法の改正が行われてから来日した人たちであり，居住年数の長い人は20年以上にわたっている．2008年のリーマンショックと2011年の東日本大震災後に帰国した人たちもいるが，一方では定住化が進み帰化した人たちもいる．

　来日して居住年数が長い人でも，流暢な日本語を話す患者は比較的少な

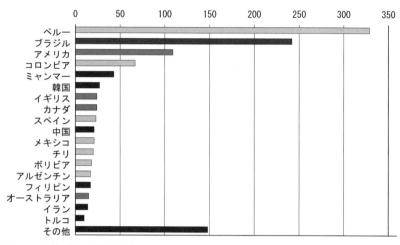

図1　国籍別初診患者数（1189人）

く，日常会話程度が普通であり，精神科の診療場面で自分自身の苦悩や症状を日本語で表現し，訴えることが可能な患者は多くない．実際の受診患者をみると，診察室では母国語，受付では日本語というように，診察室と受付で言語を分けている患者もいる．特に症状が悪化すると普段日本語で会話していた患者も，日本語の会話能力が落ち，ほとんど日本語を話さなくなる．日本人は一般的に抑うつ状態になると，無口になる傾向にあるが，ラテンアメリカ系の患者は，抑うつ状態でも，自分がいかに辛いかを必死に訴える点は，文化的な差異に依存するところであろう．

　次に初診患者が，クリニックを受診する経路について調べてみた（図2）．知人・友人の紹介が最も多く，続いてホームページである．クリニックのホームページは英語，スペイン語，ポルトガル語，韓国語の4言語表記なので，日本語が読めなくても，クリニックへのアクセスは可能である．ホームページを見た上での電話の問い合わせも多い．それ以外は，家族，支援団体，相談機関，ネイティブカウンセラー，学校，新聞・雑誌，行政機関等が上位を占めている．外国人がいろいろな場所から必要に応じて自由にアクセスできることは重要なことであろう．

　3番目に都道府県別の初診患者数である（図3）．東京都内が43.7％，神

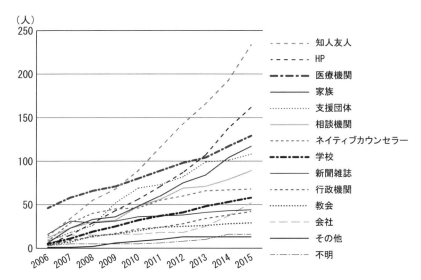

図2 受診経路別初診患者数(累積)

奈川県が18.8％と多数を占めるが，埼玉県，千葉県，茨城県，群馬県，栃木県といった首都圏からの来院もかなりあり，静岡，長野県等遠方からの受診もみられる．東京都内は世界各国からの受診患者がみられるが，埼玉県，静岡県，茨城県，栃木県からは，多くの患者が日系ラテンアメリカ人である．ミャンマー，トルコ等の難民あるいは難民申請中の患者は，ほぼ東京都と埼玉県に在住している．

4番目に誘因をみる（**図4**）．1,189名中，759人のラテンアメリカ人については，別の拙論[1]で述べたので，それを参照してほしい．1,189人の中では男性が45％，女性が55％であるが，男女差を考慮しても，家族間葛藤は女性に多くみられる．それと比較し，男性には職場間葛藤が多くみられる．こうした傾向は日本人家庭と比較し特に異なってはいないと考えられる．異なっている点は，家庭内葛藤にしても職場間葛藤にしても，その多くに多文化問題が絡んでいることである．夫婦が異なった文化で育っていたり，同文化で育っていても，移住という視点から考えれば，新しい文化への移動は，新たな夫婦関係を構築することと同じと考えられ，多文化ストレスを避けて

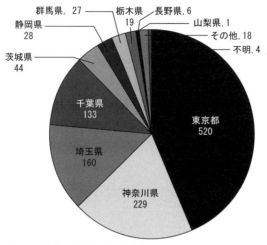

図3　都道府県別初診患者数

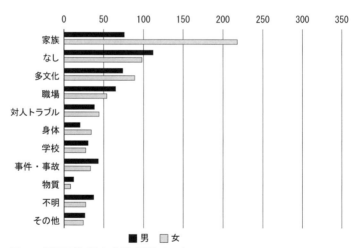

図4　誘因別初診患者数(重複あり)

通ることはできない．職場の問題は，上司が日本人であることがほとんどであり，両者の間に，言語的あるいは文化的齟齬が生じ葛藤となりやすい．

5番目に診断についてである（**図5**）．うつ病が最も多く，次いで，不安障害，適応障害，双極性障害が多くみられ，在住外国人の男女比を考慮しても，これらの疾患は女性の方に多くみられる．不安障害では特にパニック障害が多い．統合失調症はほぼ男女同数であり，すでに母国で発症していた事例もある．第二世代の子どもたちには発達障害がみられ，特に男子に多くみられている．最近では，来日後比較的早期にみられた急性錯乱（bouffée délirante）は，ほとんど見られていない．

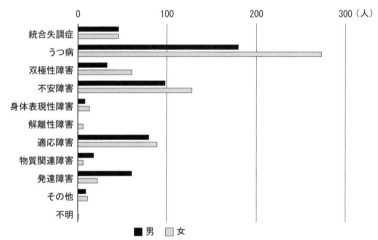

図5　疾患別初診患者数（DSM-Ⅳ-TR）

Ⅲ．多文化精神医療における問題点

外国人患者1,189名の診療から見えてくることを取り上げたい．外国人労働者にとっては職場間葛藤が，国際結婚の人たちでは夫婦間葛藤が，留学生では学校不適応が中心的問題であり，難民は，トラウマと基本的人権が問題である．

まず外国人労働者についてみると，従来からの日系人を中心とした外国人

労働者に外国人技能実習生，専門的・技術的分野の外国人労働者，留学生に名を借りた外国人労働者が存在する．外国人労働者はここ数年で大きく様変わりし，前述したように技能実習生と留学生が増加している．しかしながら，現在，クリニックで診療している外国人労働者は，ほとんどが日系ラテンアメリカ人であり，アジア系の人たちはあまり受診しない．その理由として三つが推測される．

一つはアジア系の人たちは，ラテンアメリカ系の人たちと比較し，精神科や心療内科を受診する習慣が少なく，また，来院することに抵抗を持っていると考えられる．精神疾患に対する偏見の強さについては，野田[4]らがカンボジア人について言及しており，またKirmayerら[3]はメンタルヘルスサービスの利用が少ないのは文化，言語の問題であり，精神疾患に関する偏見も関連していることを示唆している．

次に，特に中国等，日本から近距離の国々の人々は，精神疾患を患うと，帰国し治療を受ける例が多い．さらにベトナム，ネパール，インドネシア等の外国人技能実習生は，働くことにおいては極めて健康な人たちの集団であり，単身来日しか許可されないため，精神疾患にもかかりにくいのではないかと推測される．

ただ最近増加している，専門的・技術的分野の外国人労働者は，家族での在住が許されているため，さまざまな精神疾患を抱えてやってくる．統合失調症，うつ病から不安障害，場合によっては第二世代の子どもたちの発達障害まで，疾患は幅広い．

第3に国際結婚は，以前はいわゆる農村の花嫁と言われ，農村の長男に嫁いだ外国人花嫁が精神医学的に問題となったが，最近では国籍はさまざまである．2006年から国際結婚は減少しているが，夫婦の文化の違いから精神的な悩みをかかえる者もいる．欧米系では夫が欧米出身の人で妻が日本人，ラテンアメリカ系では夫が日本人，妻がラテンアメリカ人という国際結婚パターンが多い．国際結婚の事例で見えてくることは，妻が日本人であり日本に居住しているのであれば，妻が文化の翻訳者[5]になれているか，夫が日本人で日本に居住しているなら，夫が文化の翻訳者になれているのかが重要である．

国際結婚の問題は，必ずしも夫婦の問題とは限らない．子どもの問題が起きた時に夫婦が，子どもを含めた家庭をどうマネージメントし維持していくことができるかが問題となる．日本に居住する場合には，妻が日本人の方が問題の解決を図りやすい．なぜなら育児，学校の問題を異国で対応していくことがかなり困難であるためである．仕事，育児，家事の三つをこなさなければならない妻は，特に学校での子どもの問題に苦労することが多い．例えば子どもの学校との連絡は妻がとることが一般的なため，学校から配られるプリントすら読むことができない妻の大変さは測り知れない．また，子どもは家で母との間では母語，学校では日本語という形で，言葉のギャップに悩まされている場合もある．

　第4に留学生の不適応問題である．最近では多くの大学で，英語だけで授業を受けられる国際関係の学部が急増している．また日本語を教える日本人学校も急増している．留学生は大学の学生相談センターや健康管理センターで支援を受けているが，薬物療法による治療が必要と判断されれば，クリニックや病院の精神科へ紹介されてくる．

　留学生には不安障害（パニック障害），うつ病，適応障害が比較的多くみられるが，時には，希死念慮が強まり，精神科病院へ入院させざるを得ないケースもある．その場合には，母国に住む保護者の同意が必要となるため，手続きが複雑である．精神科受診の学生は，すでに母国で精神科既往歴のある者もいれば，来日後発症する者もいる．精神科既往歴のある学生であっても来日時は寛解している場合が多いので，多文化的問題が精神障害の誘発にならないように配慮する必要がある．

　第5に難民問題である．トルコ，アフガニスタンからアフリカまで，さまざまな国の患者が受診する．すでに母国で拷問等のトラウマを受けている．中には，入国後に入国管理局に収容され，二重のトラウマを受けている者もいる．難民申請はしているものの，いつ難民と認定されるかもわからず，現実にはほとんど認定されない状況で，見えない将来に対する不安を抱えている人がほとんどである．

　第6は，受診した患者の転帰である．残念ながら治療中断が7割程度見られている．継続している人たちは，約2割程度で，残りは終結，転院，帰国

であり，いかにして継続率を上げるかは重要なことであろう．かなりの人は自立支援医療（公費負担）を受けており，医療費の負担は比較的少ない．問題は北関東や静岡，愛知から通ってくる場合，交通費の負担が大きいことである．

Ⅳ. 日本における多文化精神科診療の役割

　日本に在住する外国者数は260万人を越え，外国人観光客が2,400万人を超えている．今日でも，外国人の精神医療に対応している医療機関は数少ない．厚生労働省が委託し医療通訳派遣医療機関としてあげている医療機関も，総合病院や大学附属病院等20数カ所に過ぎない．しかし，国の発想は，あくまで2020年の東京オリンピック・パラリンピックにむけて来日する観光客，および日本に労働者としてやってくる外国人に対する外国人医療支援に力を入れることであって，すでに在住している260万人の医療支援はほとんど考慮されていない．そして，国が力を入れている外国人医療支援は，基本的には身体医療であって，精神医療はその射程に入れられていない．精神科医療があまり重要視されないのは，身体の治療にかかるコストと比較して極めて低額なので，それほど問題とされていないと推測される．

　それに対して，在住外国人の医療支援に力を入れているのは，県や市区町村の行政機関やNPO団体である．すでに地域の中で生活する外国人の医療支援は，たとえ身体医療であっても，地域と密接に関わっているため，医療支援の他，生活支援が必要である．地域に暮らす外国人は，言語や生活習慣の違いからくるストレスのため，精神疾患を患うことも少なくない．だが残念ながら，地域に密着したあるいは連携できる精神科の多文化医療機関はほぼ皆無である．

　こうしたグローバルな時代的流れの中で，外国人患者を積極的に受け入れている多文化精神科クリニックの存在価値は大きい．労働者，国際結婚者，留学生，難民等，外国人がこころを病んだとき，たとえ彼らが職場，夫婦，大学のことで悩んだとしても，彼らを診察するときには，日本の生活者として話を聞く必要がある．

来日前は，母国でどのような文化社会的背景の中で生活していたのか，家族関係はどうだったのか，その人の文化のコンテクストに沿った対話によって，精神疾患に至るまでの経過が明らかになる．それは治療者との間に新たな2人の共有した世界を紡ぎ，創り出していく営みでもある．そうした新たな自分を再生する場として多文化クリニックは重要な役割を果たすと考えられる．

V．多文化クリニックと多文化共生社会

　文化のコンテクストに沿った対話は，異文化の中で適応に失敗した患者が新たな文化を紡ぎ，自分を創り出していく過程でもある．渡戸[7]は多民族化の進行について，「私たちは，外国人や移民を〈隣人〉として位置づけるとともに，地域からの〈多文化共生社会〉の創造に向けられて〈個〉と〈個〉の新たな出会いと共同性の再構築を問いかけられている」と述べている．それに従えば，多文化共生社会の構築と次元は異なっているが，外国人の治療を行うことは，個と個の新たな出会いによる多文化の再構築であるということもできる．それにはまず，文化不適応になった患者の，過去，現在，未来を貫く時間的軸に沿って，すなわち文化のコンテクストに沿って，患者が治療者と共に自分の生活史の過去を整理し，現在の状態を理解して未来へと繋げられるようにならなければならない．

　患者の苦悩は人それぞれである．地域社会の中での孤立，言語不十分によるコミュニケーションの不成立，本来はまとまりがあり，助け合っているはずの家族の中での葛藤，経済的基盤であり社会的役割として重要な職場における葛藤，第二世代の子どもたちの就学困難な状況等，精神障害を引き起こす状況はさまざまな多文化が関連している．

　解決し乗り越えるべき課題は，人それぞれかもしれない．しかし，いろいろな克服すべき課題をより解決しやすくする多文化的装置の存在が考えられる．それは，彼らが多文化共生社会に適応しやすくなる条件ともいえる．①多言語を通した情報の収集，②移住先の言語の習得，③対人コミュニケーション力の向上，④他者とのつながり感の強化，⑤地域における相互援助力

の構築等，があげられる．

　こうした条件をより構築しやすくするためには，ネットワークの構築と活用，レジリエンスの強化[1]が効果的と思われる．今日，スマートフォンやインターネット通話を自由に活用できるために，ネットワークの構築もかなり容易にできるようになった．そのネットワークに組み込まれるものとして，家族や知人・友人はもちろんだが，それ以外に，医療機関，相談機関，支援団体，行政機関（外国人相談窓口），国際交流協会，教会，企業等がある．

　レジリエンス[2]は，個人レベルから，家族，地域，共同体，コスモスの次元まで多元的に横断しており，元の次元への回復を示すのではなく，より新しい次元の健康へと変容していく力を意味している．こうしたレジリエンスを，人間が生き抜くために仕掛けられている社会・文化的装置との共鳴の中で，いかに引き出し，強化できるかが多文化精神科診療の鍵といえる．

　これを多文化共生社会の次元に置き換えてみるならば，そこには地域社会におけるレジリエンスの強化以外に，スティグマ[6]の課題があるであろう．前者には，弱者（外国人）の多文化社会への平等参加，ダイバーシティの価値を認める社会，文化変容による新たな共生社会の再創造化が必要であるし，後者の課題を解決するには，マジョリティの特権を認識すること，特権に対する無自覚は罪であること，外国人自身が自己のスティグマを克服することが必要であろう．

おわりに

　外国人が言語も生活習慣も違う異国の地で生活することは，いくらグローバル化された時代とはいえ大変なことである．例え異国でこころを病んだとしても，ごく自然に手を差し伸べてもらえる，そのような社会こそが真の多文化共生社会なのであろう．そういう意味では，多文化精神医療の役割も多文化共生社会のかなり根底を支えているのではないかと思っている．数年先には，スマートフォンで日本語を喋れば，相手のスマートフォンは母語で聞けるようになっているであろう．しかし，精神科でスマートフォンを使用できるのはもっと先であろう．だが十数年先には，スマートフォンでこころの

医療通訳ができるようになっているかもしれない．その時にはレジリエンスが強化されスティグマのない時代になっていることを願っている．

【原本】
阿部　裕：移民・難民の臨床的視点から見た多文化共生社会の在り方．第37回日本社会精神医学会（京都）シンポジウム2 グローバリゼーションの進展にともなう真の多文化共生社会とは～多文化精神医学の視点から～．日本社会精神医学雑誌．28(1)：79-85，2019

【参考文献】
1) 阿部　裕，長澤想宇：21世紀の多文化間精神医学．臨床精神医学．47(2)：193-200，2018
2) 加藤　敏：現代精神医学におけるレジリアンスの概念の意義．レジリアンス—現代精神医学の新しいパラダイム（八木剛平，加藤　敏編），2-23．金原出版，東京，2009
3) Kirmayer, L.J., Weinefel, M., Burgos, G. et al.：Use of health services for psychological distress by immigrants in an urban multicultural milieu. Can J Psychiatry 52(5)：295-304, 2007
4) 野田文隆，倉林るみい，高野智美，野内　類他：日本に暮らす外国人のメンタルヘルス上のHelp-seeking行動の研究（第1報）—カンボジア人のメンタルヘルスの概念と対処行動．こころと文化．8(2)：154-167，2009
5) 賽漢卓娜：日中国際結婚方法にとっての支援とは．国際結婚と多文化共生（佐竹眞明，金愛慶編），39-68．明石書店，東京，2017
6) 張　賢徳：多文化共生時代のアンチスティグマと精神科臨床．臨床精神医学．47(2)：201-207，2018
7) 渡戸一郎：外国人政策から移民政策へ—新たな社会的ビジョンとしての「多民族化社会・日本」．多民族化社会・日本—〈多文化共生〉の社会的リアリティを問い直す（渡戸一郎，井沢泰樹編），257-276．明石書店，東京，2010

エピローグ
文化とこころに寄り添う

はじめに

　風土と向き合って50年，精神科医になって40年が過ぎ去った．自然と風土が大好きだった私は，いつの間にか文化とこころに寄り添うことになった．だが，外国人を診療している診察室は，文化とこころだけでなく，自然と風土にも常に囲まれている．スペイン人を診察しているときには，荒涼としたカスティーリャの大地が患者の背後に透けて見え，ペルー人を診ているときには，天高くそびえる雪を抱いたアンデスの急峻の山々が患者の背後に透けて見える．左前のテーブルの上に古びた地球儀が置いてある．ソビエト連邦があり，ユーゴスラビアがあり，東ドイツがある．診察の合間に，半世紀前の世界がふと甦る．

Ⅰ．私の診療スタイル

1．初診患者（聞き取り）

　新しい患者が診察室に入ってくる．すでに問診表を書いてもらっているか，予診を取ってもらっているので，出身国は分かっている．状態の悪そうな場合は別であるが，どこの都市に住んでいましたか？という質問で始める患者もいる．例えばスペインのマドリードですと答えたとすると，マドリードのどこですか？と再度質問し，まず風土や文化を共有し，患者の生活史から主訴に入って行く場合がある．このような出会いは文化のコンテクストに沿った面接に繋がりやすい．
　スペインやラテンアメリカの主要都市の多くを訪れているので，都市や地区を聞けばたいていは分かる．と同時に，心はその都市に飛んでいき，目の前にいる患者の風土や文化・社会的な背景をイメージしながら話ができる．特に思春期，青年期にその場所で生活していた患者の生活史の聴取には有用である．家族関係，親戚関係，友人，学校での様子あるいはその地域での生活などの民族誌的共有は，治療の展開に重要な役割を果たす．
　時には国のレベルで全く分からないこともある．ギネアビサウ？　ガボ

ン？ アフリカのどの位置にあるのか思い出せない．そのような時は古びた地球儀が活躍してくれる．しかし，その国内情勢は知らない．その患者が，国際結婚で来ているのか難民として来ているのかも分からない．だから，外国人患者の診察時の必要事項に，文化・社会的背景を理解しておくことを入れている．こういう時には，機会があれば世界を旅し，できなければ新聞を隅々まで読んでおくべきであると反省をする．

　患者の住んでいた場所がイメージできれば，患者の苦悩や葛藤もより理解しやすい．特に文化結合症候群には注意を払っておく必要がある．例えば，アタケ・デ・ネルビオス（プエルトリコ症候群）[2]といわれるカリブ沿岸諸国のラテン系の人々にみられる疾患がある．突発的出来事に引き続き，泣き叫び，怒り感情の爆発，動悸，窒息感，頭痛，自他への攻撃性の発露などがみられ，感情や行動が制御不能になることが特徴である．こうした症状は，来日しているカリブ海沿岸諸国の人々に起こり得る可能性があるので，頭の片隅に残しておかなければならない．アモック，ラター，コロなども同様である．

　単に症状だけでなく，文化のコンテクストに沿って，話を聴くには相当なエネルギーを必要とする．過去にトラウマを持っていたり，父母の関係が悪かったり，また，その国々によって生活事情も違えば，政治情勢も異なっている．そうした患者の生活史や現病歴を聴きながら，今，目の前に座っている患者の病像を把握しなければならない．母語あるいは日本語，どちらで語ってもらっても，そこにはおのずから限界が生じてくる．両者が情報共有の限界を認識した上で初めて，患者・治療者関係が成立することになる．

　そこまで到達しても，治療者は患者の信頼を獲得したわけではない．それは日本人でも同様である．ただここまでくれば，やっと治療のスタートラインに立ったことになるので，特に，症状の悪い患者でない限り，治療者側から病状を説明しても聞いてもらえる．

2．初診患者（インフォームドコンセント）

　一般的に，外国人の患者は，日本人と異なり正確なインフォームドコンセントを取ることが必要である．まず分かり得た情報から患者が抱えている症

状を精神病理的に説明し，本人に納得してもらう．そして病名告知を行う．初回なので病名をつけるのが困難なことも多いので，その場合は，可能性のある診断名をいくつか話す．その上で，薬物療法なのか精神療法なのか，それとも両者を選択するのかを尋ねる．薬物療法については処方予定の薬物の効果と副作用について正確に説明し，もし副作用と思った場合にはクリニックに連絡するように伝える．

とにかく骨の折れる仕事であるが，言葉のできない患者の不安を取るためにも，できるだけ丁寧に説明しておくべきである．そこまでしておけば，かなり抑うつや不安の強い患者でも，たいてい表情は穏やかになる．それでも心配な患者は緊急時にはどうしたらいいですか？と質問してくる．その時は，躊躇せず私個人の携帯番号をメモ用紙に書いて渡す．これまで何度となくメモを渡しているが，患者も心得たもので，直接携帯に電話をしてくる人はめったにいない．

3．受付での対応

受付スタッフは，臨床心理士が主であるが，バイリンガルやトリリンガルが揃っている．受付での患者の態度は診察室と異なることが多い．診察室で満足できなかった患者は，受付で思いの丈を話していく場合もある．外国人患者でも，難民の時は複雑である．難民は就労不可能で，経済的余裕がなく，健康保険証も持っていないので，自費支払いとなる．もちろん，ISSJ（日本国際社会事業団）や難民事業本部が医療費を負担してくれることもある．いずれにしても，できるだけ早く自立支援医療制度を利用してもらう必要がある．

自立支援医療について，外国語で説明するには，かなりの労力を要する．自立支援医療は1割負担になる制度であるが，難民の場合は健康保険証がなくても，例外的にこの制度を受けられる．しかし，その判断は県に任されており，東京都や埼玉県は利用できるが，神奈川県や千葉県は利用できない．また，外国人の場合，日本語を読むことが困難なことが多く，精神障害者手帳や障害年金まで，取得方法を説明する必要も生じる．

説明が終わり，支払いがスムーズに済んだとしても，次は薬局との連絡で

ある．患者が訪れる薬局のほとんどは多言語対応ができない．治療者が患者に薬について正確に説明していても，かなりの確率で薬局でトラブルを起こし，クリニックに電話がかかってくる．電話を受けるのはスタッフである．スタッフも薬剤情報や精神医療システムを多言語で理解していないと対応できない．

　受付スタッフはこうした，診療後の対応だけではない．まず予約電話を多言語で受け取らなければならない．最近の傾向を見ていると何語でかかってくるか分からない．また，服薬後の副作用に対する問い合わせ電話も多く，そうした対応に追われるスタッフのストレスは並大抵ではないと推測される．外国人を診察するということは，医師が外国語で診察すればいいという事でなく，おのずと多言語チーム医療とならざるを得ない．

4．医療通訳を使用する場合

　英語，スペイン語，ポルトガル語，中国語，韓国語，といった比較的メジャーな言語であれば対応できるスタッフがいるのでいいが，マイナー言語の場合は医療通訳をお願いすることになる．時々，患者の友人や子どもが通訳するケースも見かけるが，精神科の場合はお勧めできない．なぜなら，友人の場合はコミュニティが小さいため守秘義務を守ることが困難な場合が多く，また子どもの場合は，患者の苦悩や葛藤が，家族に起因していることが多いため，訴えの内容を聞いて通訳することが子どもに大きなトラウマを負わせる可能性が大きいからである．

　しかし，日本には医療通訳の制度がないため，マイナー言語の通訳を探すのに苦労する．県あるいは市区町村の国際交流センターやNPOの外国人支援団体にお願いすることも多いが，なかなか困難である．たとえ見つかったとしても，通訳者と患者の時間を合わせることが難しく，うまく調節がついたとしても患者が受診しない場合もある．

　ある時，マイナー言語で，素晴らしく上手な通訳が同伴し，治療が始まった．しかし2回目の終わりに，通訳者に「私は会社に勤めていて有休をとって来ています．ですので，3回目からは来られません」といわれ，治療者は困惑した．別に通訳者を探したが，その通訳者は知り合いなので嫌だと断ら

れ，その後通院はしているものの，通訳者はいない．精神科医療は基本的人権にかかわる部分である．今後，公的な機関が医療通訳を派遣できる制度を作ってほしいと願っている．

　拙論「精神医療におけるコミュニティ通訳の必要性」[1] でも述べているが，精神科の医療通訳は中立的でなく，患者寄りでいい．身体の医療通訳の場合は，患者自身が自分の病気を訴える力があるので，それを医師に通訳できればいいので，中立的でよい．しかし，精神科の患者は，自分の症状を訴えるだけの力を持たない，それゆえ，そこを通訳者が補って通訳しない限り，医師がその患者の状態を把握しにくい．

　医療通訳で最も重要なことは，治療者に患者の症状をどれだけ正確に伝えられるかである．精神科の患者はそもそも混乱した状態にあるのだから，あらかじめ打ち合わせをしておいて，その状況をできるだけ正確に医師に伝えることが要求される．通訳者と患者とのある程度の信頼関係があってこそ，患者のこころを治療者に翻訳することが可能となる．守秘義務を守る，患者から前もって話を聞きすぎない，これらのことは患者を擁護する上で当然であることは言うまでもない．

5．再診患者

　通院中の患者は，時々母国へ帰る．時には英語やスペイン語の紹介状が必要になることもある．逆に，日本へ帰国した患者は，例えば，先週，ブエノスアイレスから戻ってきましたと話す．「向こうはどうでしたか？」「いや10年ぶりに帰ったが危なくて歩けませんでした」と今のブエノスアイレス最新情報を教えてくれる．その時，話している彼の周りには，ピンクの大統領府や軽井沢と札幌を合わせたような美しい街，メンドサの風景が透けて見える．すでに治療者のこころはアルゼンチンへ行っているのである．

　外国人を診療するたびに，いろいろな新たな発見に出会い，まるで毎回，世界旅行をしているような錯覚へと導かれる．多文化診療は文化と文化の出会いであり，患者の生きてきた世界と治療者の生きている世界が，風土，文化，こころといったさまざまな次元で出会う．全く異なった言語，生活習慣，価値観への出会いによって，両者の持つ既存の文化的構えが崩壊する．

いったん崩壊した文化的構えは，両者のコミュニケーションによって新たな文化へと再構築され，二人の間に新たな物語へと作り替えられていく．

　患者の困りごとは，夫婦や家族の問題であったり，職場の問題であるかもしれない．診療場面において，言葉の問題が壁となるが，たとえ言葉の問題が医療通訳によって解決したとしても，患者の持つ苦悩や葛藤の中にすでに文化の問題が包含されているわけであるから，再診といえどもそう簡単ではない．やはり，文化のコンテクストに沿ったきめ細かな会話が求められる．

II．現在の私

　1989年2月，私は，在東京スペイン大使館にいた．スペイン政府の給費留学生になるために，大使館で口頭試問を受けていた．試験とはいうものの，一人の領事が早口で私に語りかけていた．当然何を言っているのか理解できなかった．ただ最後に，スペインへ行って何をしたいのですか？と，10年後あなたは何をしていると思いますか？の二つを聞かれた．後者の質問に，スペインと日本の架け橋になっていると思います，と答えたのを覚えている．

　あの時からちょうど30年が過ぎようとしている．今もスペインに当時の友人が数人いる．スペイン本国だけでなく，スペイン語を使用する中南米を加えれば，友人は倍増する．そういう意味では，大使館で想像した10年後を越えて，今もスペイン，そして中南米の架け橋になっているのではないかと思っている．

　2017年10月に明治学院大学で開催した，第24回多文化間精神医学会に，バルセロナ大学のアチョテギ教授を招聘した．彼は，世界移民・難民ネットワークの会長で，私もその一員に入れてもらっている．彼は移民に特有な苦悩として「ユリシーズ症候群」（翻訳中）を提唱している．うつ病，適応障害，外傷後ストレス障害と類似はしているが，異国で生きようとする力強さを持っているという点で，他の疾患とは違うと主張している．

　2017年はベルリン，2018年はブリュッセルで総会が開催され，2019年はニューヨークで開催されることが決まっており，雑誌も刊行されている．2019年4月に入国管理法が改正され，多くの領域で外国人の単純労働が可能

になる．しかし，未だに日本は，移民・難民を受け入れないといっている．ドイツを中心としたヨーロッパの国々が，数万人単位でシリア難民を受け入れるのとは対照的に，日本の難民受け入れは年間10～20人である．難民申請者数は，うなぎ上りで1万9千人を越えたが，先進国なのに人権を考慮していないと批判を受けている．

そうした難民申請者がクリニックにやってくる．母国で，大きなトラウマを抱えた上に，日本で入国管理局に収容され，二重のトラウマを負って受診する．再度の収容を恐れて混乱状態になっている者もいれば，すでに生きる力を奪い取られただ，淡々と生活を送っている者もいる．外国人労働者を海外から大量に受け入れるのであれば，もうすでに日本に長期間居住している難民を受け入れればいいと思うが，それはしないらしい．なんとも納得のいかない話である．

III．今後の課題

これまでの私の夢は，山に設置された測候所で，たった一人で，毎日，気象観測をすることだった．自然が大好きで人に興味のなかった自分が，徐々に自然と人との関係を表現する風土に魅かれるようになり，今は，風土からより人に近い文化に興味を持つようになった．最近は，人の住まない山奥ではなく，診察室で出会った患者の故郷を訪ねてみたいと思うようになっている．

アマゾンの熱帯林から，アンデスやヒマラヤの山奥から，北欧の氷河の麓からロンドンやパリの大都会の中心まで，こころの旅は毎日事欠かない．しかし，彼らが日本にやってきて，日本の文化に接しこころを病む．異文化に接することは，プラスの面もあればマイナスの面もある．異文化のマイナス面が引き金になって，こころを病むとすれば，文化のプラス面は精神障害が治癒していく契機となり得るはずである．

外国人との診療場面で，その文化のプラス面に注目し，どのようにしたらいいのかを考えているうちに，レジリエンスの概念に出会った．移民・難民の世界の潮流もトラウマ研究からレジリエンス研究に移っている．特に二つ

の論文「多文化間精神医学の未来」と「移民・難民の臨床的視点から見た多文化共生社会の在り方」では，レジリエンスを意識して書いている．

一例をあげる．症例D氏は日系2世で，48歳でうつ病，妻Eさんは45歳で統合失調症，息子C君は24歳で急性一過性精神病という診断で通院している．13年前にEさんは退職した会社の工場に，幻覚妄想状態で忍び込み立ちすくんでいるところを発見された．薬物療法が著効し，比較的早く寛解し，現在は別の工場で働いている．D氏は職場の上司とうまくいかず，うつ病を発症した．攻撃性は強いがパートの仕事に就き，短時間働いている．C君は仕事と家族内のトラブルから一過性の幻覚妄想状態になるが，現在は寛解し，正社員として働いている．

このケースは妻が最初に発症し，真面目で頑固な夫が，妻のケアをしながら肉体労働をしている時にうつ病を発症した．来日後は，ほとんど同郷の人たちとの交流もないまま生活していた．幼少時期に来日し，日本で教育を受けたバイリンガルの息子が，5年前に発症したが，1週間程度の短期の精神病状態で，薬物療法により寛解した．3人の発症はともに職場に関係した多文化状況の中で起こっており，こうした多文化間葛藤を乗り越えるために，より家族の結びつきが強まったと推測される．

ただこの多文化間葛藤の乗り越えは，治療者を抜きにしては考えられない．彼らは診察室に，一人で来ることもあれば夫婦，あるいは家族そろってやってくる．家族の中心は夫であるが，最近は，どちらかというと夫がやや不安定で，妻と息子は完全寛解の状態である．診察室で繰り広げられる会話は，母語と日本語が混在しているが，それぞれがお互いを思いやっているように感じられる．こうした家族の絆の強化は，異文化の中で強化されたレジリエンスと呼ぶことができると考えられる．

治療におけるレジリエンスとは，壊れてしまったものの再構築であり，元の状態に戻す復帰ではない．精神障害の治療目標に復帰や回復という言葉を用いることも多いが，時空間が変化していくわけであるから，元の状態に戻るということはあり得ないであろう．外国人治療においては，治療者と患者の出会いが，より新たな状況を作り得る文化と文化の出会いとして起こるのであるから，出会い方次第でよりレジリエンスを強化できるのではないかと

思われる.

　このように考えると，文化と文化の出会い，すなわち文化変容は，単に患者を治療するという，2次予防，3次予防だけでなく，1次予防にも使い得るのではないかと思う．もともと文化は創造性を豊かにし，人を成長させる力を持っている．その力をうまく精神医療の領域に利用すれば，それは様々な次元で，まさしくレジリエンスを発揮する．多文化診療をレジリエンスという視点からとらえ，今後も外国人と共にレジリエンスを高めていきたいと考えている．

おわりに

　外国人患者と日々をともにする診療所風景を描写した．患者がどういう気持ちで受診するのかを考えると，私の目に映るのは，患者が生きてきた歴史であり故郷の風景である．

　「私は，私とその環境である」[3]という，スペインの有名な思想家，オルテガ・イ・ガセットの言葉を借りるまでもなく，治療者は患者の背後に隠れているものを探し続けながら，患者と共に新たな文化とレジリエンスを模索していかなければならない．

【参考文献】
1) 阿部　裕：精神医療におけるコミュニティ通訳の必要性．シリーズ多言語・多文化協働実践研究16「相談通訳」におけるコミュニティ通訳の役割と専門性．東京外国語大学多言語・多文化教育研究センター，2013
2) 阿部　裕：アタケ・デ・ネルビオス．日本臨牀別冊精神医学症候群(第2版)．日本臨牀社，2017
3) Ortega y Gasset：Meditaciones del Quijote. Obras completas. 1914（佐々木孝訳：ドン・キホーテをめぐる思索．未来社，東京，1987）

あとがき

　本書は，私が精神科医になり，順天堂大学を経て自治医科大学に入局して以来，明治学院大学を退職する約40年の間に書き表した多文化間精神医学に関する論文の中から，自分の気に入った20編を選び，そのうちの6編をまとめなおし，最後に書き下ろし1編を加えた，退職記念論文集である．すでに鬼籍に入られている恩師，宮本忠雄先生（自治医科大学名誉教授），90歳を超えて今なおご健在な，アーロンソ・フェルナンデス先生（マドリード大学名誉教授）との出会いがなければ，この書は決して世に出ることはなかったと思っている．

　人とは不思議な生き物である．人は嫌いで自然が好き，勉強は嫌いで遊ぶのが好き，語学は大の苦手．そうした私でも，40年近くかかれば，これまで書き記した論文をまとめて上梓できる，そのことに喜びを感じている．恩師に，同僚に，友人に，後輩に，教え子に恵まれ，ここまでやって来られたことを感謝している．

　グローバル化，IT化が席巻し，人のこころは社会の片隅へあるいは底辺へと追いやられていく．さらに，効率化，スピード化，競争化が拍車をかけ，こころ優しい人たちは，現代社会の中で，いよいよ生きづらくなりつつある．人は，春夏秋冬を持つ季節，草木を育てる大地，月や太陽を抱くコスモスという自然の循環から離れて，タワーマンションが立ち並ぶ大都市やのっぺらぼうなIT社会で生きていくことに，もう何の疑問も抱かなくなっているのかもしれない．

　本書の目的は，実は，人が自然に出会い，自然と折り合いをつけ風土を形作り，その中で人が生きやすいように独自な文化を作り上げ，そうした文化の中で一人一人がこころの歴史を形成していき，もし，こころの歴史が破綻した時には，再び文化の中に立ち戻り再構成していく，そのようなこころの流れを描くことであった．文化と文化の狭間で，精神科医に一体何ができるのか，私は，破綻したこころの再構築のお手伝いが少しでもできればいいと思っている．それは，うまくすれば，患者のもつレジリエンスの力へ繋がる

かもしれないから，こころ優しい人たちが，生きやすくなる社会，すなわち自然な循環をもち，こころ穏やかに生きられる社会になることを切望してやまない．

　第1部「伊豆利島における老人の精神保健」は，下田哲也氏，水野美紀氏，吉野啓子氏，故宮本忠雄教授との共著である．第4部「クリニックにおける外国人のこころの支援」は比賀晴美氏，第5部「こころのグローバル化」は湯浅紋氏との共著である．論文集にすることをご快諾いただき感謝している．

　出版にあたり，刊行を快くお引き受け下さったラグーナ出版の森越まや会長，また，最初から最後まで，厄介なお仕事にお付き合いいただいた，ラグーナ出版の川畑善博社長にお礼を言いたい．そして，本の装丁を手がけてくれた湯浅紋氏，診察室での世界旅行を陰で精力的に支えてくれた，長澤想宇氏を中心とした四谷ゆいクリニックの皆さま，いろいろなご示唆を下さった明治学院大学の教職員の皆さま，最後に，全編を通して校閲してくれた妻逸子に，深く感謝の意をささげたい．

2019年2月1日

阿部　裕

■著者略歴

阿部　裕（あべ・ゆう）

1950年群馬県生まれ。1976年、順天堂大学医学部を卒業し、史学地理学科に編入、2年間風土学を学ぶ。順天堂大学を経て、1981年自治医科大学精神医学教室、宮本忠雄教授のもとに入局、医学博士。1989〜90年にかけて、スペインのマドリード大学医学部精神医学教室へ留学。順天堂大学スポーツ健康学部教授を経て、2003年4月から明治学院大学心理学部教授。

また、2006年3月、東京都心に外国人を中心に診療する多文化外来、四谷ゆいクリニックを開院。多文化間精神医学会理事長、日本外来精神医療学会副理事、日本精神衛生学会理事、日本スポーツ精神医学会理事、日本社会精神医学会評議員、多文化社会専門職機構副代表。

著書に、『ドン・キホーテの夢』（星和書店、1996年）、『精神療法マニュアル』（共編著、朝倉書店、1997年）、『多民族化社会・日本』（共著、明石書店、2011年）、『外国人相談の基礎知識』（共編著、松柏社、2015年）、『実践医療通訳』（共編著、松柏社、2015年）、『あなたにもできる外国人へのこころの支援』（共著、岩崎学術出版社、2016年）ほか。

多文化精神医療
―自然、風土、文化、そして、こころ

2019年3月9日　第1刷発行

著　者　阿部　裕
発行者　川畑善博
発行所　株式会社 ラグーナ出版
　　　　〒892-0847 鹿児島市西千石町3-26-3F
　　　　電話 099-219-9750　FAX 099-219-9701
　　　　URL　http://lagunapublishing.co.jp
　　　　e-mail　info@lagunapublishing.co.jp

装丁　湯浅　紋

印刷・製本　シナノ書籍印刷株式会社
定価はカバーに表示しています
落丁・乱丁はお取り替えします
ISBN978-4-904380-82-6 C3047
Ⓒ Yu Abe 2019, Printed in Japan